怀孕胎教 知识必备

知识必备

艾贝母婴研究中心 编著

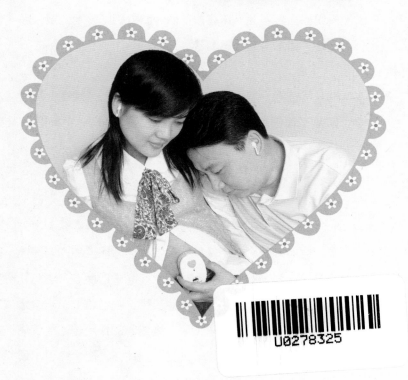

U0278325

中国人口出版社
China Population Publishing House
全国百佳出版单位

前言 ›› Foreword

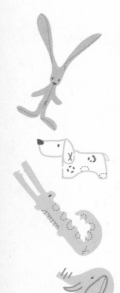

孕育生命的过程是喜悦和幸福的，但也会有不少的担心与疑虑。比如，怀孕过程中孕妈妈的身体会有哪些变化，身体会有哪些不适，又该怎样预防和缓解？胎儿是怎样一点点长大的，怎样预防胎儿畸形？孕妈妈生活起居上又该注意什么？胎教到底该怎么做？自然分娩还是剖宫产好？诸多常见疑惑围着孕妈妈。

本书从孕前期、孕早期、孕中期、孕晚期、分娩期、月子期六个时期给予详细的解答，目的就是让孕妈妈有一个美好且难忘的孕期，并生育一个健康聪明的宝宝。

在孕妈妈与胎儿方面：简述了每个月孕妈妈身体变化以及胎儿的生长发育情况。在孕期知识方面：侧重于孕妈妈健康饮食、日常保健、生活起居等方面，为胎儿的健康发育创造最佳的内外环境。在胎教实施方案方面：根据胎儿的发育情况，科学进行胎教，使胎儿得到安全良好的刺激，为以后的早期教育奠定基础。在合格准爸爸必修课方面：孕育生命不只是孕妈妈一个人的事，准爸爸的作用也不可低估。准爸爸应明确自己的责任，给予孕妈妈最需要的关怀，使孕程更加顺利。

本书提供了安胎、养胎食谱和部分胎教素材，供孕妈妈参考。《怀孕胎教知识必备》科学、全面、实用、权威，定会为孕妈妈特殊的10个月生活带来益处。

目录 Contents

Part 1 孕前期——孕育健康小宝宝

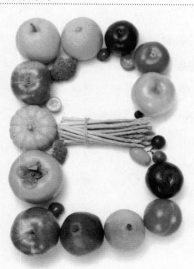

Part 2 孕早期——精心呵护是关键

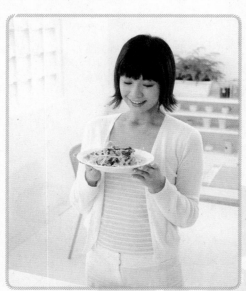

Part 3 孕中期——胎儿开始淘气了

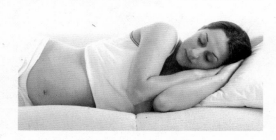

Part 4 孕晚期——快乐养胎每一天

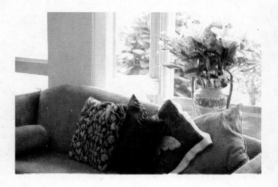

Part 5 分娩期——幸福自豪的瞬间

Part 6 月子期——做美丽新妈妈

Part 7 饮食篇——安胎养胎食谱

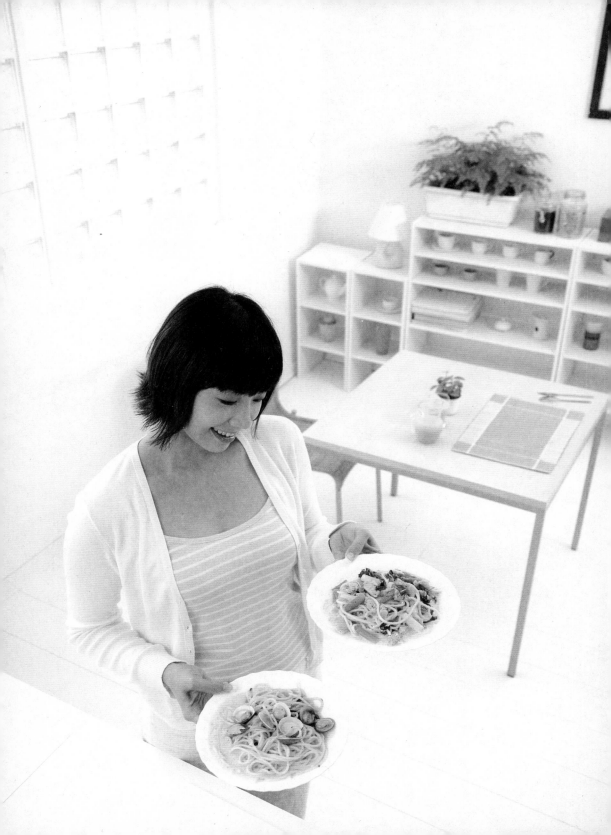

Part 1

孕前期——
孕育健康小宝宝

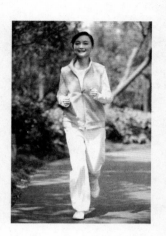

所有准备当父母的人在孕育时都希望能怀上一个健康聪明的宝宝，要真正达到自己的意愿，就应该在受孕之前制订科学、翔实、周密的孕前计划，最终通过学习和培训，好"孕"自然就会来到你身边。

省 时 阅 读

多大年龄怀孕最好呢，哪个季节最适合怀孕，孕前需做些什么准备，有哪些孕前禁忌呢？这是本章要讨论的问题。

孕前营养准备方面，主要解说孕前需怎样补充营养、需克服的不良饮食习惯、为什么要补充叶酸和未来准爸爸需做的饮食调整。

孕前健康准备方面，主要解说孕前需避开哪些工作、生活中的不利因素；需做的孕前检查及要接种的疫苗；哪些夫妇要进行遗传咨询；为什么要调整体重等。

最佳的受孕时机方面，主要是传授一些受孕技巧及应避开的不利于优生的因素，以保证高质量成功受孕。

另外，还对安胎、养胎、胎教做了简要介绍，便于孕妈妈在接下来的孕期中做好这三方面的工作。

孕前常识，好"孕"第一步

➤➤ 尽早制订生育计划

生育计划应在结婚后尽早制订。首先应明确是否要生孩子，在这个问题上夫妻应达成共识，双方或一方的犹豫不决只会为日后留下隐患。只有具备做父母的成熟心态，才会帮助你战胜以后的各种困难，用责任心和爱心养育子女，构建和谐的家庭。

如果确定了要孩子，就要制订一个生育计划，这个计划要充分考虑到两人的健康状况、年龄、家庭的经济状况、生活环境、工作安排、孩子的哺养和教育等问题。在此基础上，夫妻双方共同创造一个小宝宝，对于家庭的幸福和稳固有着不可估量的作用。

➤➤ 心理准备要充分

有心理准备的孕妈妈与没有心理准备的孕妈妈相比，前者的孕期生活要顺利、从容得多，妊娠反应一般也轻得多。养育孩子是夫妻双方共同的责任和义务，怀孕前，所谓的心理准备，是对夫妻双方而言的——彼此之间的关心与体谅应从孕前就开始。

对于女性而言，怀孕是一件有风险的事情，不少女性对怀孕产生过度的紧张感，怀孕期间的种种不便和艰辛、分娩的痛苦、各种可能发生的疾病等问题都会给女性带来心理压力；怀孕后女性的体型会发生变化，原来凹凸有致的身材，不可避免地就会"大腹便便"，产后体型难以恢复正常，这些都会引起女性很大的心理变化，甚至使女性在孕期和产后患上抑郁症。

相反，如果孕妈妈做好怀孕的心理准备，生活中也会格外注意。特别是孕妈妈怀孕最初1个月内有意识地对胎儿加以保护是何等重要。如果孕妈妈在出现早孕反应时才开始注意保护胎儿，至少已经失职1个月，而优生工作更是晚了4个月。

➤➤ 何时开始常规的孕期检查

孕妈妈一旦确定自己怀孕了，就应该进行孕期健康检查，最迟不要超过孕12周。大部分产科医生会要求孕妈妈在怀孕3个月后再进行全面的健康检查。这是考虑到避免胎儿受到伤害。孕早期胎儿较为脆弱，容易受到各种因素的影响而导致发育异常，这时如果孕妈妈接受了包括生殖器内检等在内的孕期全面检查，对胎儿会造成一定的危害，存在流产的隐患。

另外，医院是人群聚集的地方，特别是综合医院，什么患者都有。而孕早期的孕妈妈对于外界因素的各种刺激比较敏感。为了避免受到病毒的威胁，孕妈妈最好不要在医院长时间逗留。

孕早期，大多数孕妈妈会有不同程度的妊娠反应，身体的不适，使她们不愿意接受全面的孕期检查，这也是孕期检查不及时的原因之一。

/专家提示/ **孕妈妈如有异常应及时看医生**

如果孕妈妈在妊娠过程中出现任何异常情况，都应该及时看医生，不需要等到规定的时间。如果有任何疑问，也可以随时咨询医生，进行必要的孕期检查。

▶▶▶ 夫妻双方都应进行孕前检查

孕前检查是指夫妇双方计划怀孕前进行的一次身体全面检查。孕前双方进行健康检查是保证优生后代的必要条件之一。通过孕前医学检查和优生优育指导，可以使夫妻双方了解孕前自身的健康状况，查找相关的高危因素，并对影响优生优育的因素进行孕前干预，减少流产、胎儿畸形和妊娠期并发症等状况的发生。这对降低出生缺陷率和孕产妇死亡率，提高人口素质，有着十分重要的意义。因此，孕前检查最晚应在计划受孕前3个月进行。

/专家提示/ **异常情况早发现，早治疗**

如果女方的卵巢功能和甲状腺功能异常

建议：遵医嘱及时地补充黄体酮和甲状腺素。

如果女方有生殖道畸形、子宫肌瘤、宫颈功能不全等异常情况发生

建议：及时手术纠正，如宫颈内口松弛者，应在妊娠前进行宫颈内口修补术。

如果男方精液异常

建议：应去正规的医院进行相关的检查，并在医生的针对治疗方案下进行积极的配合治疗。

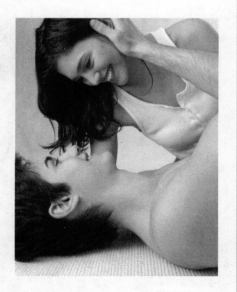

▶▶▶ 孕妈妈孕前应做TORCH检查

TORCH一词是由数种导致孕妈妈患病，并能引起胎儿宫内感染，甚至造成新生儿出生缺陷的病原微生物英文名称的首字母组合而成的。其中T指弓形虫，R指风疹病毒，C指巨细胞病毒，H指单纯疱疹病毒，O指其他，主要指梅毒螺旋体。孕妈妈若被其中任何一种病毒感染后，自身症状轻微，甚至无症状，但可垂直传播给胎儿，造成宫内感染，使胚胎和胎儿呈现严重的症状和体征，甚至导致流产、死胎、死产，即使出生后幸存，也可能遗留中枢神经系统障碍等严重先天缺陷。

TORCH检测包括IgM与IgG两种抗体，前者表示新近1~2月的感染，后者表示既往感染，现已具有一定的免疫力，尤其是风疹病毒IgG阳性，认为有终身的免疫力。孕前TORCH的检测就是要了解女性对风疹等病毒的免疫状况，是否需要接种风疹疫苗或是否对其他病毒具有一定的免疫力，从而指导孕前女性怀孕的时间及注意事项，达到优生的目的。

─/专家提示/ **哪些人更应做TORCH检查** ────────

TORCH病毒感染的发生与我们日常生活有关，如：接触过猫狗等宠物或与其他动物接触密切的，有进餐半熟或生肉、生鱼和生菜经历的，曾有输血、进行器官移植的，常到人群密集处的，有过长期低热经历的，皮肤长期出现过红斑、皮疹等。

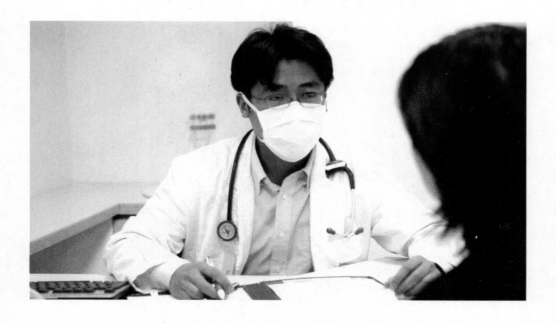

▶▶▶ **产前检查千万不能省**

从受孕到宝宝出生266天左右的时间里，孕妈妈和胎儿均有可能发生一些异常变化，影响母子的身体健康和生命安全。产前检查就是保障母子健康的最好办法。

通过全面的健康检查，可以纠正孕妈妈身体的某些缺陷，如果发现孕妈妈有疾患不宜继续妊娠，或者发现胎儿有明显遗传性疾病的，可以及早终止妊娠。通过定期检查，可以了解胎儿发育和母体变化的情况，如有异常，及早治疗。通过全面系统的观察，可以决定分娩时的处理方案，保证分娩的安全。

孕产检查时间表

检查时间	检查内容
0~5周：初步验孕	女性发现月经一直迟迟不来，而且开始出现恶心、呕吐、胃口不佳等情形时，建议不妨先去药店购买市售的早孕试纸自行测试一下，或直接去妇产科，请专科医师检查。
6~8周：超声检查	此时做超声波检查，可看到胚胎组织在胚胎内，若能看到胎儿心脏，即代表胎儿目前处于正常状态。
9~12周：第一次产检	孕妈妈在孕12周时都正式开始进行第一次产检。检查项目主要包括：量体重和血压，进行问诊，听宝宝心跳，验尿，身体各部位检查，抽血，检查子宫大小，胎儿颈部透明带的筛检。
13~16周：第二次产检	从第二次产检开始，孕妈妈每次必须做基本的例行检查，包括称体重、量血压、问诊及听宝宝的胎心音等。孕妈妈在孕16周以上，可抽血做唐氏症筛检（以16~18周最佳），并看第一次产检的抽血报告。
17~20周：第三次产检	孕妈妈在孕20周做超声波检查，主要是看胎儿外观发育上是否有较大问题。医师会仔细量胎儿的头围、腹围，看大腿骨长度及检视脊柱是否有先天性异常。
21~24周：第四次产检	大部分妊娠糖尿病的筛检，是在孕24周做。医生会抽取孕妈妈的血液样本，来做耐糖试验。
25~28周：第五次产检	此阶段最主要的是为孕妈妈抽血检查乙型肝炎，至于麻疹方面，要抽血检验是否曾于怀孕前注射过疫苗，注射过疫苗者检验结果会呈阳性反应。

（续表）

29~30周： 第六次产检 31~32周： 第七次产检	医师通常依据孕妈妈测血压所得到的数值作为依据，如果测量结果发现孕妈妈的血压偏高，又出现蛋白尿、全身水肿等情况时，孕妈妈须多加留意，以免有子痫前症的危险。
33~34周： 第八次产检 35~36周： 第九次产检	孕妈妈需要做一次详细的超声波检查，以评估胎儿当时的体重及发育状况，并预估胎儿至足月生产时的重量。
37~40周：	从孕37周开始，孕妈妈以每周检查1次为原则，并持续监视胎儿的状态。孕38周，胎位开始固定，胎头已进入骨盆腔内，此时孕妈妈应有随时生产的心理准备。

孕前应进行遗传与优生咨询

去医院做优生咨询，向优生专家详细说明夫妻双方现在的身体健康状况，并且把家庭其他成员的健康状况也与医生讲清楚。如果被确认有家族病史的话，就要提早找出解决方案，从而保护宝宝的健康。

一般有下列情况之一的，应进行咨询：

生育年龄的夫妇，原发不孕者；

你和你的配偶有血缘关系；

原因不明的有习惯性流产、早产、死产、死胎史的夫妇；

有遗传病家族史的夫妇；

遗传病患者及致病基因携带者；

两性畸形患者及其血缘亲戚；

有致畸因素接触史（药物、病毒、射线、烟、酒等）；

大龄孕妈妈（年龄超过35岁）和曾生育过畸形儿的孕妈妈；

以往曾患过其他疾病的孕妈妈。

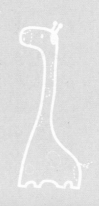

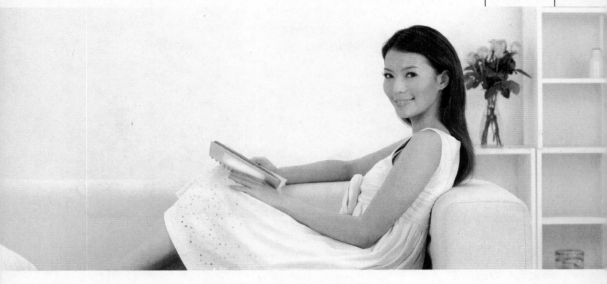

▶▶▶ 男、女最佳的生育年龄

女性24～29岁是生育的最佳年龄段。这一时期女性全身发育完全成熟，卵子质量高，若怀胎生育，分娩危险小，胎儿生长发育好，早产、畸形儿和痴呆儿的发生率最低。

男性的最佳生育年龄是30～35岁。国外遗传学家的研究成果表明，男性精子质量在30岁时达高峰，然后能持续5年的高质量。

▶▶▶ 最佳怀孕季节

怀孕的最好月份在7、8、9三个月，因为在这段时间怀孕，3个月后正是秋末冬初，水果蔬菜较丰富，有利于孕妈妈营养。到次年的4～6月分娩，正好是春末夏初，气候温和，有利于新妈妈度过产褥期。此外，在这个季节里，衣着单薄，便于哺乳和给新生儿洗澡、晒太阳。婴儿6个月后，需要添加辅食时，又能避开肠道传染病的流行高峰期。

▶▶▶ 新婚后不宜马上怀孕

新婚之际，忙于应酬，情绪始终处于亢奋状态，体力消耗加大，内分泌不十分稳定。精子从精原细胞到成熟需要一段时间，卵子从初级卵到成熟卵需要一段时间。而新婚前的忙碌，影响了精卵细胞的形成质量。另外，新婚期亲朋好友前来祝贺相聚，难免吸烟饮酒量较大，而烟酒中的有害物质可直接或间接地损害发育中的生殖细胞。这种受损害的精子和卵子结合，就易产生畸形胎儿，也容易引起流产、早产或死胎。因此，新婚后不宜马上怀孕。

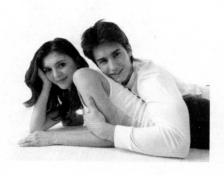
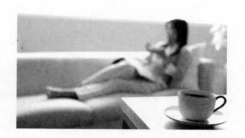

▶▶▶ 有异常病史可以怀孕吗

先天性心脏病患者

患先天性心脏病的女性，如仍有发绀（嘴唇发紫）症状，说明病情仍比较严重，就不能怀孕，必须采取避孕措施。病情较轻的先天性心脏病女性，经医生检查并同意后可以怀孕。

不过，孕妈妈体内的血容量比怀孕前要增加30%～50%，这对心脏有病、心功能不健全的孕妈妈来说是个不小的负担。所以，有先天性心脏病的女性，决定是否怀孕应十分慎重。

贫血

贫血是女性较常见的一种疾病，也是妊娠期的一种最常见合并症。在妊娠期，尤其是孕后期，可能出现血液稀释现象，血红蛋白浓度降低，一般不低于100g/L。这种生理性的贫血，可以降低周围循环的阻力，改善微循环，增加子宫胎盘的血液灌注，刺激红细胞生成素的分泌，有利于正常妊娠和胎儿的发育，对妊娠有一定的好处。

一般正常孕妈妈在分娩时失血500毫升通常可以忍受，而贫血的孕妈妈失血400毫升就有可能需要输血，严重时甚至发生死亡。因此，患有贫血的女性应先至医院进行孕前检查，在医生的指导帮助下决定是否能怀孕。

乙肝病毒携带者

携带乙肝病毒的女性应该在妊娠前做肝功检查，若肝功正常则可以妊娠，但在分娩后的24小时内应该给宝宝注射乙肝疫苗，在之后的1个月、6个月时均应通过注射重组基因乙肝疫苗，每次10微克，以达到主动免疫，阻断母婴传播的作用。一般来说，60%～70%的宝宝在接受注射后，体内会出现乙肝保护性抗体。

孕前营养，为孕期储备热量

▶▶▶ 孕前应加强营养贮备

由于怀孕初期的3个月，胎儿的心、肝、肠和肾等都已分化完毕，初具规模，而且大脑迅速发育。因此，在这一关键时期，胎儿必须从母体内获得足够而丰富的营养，特别是优质蛋白质、脂肪、矿物质、维生素。一旦这些物质不足，就会妨碍胎儿的正常发育。然而，怀孕最初的3个月，通常是妊娠反应最明显的时期，约有半数的孕妈妈会出现恶心、呕吐、不想进食等早孕反应，从而大大影响了充足营养的摄取。因此，怀孕早期胎儿的营养来源，很大部分需要依靠孕妈妈体内的储备，即孕前的饮食。

有很多营养可以提前摄取并在人体内储存相当长时间。比如，脂肪在人体内储存时间达20～40天，维生素A能储存3～12个月，铁能储存4个月，钙能储存8个月，碘能储存3年多，这就给你在孕前摄取营养为怀孕做好准备创造了有利条件。

实践证明，宝宝的健康状况与母亲的孕前营养状况明显相关。那些孕前营养状况好的孕妈妈所生的宝宝，不仅体重符合标准，健康状况较好，而且抵抗力强，患病率较低。另外，对宝宝学龄期的智力发育也会发生影响。

因此，无论从孕妈妈早期营养需要还是从某些营养素的储存时间来看，每一位打算怀孕的孕妈妈都应在孕前加强营养，这对优生大有裨益。

孕前饮食营养原则

一般来说，在孕前3~6个月，备孕妈妈就应该开始调理饮食，保证每天摄入足量的优质蛋白质、矿物质、维生素、微量元素和适量脂肪，这些都是胎儿生长发育必不可少的营养元素。

充足的热量供给

在保证每天正常成人需要的7531~10041千焦（1800～2400千卡）热量的基础上，应再多摄入1673千焦（400千卡），为性生活提供热量，为受孕准备热量，也为优生打下良好的基础。

要保证充足的优质蛋白质

建议每天摄取优质蛋白质40～60克，以保证受精卵发育正常。所谓的优质蛋白质是指易消化吸收的蛋白质，如鱼、鸡、鸭、瘦肉、鸡蛋、虾、豆制品等。

适量供给脂肪

身体热量的主要来源之一就是脂肪，而脂肪中的必需脂肪酸是构成细胞组织所不能缺少的。不饱和脂肪酸有利于女性怀孕，适量摄入脂肪、脂溶性维生素对受孕有积极的辅助作用。

要保证充足的微量元素和无机盐

新鲜水果和蔬菜富含矿物质、维生素及微量元素，其中最重要的为钙、铁、碘、锌、叶酸。

▶▶▶ 避开对受孕有影响的饮食习惯

忌食过量辛辣食物

辛辣食物容易引起正常人的消化功能紊乱，如消化不良等。如孕前的坏习惯延伸至孕期，还会影响胎儿营养的供给。因此，在计划怀孕前3～6个月，就应改掉吃辛辣食物的习惯。

忌食过量高糖食物

孕前若经常食用高糖食物，有可能会引起糖代谢紊乱，甚至是糖尿病。因此，在孕前就应注意，不要食用高糖食物。

避免食物污染

尽量选用新鲜天然的食品，避免食用含添加剂、防腐剂等的食品（如快餐食品、罐头食品）。蔬菜应充分清洗，水果应去皮，以避免农药污染。

远离咖啡、茶、可乐、酒精、香烟等刺激物。

/专家提示/ **吸烟、喝酒危害大**

香烟中有20多种可导致染色体和基因发生变化的有害成分。主要成分尼古丁会降低备孕准爸爸的性激素分泌，引起精子发育畸形、数量减少，同时会影响女性的卵子质量；其中的氰化物还可导致胎儿唇、腭裂，神经管畸形，弱智等。

而酒会损害睾丸的间质细胞，导致性欲减退、精子畸形和阳痿。长期酗酒者，其后代大多发育迟缓、智力低下。

如果备孕准爸妈想拥有一个健康聪明的宝宝，无论如何要戒除烟酒。吸烟的备孕准爸妈平时可以多食用山药、胡萝卜、大白菜、牛奶、梨、荸荠、枇杷等食物，对清除体内烟毒很有好处。

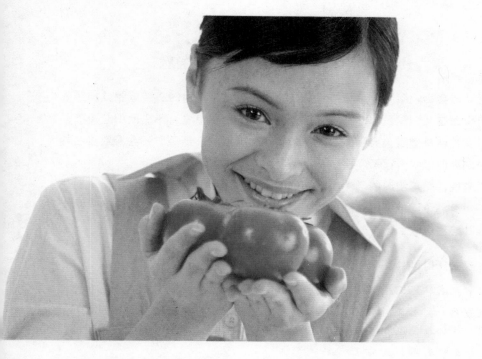

▶▶▶ 叶酸：孕前必须要补充的营养

　　叶酸是一种辅酶，属于B族维生素中的一种，在体内参与氨基酸和核苷酸的代谢，也是DNA合成所必需的物质，是细胞增殖、组织生长和机体发育不可缺少的微量营养元素。

　　由于体内缺乏叶酸的状况要经过4周的时间才能切实改善，所以孕妈妈要在孕前3个月就开始补充叶酸，使其维持在一定的水平，确保胎儿早期的叶酸营养环境。

叶酸的来源

　　叶酸广泛分布于各种动植物食物中，如动物内脏（肝、肾）、鸡蛋、豆类、绿色蔬菜、水果及坚果等食物都是叶酸的良好来源。除了从食物中摄取叶酸外，还应吃一些叶酸补充剂，可以到医院进行相关方面的咨询，在医生指导下服用。

── /专家提示/ **服用保健品应适量**

　　有些营养保健类的维生素（药物除外），可以适当补充，如叶酸、维生素D、维生素E等，这些是胎儿发育所必需的，对胎儿神经系统、骨骼系统的发育尤其重要。

　　可以在孕前1～3个月开始服用，但小剂量补充即可，切忌过量服用，因为过量服用有可能出现中毒现象。例如，大量服用维生素D，可致胎儿的高钙血症和智力低下；而大剂量补充维生素A，则可在妊娠早期造成胎儿畸形、流产。

防止胎儿神经管畸形

女性缺乏叶酸会影响胎儿大脑和神经系统的正常发育，严重时将造成胎儿神经管发育畸形，出现无脑儿、脑积水、脊柱裂等，也可造成因胎盘发育不良而引起流产、早产等，同时女性自身健康也会受到影响，如出现贫血症状，严重时还会导致贫血性心脏病、妊娠期高血压综合征等。

对孕妈妈来说，胎盘组织的增生、细胞的增生等都需要大量叶酸的供给，孕期注意补充叶酸，也有利于降低妊娠高脂血症、胎盘早剥等情况发生的几率。另外，药物及酒精易影响叶酸的吸收，备孕妈妈应该戒掉。

/专家提示/ **关于叶酸片**

医生常常要求孕妈妈在孕早期服用叶酸片，由于叶酸补充剂效果更加直接，一般建议受孕后每日补充叶酸400微克。这对于孕前就缺乏叶酸的人或曾经生育过神经管畸形儿的孕妈妈有很好的效果，但对于并不缺乏叶酸的孕妈妈来说，注意饮食中的补充就足够了。

▶▶▶ 维生素制剂和蔬菜不能相互替代

现在，不少孕妈妈通过服用维生素片来补充身体所需，甚至还有一部分孕妈妈认为，既然补充了维生素片，就可以少吃些蔬菜或水果了。其实，这种观念是不正确的，维生素片和蔬菜不能相互替代。

维生素片无法替代蔬菜。蔬菜中的维生素是按照一定比例存在的天然成分，而维生素片大多是人工合成的，两者在性质上存在很大差别。蔬菜是多种维生素的集合体，而维生素片是单一的（如维生素C、维生素B_2等）。此外，蔬菜中还含有最佳营养物质，如叶绿素、各种矿物质、微量元素、糖类、纤维素等，这些都是身体健康所必需的营养物质。因此，吃蔬菜营养更全面。

蔬菜也无法替代维生素片。当身体因缺乏维生素C或维生素B_2而产生疾病时，单靠吃蔬

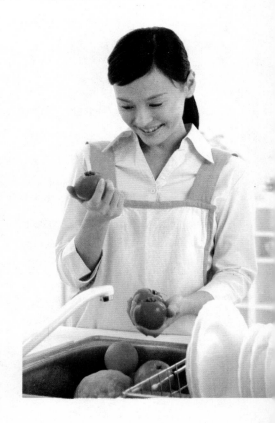

菜是无法缓解病痛的。因为每一种蔬菜所含维生素的种类和含量是不同的。比如维生素C，除非选择绿色、红色、紫色的蔬菜和水果，否则就难以满足每天需要的100毫克维生素C，而且维生素C是水溶性的，在洗菜时很容易丢失。如果你害怕蔬菜上残留农药，要浸泡蔬菜，那么维生素C的损耗更大。维生素C怕高温，烹饪的时间过长或温度过高，蔬菜中的维生素C将被大量破坏。综上所述，除非你选择科学的烹饪方法、清洗方法，还要选对蔬菜，否则仅仅依靠食物，是无法解决维生素缺乏症的。

/专家提示/ **孕妈妈切忌盲目补充维生素制剂**

在怀孕期间，如果孕妈妈没有明显的维生素缺乏症，那通过均衡的饮食可以满足身体对维生素的需要。如果通过检查，发现体内特别缺乏一种维生素，那就需要在医生的指导下，进行维生素制剂的补充。

▶▶▶ 孕前准爸爸的饮食要调整

作为生育后代的另一半，其饮食同样也会影响到孩子的健康。若准爸爸的饮食不科学，会影响到精子的质量，进而影响到宝宝的健康，所以准爸爸要在妻子怀孕之前的3个月为自己制订一个科学的饮食计划。

多吃蔬菜和水果

蔬菜和水果中维生素含量十分丰富，这些营养物质是男性生理活动所必需的，比如：维生素A摄入量不足会导致精子的活动能力降低；B族维生素（包括泛酸）缺乏，会使男性的生殖能力降低。男性若长期缺乏上述维生素，会导致精子数量减少或影响精子活动能力，在这种条件下，即使受孕，也容易产生死胎或畸形胎儿，严重者甚至会导致不孕。

补充优质蛋白质、微量元素和矿物质

蛋白质是生成精子的主要物质之一，充足的优质蛋白质能够提高精子的质量和数量。富含优质蛋白质的食物有鲑鱼、牡蛎、深海鱼、虾等。此外，还有各种瘦肉、动物肝脏、蛋类、乳类。

人体内的微量元素和矿物质对男性的生育能力也有着重要的影响。如锌、锰、硒等矿物质营养元素能够直接参与男性睾酮的运载和合成的活动，同时还有助于提高精子的活动能力，所以准爸爸要多食蔬菜及水果。此外，还要多食用一些海洋性植物如海藻类及菌类食物。

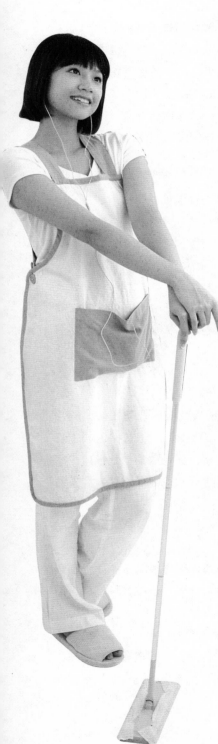

补充叶酸

准爸爸体内的叶酸水平过低，会直接导致精液的浓度降低，从而使精子的活力减弱，导致受孕困难。此外，叶酸在人体内能够同其他物质合成叶酸盐，男性体内若缺乏叶酸盐，会增加新生儿出现染色体缺陷的概率。所以，准爸爸应注意补充叶酸，多食动物肝脏、红苋菜、生菜、菠菜、龙须菜、芦笋、豆类、柑橘、苹果、橙子等。

▶▶▶ 酸儿辣女不可信

长期以来，在我国民间，尤其是农村广大地区，关于胎儿的性别一直有许多的说法。其中，"酸儿辣女"的说法可谓是"源远流长"。事实上，这一说法毫无科学根据，因为生男生女是由染色体决定的，胎儿的性别完全是随机产生的，并不以人的意志为转移。

怀孕后，孕妈妈出现食欲下降、对气味敏感、嗜酸或嗜辣，甚至想吃些平时并不喜欢吃的食物，均属于正常的妊娠生理反应，原因是孕后内分泌活动改变，胎盘分泌人绒毛膜促性腺激素。这种激素会抑制胃酸分泌，使胃酸分泌量减少，从而降低了消化酶的活性，影响食欲与消化功能。一般情况下，人绒毛膜促性腺激素在怀孕后1个月左右开始增多，2个月时达到高峰，这也就是孕妈妈为什么在怀孕初期偏爱酸食的道理所在。而有些孕妈妈偏爱吃辣，则是个体对刺激性食物的偏好。

／专家提示／ 孕妈妈忌食山楂及其制品

大部分女性怀孕后有妊娠反应，而且爱吃酸甜之类的东西。但要注意的是山楂及其制品，孕妈妈不吃为宜。

现代医学临床证实，山楂对孕妈妈子宫有收缩作用，如果大量食用山楂食品，就会刺激子宫收缩，甚至导致流产。

孕前健康，最佳状态来怀孕

▶▶ 不利于孕育的工作环境

在一些工作环境中，某些物理和化学的因素会影响受孕的质量，如高温、放射线、噪声、振动等物理因素以及铅、汞、镉、砷等金属，农药等化学因素，这些都要尽可能避免接触。另外，夫妻双方都要避免待在新装修的环境里。这些都会影响女性受孕的机会和质量，或者给胎儿带来危害。

所以，在你怀孕前调换一个较为安全的工作是合乎情理的，至少要尽量避免这些危害。你一旦怀孕了就应有进一步保护自己的措施，如果你的职业包括抬举重物，医生也会建议你调动工作。

▶▶ 向不良的生活方式说"拜拜"

尽量避免各种污染。远离对孕育有害的各种放射线源，减少对电脑、微波炉及手机等的使用频率，或者使用时加强防辐射措施。

不洗桑拿浴。桑拿浴是部分男性不育症的元凶。精子生于睾丸内，对温度的要求比较严格，必须在34℃～35℃的恒温条件下才能正常发育，桑拿浴房内的温度大大高出这个标准。因此，男性要特别注意，不洗桑拿浴，洗澡时水温不要过高、时间不要过长。

不穿紧身裤。国外经研究发现，经常穿过紧内裤或者喜欢穿牛仔裤的男性，其睾丸长期压向腹股沟管，容易造成生精功能减退，精子数量降低，从而影响精子和受精卵的质量。

慎用化妆品。各种化妆品如口红、指甲油、染发剂、冷烫剂及各种定型剂等含有对人体有害的化学物质。据国外医学专家调查，染发剂不仅会引起皮肤癌，而且还会引起乳腺癌，导致胎儿畸形。

▶▶ 不要在病中求孕

女性若患有心、肝、肾、肺等慢性病，尤其在这些器官的功能不正常时不宜受孕。应根据医生建议，积极治疗后再诊断是否可以怀孕。

患有急性传染病，如流感、风疹、传染性肝炎、病毒性脑炎等，易造成胎儿畸形，暂时不宜怀孕，需彻底治愈后再怀孕。

患有梅毒、淋病等性病的女性不宜怀孕。

患糖尿病的女性暂时不宜怀孕。因为糖尿病并发症多，进入妊娠期容易出现各种异常现象，且遗传概率较大。

如果女性长期服用某种药物，也不宜立即受孕，需在医生指导下怀孕。

施行了生殖器官手术的女性，要在术后3个月才能怀孕。

患有妇科炎症的女性暂时不宜怀孕，需治愈后再遵医嘱怀孕。

/专家提示/ **孕前男性用药也需谨慎**

过去人们只注意女性用药，忽视了男性孕前用药对下一代产生的影响，优生学研究成果表明，男性在孕前用药不当，也是新生儿致病、致残的重要因素。因此，在准备怀孕前3个月到半年时间，男性不论是什么病症服药，都要详细了解药物的作用和不良反应，是否会对生殖系统造成损害，是否威胁到下一代的健康发育和成长。

▶▶▶ 停药多久后怀孕才安全

由于卵子从初期卵细胞到成熟卵子需要一段时间，在此期间卵子最易受药物的影响，如一些激素类药物、某些抗生素、止吐药、抗癫痫药、抗癌药、安眠药、治疗精神病药物等，都会对生殖细胞产生不同程度的不利影响。所以，长期服药后不要急于怀孕，最好去妇产科咨询，确定安全怀孕时间后，再进行受孕。一般情况下，女性在停服药物20天后受孕，对胎儿的影响较小，比较安全。但由于各种药物的药理作用不同，所以不能一概而论，20天只是个底线。

建议女性最好在受孕前6个月咨询医生，按医嘱慎重地服药。如果因患有慢性疾病而长期服用某种药物，停药前需要征得医生的同意。

如果女性在服药期间意外怀孕，应立即告知医生详情，从而根据用药的种类（性质）、用药量、用药时胚胎发育阶段等来综合分析是否有终止妊娠的必要。

/专家提示/ **口服避孕药，停服半年后再怀孕**

避孕药中的雌激素和孕激素可能会引起胎儿生殖器异常，出现男性胎儿女性化或女性胎儿男性化，并可能发生腭裂及脊椎、肛门和心脏畸形等。而且由于体内存留的避孕药成分在停服6个月后才能完全排出体外，因此，长期服用避孕药的女性在受孕半年前就应停止服用避孕药。在停药后的半年之内可采取其他避孕措施，建议使用避孕套避孕。

▶▶▶ 孕前检查牙齿，解除后顾之忧

女性在怀孕后，体内的孕激素水平明显上升，尤其是黄体酮水平上升很高，会使牙龈中血管增生，血管的通透性增强，容易诱发牙龈炎，这被称作"妊娠期牙龈炎"。

而在孕前就患有牙龈炎或牙周炎的女性，怀孕后炎症会更加严重，牙龈会出现增生、肿胀，甚至出血，个别的牙龈还会增生至肿瘤状，称为"妊娠期龈瘤"，极容易出血，严重时还会妨碍进食。另外，孕期生理的改变和饮食习惯的变化，以及对口腔护理的疏忽，常常会加重蛀牙病情的发展。一旦爆发急性牙髓炎或根尖炎，不但会给孕妈妈带来难以忍受的痛苦，而且服药不慎也会给胎儿造成不利影响。

在整个孕期，孕妈妈都是不宜拜访牙科的。X线的检查、麻醉药和止痛药等都会对胎儿不利，而怀孕后头3个月和后3个月不能拔牙，因为在怀孕初期拔牙易诱发流产，怀孕晚期拔牙易发生早产。所以如果牙齿不好或患有牙病的孕妈妈，一定要尽早打算，在孕前进行口腔保健，洗一洗牙，确保牙齿健康，以免后患。

▶▶▶ 先天愚型和神经管缺陷产前筛查

每对夫妇都渴望有一个健康的宝宝，然而先天出生缺陷却击碎了许多家庭美好的愿望。所以，孕中期孕妈妈不要忘记进行两项特殊的产前筛查。

先天愚型产前筛查。对于先天愚型儿，孕妈妈进行筛查的最佳时期是孕15～20周，可以对孕妈妈进行先天愚型血清学筛查；对有死产史、畸形儿史的高危孕妈妈以及35岁以上的高龄孕妈妈，可以做羊水穿刺抽取羊水化验，做胎儿细胞的核型分析检查，以筛查出先天愚型。

先天愚型儿是由携带遗传基因的染色体数量出现异常而造成的，具有偶然性、随机性，发生毫无征兆，每一对健康夫妇都不能排除这种潜在危险，尤其是高龄孕妈妈的发生率更高。先天愚型患儿主要临床症状是特殊面容、眼裂小、外侧上倾、低鼻梁、颌小、舌常外伸、智力低下、体格发育迟缓并伴有其他畸形，如先天性心脏病等。先天愚型儿在生产时可能有新生儿

窒息或死亡。所以，当孕妈妈怀有先天愚型儿时，应终止妊娠。

神经管缺陷筛查。在孕中期的15～20周，同样可以对孕妈妈进行羊水穿刺抽取化验或进行母体血清学的筛查，通过检测母体羊水或血清中甲胎蛋白指标的浓度，结合孕妈妈年龄综合计算，可筛查出神经管缺陷胎儿。

神经管缺陷是一种中枢神经系统的出生缺陷，同时受遗传因素和环境因素影响，如多基因遗传、接触致畸物质、缺乏叶酸等。有神经管缺陷的胎儿在胚胎发育时期神经管就不能闭合，从而产生神经管畸形，常见的神经管畸形包括无脑儿、脊柱裂、脊膨出等。一经查出，即应终止妊娠。

/专家提示/ **先天愚型、神经管缺陷患儿无有效治疗方法**

由于先天愚型患儿和神经管缺陷患儿出生后无有效的治疗方法，因此早期诊断、早期干预是防治本病的重要手段。

▶▶▶ 患有子宫肌瘤怀孕后怎么办

患有子宫肌瘤的女性怀孕后，妊娠和肌瘤会发生相互影响。

妊娠对子宫肌瘤的影响

妊娠后由于盆腔、子宫的血液供应增多，可使肌瘤生长加快，体积明显增大；还可以使肌瘤发生红色变性，出现急性腹痛、发热等症状；由于子宫底的升高，位置发生改变，可使浆膜下子宫肌瘤发生蒂扭转。

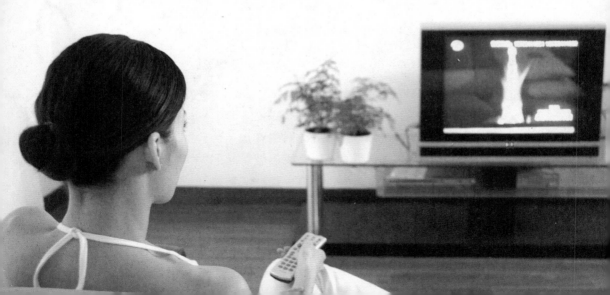

子宫肌瘤对妊娠的影响

孕妈妈有子宫肌瘤可使胎儿的血液供应不足，可发生流产、早产；如果肌瘤位于子宫下段，会发生胎位不正，阻碍胎儿的下降，导致难产；子宫肌瘤还可使子宫收缩乏力，造成产程延长、产后出血等。

由于以上的不良后果，患有子宫肌瘤的女性怀孕后应注意以下几点。

1.及时到医院检查，密切观察肌瘤的生长情况。

2.如肌瘤位置高，不影响胎儿娩出，则可以不处理，待产后再做进一步检查。

3.产时、产后应注意宫缩情况，防止产后出血。

4.如果肌瘤发生红色变性，应尽量采取保守治疗，止痛，抑制宫缩，防止感染。

5.如果肌瘤位置低，影响胎儿下降，则应行剖宫产。剖宫产术中，可根据情况挖除肌瘤或暂不处理，因为有时挖除肌瘤会导致大量出血。

6.产后进一步检查肌瘤情况，必要时再做处理。

▶▶▶ **孕前宜接种的两种疫苗**

病毒时刻都有可能侵扰爸妈们未来的小宝宝，所以想要孩子的女性要做一个事前准备。目前，我国还没有专为准备怀孕阶段的女性设计的免疫计划。但是专家建议有两种疫苗最好能接种：一是风疹疫苗，二是乙肝疫苗。因为孕妈妈一旦感染上这两种疾病，病毒会垂直传播给胎儿，造成严重的后果。风疹病毒可以通过呼吸道传播，有25%的孕早期风疹患者会出现先兆流产、流产、胎死宫内等严重后果，也可能会导致胎儿出生后出现先天性畸形、先天性耳聋等。如果在妊娠初期感染上风疹病毒，医生很可能会建议孕妈妈做人工流产。最好的预防办法就是在怀孕前注射风疹疫苗。同时，我国是乙型肝炎高发地区，被乙肝病毒感染的人群高达10%左右。母婴垂直传播是乙型肝炎重要的传播途径之一。一旦传染给孩子，他们中85%～90%会发展成慢性乙肝病毒携带者，其中25%在成年后会转化成肝硬化或肝癌，因此需要及早预防。

/专家提示/ **准备怀孕的女性注射疫苗应慎重**

除了风疹疫苗和乙肝疫苗外，还可将乙脑疫苗、流脑疫苗、水痘疫苗等纳入免疫计划中，但都应遵循至少在受孕前3个月进行接种的原则。疫苗毕竟是病原或降低活性的病毒，并不是接种得越多越好。坚持锻炼、增强体质才是防病、抗病的关键。

▶▶▶ 调整体重，做好受孕准备

从优生学的角度来讲，太胖或太瘦都不利于怀孕。

太胖的女性容易患有高胰岛素血症，它可以刺激卵巢分泌过多的雄激素，从而影响排卵，甚至导致不孕。在怀孕后还极易出现孕期糖尿病及妊娠高血压综合征，不仅危害孕妈妈自身，而且还会造成胎儿发育或代谢障碍，出现巨大儿、胎盘早剥、难产等；而太瘦则由于皮下脂肪太少致使激素含量降低，导致月经紊乱甚至闭经，从而影响生殖能力。研究发现，身体越瘦，体内一种称为"性激素失效球蛋白"的含量就越高，这种蛋白质能使雌激素失效，导致女性失去怀孕能力。

▶▶▶ 孕期体重管理很要紧

体重并不是增加越多越好，那么增加多少才是合适的呢？首先需要确认怀孕之前你的体型。不同体型的孕妈妈妊娠期体重增长适宜范围见下表。

BMI指数 = 体重（千克）/身高（米）^{2}		
体型	BMI值	妊娠期体重增加范围
偏瘦型	BMI＜18	12.5～18千克
标准型	18＜BMI＜24	11.5～16千克
过重型	24＜BMI＜27	7～11.5千克
肥胖型	BMI＞27	

总体来说，孕期体重平均增加应该在12.5千克左右。孕早期（1～12周）增加2～3千克；孕中期（13～28周）增加4～5千克；孕晚期（29～40周）增加5～5.5千克。

妊娠头3个月中体重增加不够，看看是否患有失眠和厌食，如果其他一切正常，那么就不必为体重增加不足而担心。孕妈妈可在一天中多吃几餐，尤其要多食健康食品。如果整个孕期增重少于9千克，低体重儿的出生概率将增加50%，新生儿的死亡率也相对增加。

─ /专家提示/ **孕妈妈体重增加过多危害大** ─

孕妈妈体重增加过多会造成许多危险的并发症，如慢性高血压、先兆子痫、妊娠糖尿病、肾盂肾炎、血栓症、过期妊娠及胎儿过大和难产等。当然，剖宫产的概率也会相对增高，而手术及麻醉的困难度、麻醉后的并发症及手术后伤口的复原等都是问题，尤其是高血压、糖尿病在生产前后所引起的心脏衰竭，更可能威胁到产妇及胎儿的生命。

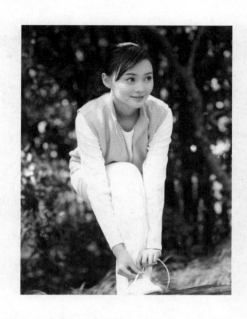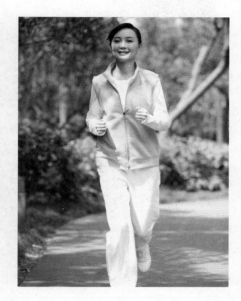

▶▶▶ 锻炼身体，以最佳体质受孕

体重超标不但会给生活带来诸多不便，还会对优生不利。因此，体重超标的育龄夫妇，孕前要多参加体育锻炼，制订好周密的减肥计划，并严格执行。

即使育龄夫妇体重不超标，若能在孕前进行适当而有规律的体育锻炼，不仅可以促进女性体内激素的合理调配，确保受孕时体内激素的平衡与受精卵的顺利着床，避免怀孕早期发生流产，而且可以促进胎儿的发育和日后宝宝身体的灵活程度，更可减轻分娩时的难度和痛苦。同时，适当的体育锻炼还可帮助男性提高身体素质，确保精子的质量。

适合孕前进行的体育锻炼有慢跑、柔软体操、游泳、太极拳等。育龄夫妇应尽量选择合适的时间一起进行锻炼，既可增强体质，又可增加彼此之间的感情。

▶▶▶ 养成良好的作息习惯

孕前有各种各样的准备，其中很重要的一项就是调整作息时间，使之符合健康自然的生活规律，辅以适量锻炼，让身体达到最佳的状态。

首先，当机体极度疲劳或患病的情况下，由于营养和免疫功能下降，会使精子和卵子的质量受到影响，同时也干扰了子宫的内环境而不利于受精卵的着床和生长，导致胎萎、流产或影响胎儿脑神经发育。所以不宜疲劳受孕，孕前应该调整作息时间，要有充分的休息。

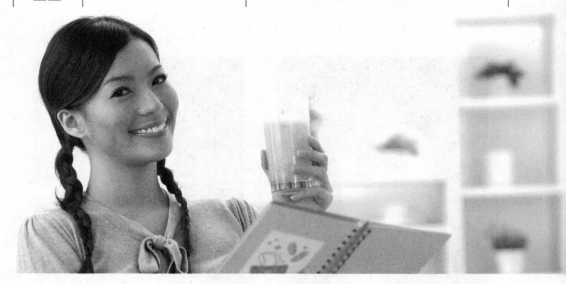

另外，一旦怀孕，胎儿会通过母体来区分白昼和黑夜，这样孕妈妈自身正常的作息就十分重要了。研究发现，孕妈妈早睡早起，胎儿出生后会更活泼健康。

所以，从计划怀孕的时候开始，夫妻俩就应该养成良好的作息习惯。

/专家提示/ **准备怀孕的女性应每晚10时左右上床睡觉**

有些女性由于工作或娱乐的缘故，经常在半夜才上床睡觉，这种习惯对怀孕非常不利。因为这样会打乱人体生物钟的节律，导致只有在夜间才分泌生长激素的脑垂体前叶功能紊乱，怀孕后会使胎儿的生长发育受到影响，严重时会出现发育停滞。同时，大脑如果得不到足够的休息，脑血管就会长时间处于紧张状态，从而引发或加重头痛、失眠、烦躁等孕期不适。因此，准备怀孕的女性应在每晚10时左右就准备上床睡觉，逐渐改掉不良入睡习惯，建立正常的生物钟规律。

▶▶▶ 怎样对付恼人的孕期尿频

孕早期，孕妈妈特别容易尿频，主要是因为子宫慢慢变大时，造成骨盆腔内器官相对位置的改变，导致膀胱承受的压力增加，使其容量减少，即使有很少的尿也会使孕妈妈产生尿意，进而发生尿频；同时有研究表明，身体中激素分泌的改变也是尿频的原因之一。到了孕4月，由于子宫出了骨盆腔进入腹腔中，膀胱所受压力减轻，尿频症状就会慢慢地减缓。

进入孕晚期，由于胎头下降进入骨盆腔，使得子宫重心再次重回骨盆腔内，膀胱受压症状再次加重，尿频的症状也就又变得较明显，甚至很多孕妈妈一用力就有尿液从尿道渗出，也就是所谓"尿失禁"。妊娠晚期尿频是胎头下降到盆腔的标志，应到医院检查是否临产。

可见，孕期尿频是妊娠期特有的生理现象。

孕妈妈该怎么办呢？

1.要消除顾虑，不要因为尿频苦恼，这样不仅孕妈妈的心情不好，还会影响胎儿的身体发育。有了尿意应及时排尿，切不可憋尿。

2.孕妈妈应忌食辛辣刺激食物及肥甘厚味的食物。还可以在医生的指导下适当服用补肾中药，如何首乌、枸杞子、补肾益寿胶囊、六味地黄丸等，以保持内分泌功能正常。

3.平时要适量补充水分，但不要过量或大量喝水，临睡前1~2小时内最好不要喝水。

4.加强肌肉力量的锻炼，多做会阴肌肉收缩运动，不仅可收缩骨盆肌肉，以控制排尿，还可减少生产时产道的撕裂伤。

5.孕期应注意保持外阴部的清洁。每日要换洗内裤，用温开水清洗外阴部。

/专家提示/ **孕妈妈小便时有疼痛感应就医**

虽然说尿频是孕期正常的生理现象，但别因此而忽略了"病理"的征兆！怀孕后，由于输尿管和膀胱的移位，使尿液积聚在尿路里，让细菌易于繁殖。如果孕妈妈小便时出现疼痛感，或尿急得难以忍受时，可能发生了泌尿系统的感染，此时应赶紧就医。

▶▶▶ 家中不宜养宠物

现在很多人家里都养宠物，而且感情很好，可是如猫、狗等宠物可能携带着危害胎儿健康的病原体，如弓形虫等，可致胎儿多种畸形。猫要比狗的危害更严重。因为弓形虫只会在猫的肠道内生长发育成成虫，并随猫的粪便排出体外；弓形虫可在狗、猪、羊、牛等的血液和肌肉中存活；被狗咬伤还可能患上狂犬病。

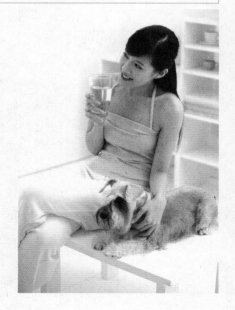

因此，准备怀孕的女性应远离宠物，及早割爱，将其送给他人饲养。饲养过宠物的女性，受孕前应该做弓形虫抗体筛查。

受孕嘱咐，受孕最佳的时机

▶▶▶ 受孕是一个很奇妙的过程

在女性一生中，虽说拥有十万个以上卵泡，但能够成熟排出的卵子却因人而异，一般有400～500个。从12～14岁女性卵巢发育成熟后开始排卵。一般情况下，每月排出一个成熟卵子，如果这个卵子与精子结合，就成为受精卵。受精卵如果在子宫内着床，便发育成胎儿。到下一个月经周期，卵巢又会排出一个成熟的卵子。

卵子大小约有0.2毫米，算得上人体内最大的细胞。卵巢虽然与输卵管很近，却并不直接与输卵管相连接，卵子从卵巢排出后，可能直接落入输卵管，也可能先落入腹腔，再进入输卵管。

女性排出的卵子在输卵管壶腹部与精子结合，就是受精的过程。受精卵会渐渐向子宫移动，经过4～5天时间到达子宫腔。受精卵会分泌分解蛋白酶，能在内膜表面形成一个缺口，逐渐向子宫内层侵蚀植入，而子宫内膜上的缺口很快就得到修复，然后把受精卵包裹在子宫内膜之中，这就是受精卵的"着床"过程。

着床时，已经到了受精后的1周左右（7~8天），这就是囊胚的形成过程。囊胚植入后，发育特别迅速，到受精后第一个月末，胚胎就能长到约5毫米。

▶▶▶ 什么情况下容易怀孕

一般来说，从每月排卵前3天至排卵后1天，是孕妈妈最容易受孕的时期，因此医学上称作易孕阶段。准爸爸和孕妈妈如果抓住这个时机，就很容易成功受孕。但是如何才能知道什么时候是自己的排卵日呢？一般来说，女性在排卵这天身体的基础体温会突然下降，而后几天体温则比基础体温上升0.3℃～0.5℃。

建议孕妈妈购买体温计，每天一醒来（8小时睡眠后）不做任何运动，立即将体温表置于舌下测量5分钟，因为任何动作都可能使体温升高而产生误差，所以必须在不运动的情况下完成测量，至少持续14天，最好是一直坚持测量下去，并记录下来、画出曲线图，以便掌握体温上升、下降的规律，来确定自己的排卵日。

▶▶▶ 受孕时要让妻子达到性高潮

优生学家指出，女性在性生活时达不到性高潮，不利于形成优良的受精卵。因为，女性达到性高潮会使精子在阴道中的运动能力增强，同时便于精液贮存于阴道内，还会促使闭锁的子宫颈口松弛张开，易于精子进入。由此，使更多强壮而优秀的精子与卵子有结合的机会，形成优良的受精卵。

所以，受孕同房时，可据男性和女性不同的生理特点给予一定刺激。促进男性达到性高潮的最佳刺激是视觉，可有意为丈夫营造这种视觉刺激，如在居室内点上一盏柔和的粉红色小灯；促进女性达到性高潮的最佳刺激是触觉，丈夫尽可能多地对妻子的身体进行触、摸、吻等刺激，促使妻子达到性高潮。

同房受孕前，有意在居室里放置一些鲜花，同时播放一些温柔浪漫的音乐。这样，都会有助于夫妻共同进入性兴奋状态。

▶▶▶ 避免在身心不佳或同房次数不恰当时受孕

研究证实，夫妻双方在身体不疲劳并情绪愉快时同房受孕，这种身心俱佳的状态会使内分泌系统分泌出大量有益于健康的酶、激素及乙酰胆碱等，使夫妻双方的体力、智能处于最良好状态中。这时，性功能最和谐，非常容易进入性高潮，形成优良的受精卵。反之，夫妻双方或一方身体疲惫或心情欠佳，都会影响精子或卵子的活力，不利于形成优良的受精卵，并影响受精卵的着床和生长，导致胎萎、流产或影响胎儿脑神经的发育。

所以，准备受孕前几天，夫妻双方一定都要注意充分休息，放松心情。同时，最好停止性生活5～7天，以保证精子的活力。

准备受孕前，既不要性生活过频，也不要性生活过疏，这样都不利于受孕。过频会使精液稀薄，精子数量少；过疏会使精子老化，活力欠佳。

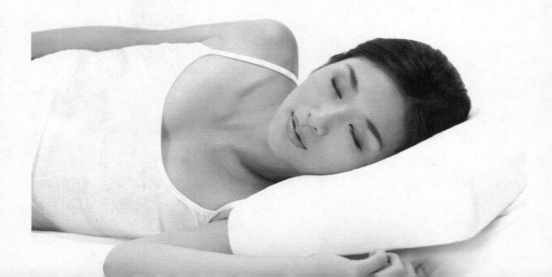

▶▶ 避免在不良的自然环境下受孕

人体是一个充满电磁场的导体，自然环境的变化如太阳黑子爆发、雷电交加、日食月食等，都会影响人体的生殖细胞，如引起畸变，所以在这些时间都不宜受孕。否则，容易生育出不健康的孩子。

避开太阳黑子高峰年

科学研究认为，太阳黑子在爆发时可能会对人体造成很大冲击，尤其是生殖细胞，造成受精卵的着床和生长发育受到阻碍，甚至导致出生后智力不良。目前，国际统一规定以1945年的零点计算太阳黑子周，统计学上一般认为每隔11.2年出现一个太阳周。

避免在每个月的阴历14～16日时同房受孕

这段时间里月球对地球的引力最大，容易引起人体情绪发生波动，影响精子和卵子的活力。

避开在各种自然界灾害时间受孕

例如雷电交加或日食和月食时，自然界中会产生强烈的射线，使精子和卵子受到辐射，发生畸变。

▶▶ 避免在性生活后有阴道出血时受孕

正常而协调的性生活不会引起阴道出血。如果出现阴道出血，往往说明生殖器官有疾病存在。最常见的原因是生殖器官有炎症，如各种阴道炎及宫颈息肉。

如果患滴虫性阴道炎，在这种情况下受孕，孕早期有可能引起流产或畸胎，孕中期有可能导致胎膜早破、胎盘早剥，直接引起胎儿感染，更严重的是胎儿的眼睛可能在分娩经过阴道时被感染，使角膜受影响；如果患真菌性阴道炎，分娩时可使胎儿受到真菌感染，出生后引起鹅口疮；宫颈息肉会使子宫颈在分娩时裂伤，引起出血。

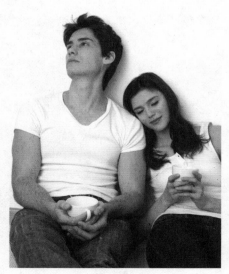

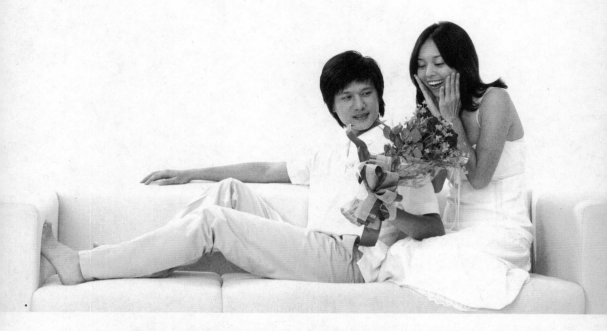

因此，如果性生活后阴道有出血，一定要及时去医院诊治。如果存在以上疾患时，受孕前应积极进行治疗，待病情得到控制或治愈后方可受孕。

▶▶▶ 科学理解生男生女常识

生男生女究竟是谁决定又怎么决定的呢？现在我们一起来说说生男生女这点事吧。

正常人有23对染色体。其中22对为常染色体，男女都一样；还有一对是性染色体，男女不同，女性是2条X染色体，而男性有1条X染色体，另一条是Y染色体。在46条染色体上具有5万种以上基因，每个基因都带有遗传信息。染色体通过一系列活动将遗传信息准确无误地传给后代。

生殖细胞(精子和卵子)要经过两次减数分裂，使原来的23对染色体减少一半，变成23条。当精子与卵子结合成受精卵时，精子细胞核中的每一条染色体与卵子细胞核中相应的染色体一一配对，使受精卵的染色体数恢复至23对。每对染色体中的一条来自父亲，另一条来自母亲，因此形成的新生命就具有父母双方的遗传信息。女性只产生一种类型的卵子（X），而男性产生两种类型的精子（X、Y），因此受精时会出现以下两种情况：

卵子与带X染色体的精子结合，产生XX型受精卵，发育成女性。

卵子与带Y染色体的精子结合，产生XY型受精卵，发育成男性。

因此，性别是在受孕的瞬间，由精子的类型决定的。

平安孕期，安胎养胎与胎教

▶▶ 什么是安胎

所谓安胎，是指对胎动不安或有滑胎史的孕妈妈进行治疗的方法，以防流产。其原则有二：因母体有病而致胎动不安的，治疗母病，母安则胎自安；若胎气不固而致母病的，安胎则母自愈。

▶▶▶ 安胎的方法有哪些

现代的产科认为，人们应更积极、更主动地协助胎儿正常发育成长，时刻监视和关注胎儿的健康情形。如有症状，要及时去医院就诊。

1.孕妈妈在孕早期和孕晚期一定要节制或避免性生活。

2.孕妈妈要尽量少去公共场所和人群聚集的地方，避免被细菌感染。

3.整个孕期，孕妈妈要适当休息，避免剧烈运动，不要登高，不要长时间站立、用力或劳累，同时也不要长时间蹲着，也不要经常做举高、伸腰的动作，不要骑自行车。

4.调整好自己的情绪，保持良好的心情和精神状态，准爸爸和家人要多体谅孕妈妈，多一份关怀和呵护。

5.饮食要清淡，注意营养均衡，保持大便通畅，尽量少食多餐，不吃辛辣的食品，避免肠胃不适。

6.远离烟酒。

7.加强孕期检查。

▶▶ 有助安胎的食物有哪些

富含维生素C的果蔬——预防先兆子痫

先兆子痫是孕晚期容易发生的一种严重并发症，影响孕妈妈和胎儿的安危。有关专家对数百名先兆子痫及健康孕妈妈的饮食进行调查时发现，每天从食物中摄取维生素C较少的孕妈妈，血液中的维生素C水平也较低，她们发生先兆子痫的概率是健康孕妈妈的2～4倍。因此，专家建议孕期应注意摄取富含维生素C的新鲜蔬菜和水果，每天的摄取量最好不低于85毫克。

蜂蜜——促进睡眠并预防便秘

在天然食品中，大脑神经元所需要的热量在蜂蜜中含量最高。如果孕妈妈在睡前饮上一杯蜂蜜水，所具有的安神之功效可缓解多梦易醒、睡眠不香等不适，改善睡眠质量。另外，孕妈妈每天上下午饮水时，如果在水中放入数滴蜂蜜，可缓下通便，有效地预防便秘及痔疮。

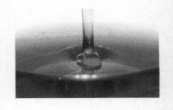

南瓜——防治妊娠水肿和高血压

南瓜的营养极为丰富。孕妈妈食用南瓜，不仅能促进胎儿的脑细胞发育，增强其活力，还可防治妊娠水肿、高血压等孕期并发症，促进血凝及预防产后出血。取南瓜500克、粳米60克，煮成南瓜粥，可促进肝肾细胞再生，同时对早孕反应后恢复食欲及体力有促进作用。

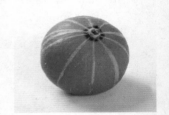

鱼类——避免胎儿脑发育不良

营养学家指出，鱼体中含有的二十二碳六烯酸（DHA）是一种必需脂肪酸，这种物质在胎儿的脑细胞膜形成中起着重要作用。专家对数万名孕妈妈进行调查，发现在怀孕后经常吃鱼有助于胎儿的脑细胞生长发育，吃得越多胎儿脑发育不良的可能性就越小。如果孕妈妈在整个孕期都不吃鱼，出现胎儿脑发育不良的可能性会增加1/8。专家建议，孕妈妈在1周之内至少吃1~2次鱼，以吸收足够的DHA，满足胎儿的脑发育需求。另外，孕期每周吃1次鱼还有助于降低早产的可能性。

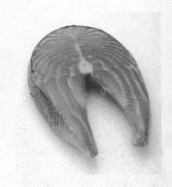

▶▶▶ 高龄孕妈妈更要注意安胎

医学上把35岁以上孕妈妈称为高龄孕妈妈。高龄孕妈妈中最常遇到的问题是：年龄愈大，所生孩子中先天性痴呆儿和某些先天性畸形儿的发病率愈高。

这是因为，随着年龄的增长，卵巢及睾丸也逐渐衰老蜕变，这样的卵巢、睾丸所产生的卵子及精子自然趋向老化、蜕变，染色体畸变的机会就会增多。由这样一些已经衰老本应"退役"的卵子和精子"上阵"受精，其所产生的受精卵，以及随后发育成的胎儿自然是多灾多难。最常见的现象是卵子在减数分裂过程中出现染色体不分离，于是多种痴呆、畸形儿问世了，这些患儿一般都无法治疗，给个人、家庭、社会都造成沉重的负担。

因此，高龄孕妈妈知道怀孕后应到遗传咨询门诊接受胎儿产前诊断，一旦发现胎儿异常，立即进行选择性流产，这将免除家庭的经济和精神负担，而且有利于提高整个社会的人口素质。

▶▶ 什么是养胎

所谓养胎，就是重视女性受孕后逐月生理变化规律，强调医疗和保健相结合，妊娠期注意饮食起居、劳逸、环境、用药等护养胎儿的方法，为胎儿营造营养均衡、安全舒适的内外环境，孕育聪明健康的宝宝。

▶▶ 养胎方法有哪些

饮食养胎

怀孕期间吃什么、怎么吃可以养胎？这是很多孕妈妈犯愁的事情。有的认为价格贵的食物，营养就一定丰富，应该多吃；有的认为吃什么都有营养，爱吃什么就吃什么。这些认识都是不科学不全面的。孕妈妈的饮食，不仅要讲究食物色、香、味、形，而且更要注意营养的搭配，充分满足母体和胎儿生长发育的需要。

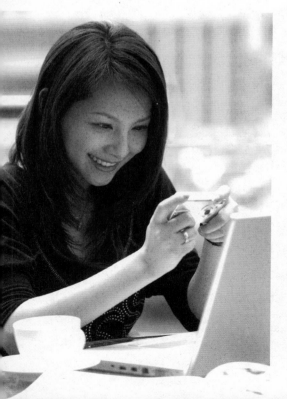

家庭环境养胎

家庭环境养胎要求准爸妈关注家庭环境的美化、卫生、防害，以及光线和通风的良好。家具摆放要整齐、色彩要明亮和谐，要尽可能美化居室，营造一个温馨宜人的环境，对孕妈妈、胎儿的身心健康会很有好处。

工作环境养胎

孕妈妈在工作环境中，必须细心关注几个问题：工作场所有没有化学类的、光电类的、物理类的污染源；工作的节奏、性质、压力大小是否适合孕妈妈的承受力；人际关系是否融洽等。不要对此毫不在意，结果稀里糊涂受了害，影响了胎儿的健康。

大自然中养胎

　　大自然是人类取之不尽的宝库，既是物质宝库，也是精神和生命活力的宝库。大自然能给胎儿最好、最新鲜的空气，这是保证胎儿健康的最关键因素之一。大自然还是孕育、培养人的活力的最好场所，人不仅能从新鲜的空气、充足的阳光里获得活力，也能从雄伟或优雅的自然美中获得灵气。

运动养胎

　　孕妈妈适度的运动，可以增加孕妈妈子宫、腰部、腿部等处肌肉的弹性和耐受能力，有利于减少难产、顺利分娩，也有利于产妇产后身体的保健和迅速恢复。

▶▶▶ 什么是胎教

　　胎教就是孕妈妈根据胎儿各感觉器官发育成长的实际情况，对胎儿进行听觉、感觉、视觉、触觉、运动、记忆等方面的训练，使胎儿建立起条件反射，进而促进其大脑功能、躯体运动功能、感觉功能及神经系统功能的成熟。

实施胎教是有科学理论依据的

　　据科学实验和研究结果证明：胎儿不仅有听觉、视觉、触觉，还有记忆和梦，能与母体传递各种信息。

　　胎儿有听觉。据科学家研究，胎儿的眼、耳、鼻、皮肤等感觉器官，在妊娠早期便已形成。当然，功能的建立和发展则是妊娠中后期的事了。自妊娠6个月起，胎儿就有了听力，开始不断地"凝神倾听"声音。

　　胎儿有视觉。孕妈妈妊娠至第2个月时，胎儿的眼睛就已开始发育，到妊娠第4个月时，胎儿对光线已经非常敏感。现代医学利用B超检查仪观察也发现，用手电筒一闪一灭地照射孕妈妈腹部，胎儿的心搏数就会出现剧烈变化。

　　胎儿有触觉。相对视觉而言，胎儿的触觉发育要早一些。妊娠第2个月时，胎儿就能扭动头部、四肢和躯体，能在羊膜内滑动。4个月时，母亲的手如果在腹部摸到胎儿的脸，这时他就会做出皱眉、眯眼等动作。

　　胎儿有记忆、感受与梦。目前医学界多数人都认为，胎儿具有记忆、感觉的能力，而且这种能力还将随着胎龄的增加逐渐增强。人们发现，当婴儿被母亲用左手抱在怀里，听到母亲心脏跳动的声音时，很快就能安然入睡，这可能与他在母胎中习惯母亲的心跳节律有关。

　　胎儿有自己的性格和习惯。胎儿和新生儿的区别仅在于是否经历分娩这一过程，其实作为一个具有能力的人来说，两者是没有本质区别的，他们都有自己的性格。比如，刚出生的新生儿有特爱睡觉的，有睁着眼睛东张西望、手舞足蹈的，也有低声长时间哭泣的。胎儿也一样，有爱动的，有不爱动的，他们的性格特征随母体环境和母子组合的不同而呈现不同特点。

▶▶▶ 胎教有着神奇的作用

受过胎教的胎儿自出生起就有与众不同的良好表现。

平安分娩

接受胎教的胎儿平安分娩的可能性非常大。通过胎教，母亲和胎儿的交流进行得好，母亲希望"平安分娩"，而分娩时，婴儿就会转动身体把头对准产道最宽的部分出来。

睡眠好，少哭闹

受过胎教的孩子身体健康，体内营养充足，很少有不适感，自然睡眠良好，较少哭闹。

成长快

经过胎教的孩子明显比未经胎教的孩子有精神、活泼、长相漂亮、眉宇间透着灵气。这样的孩子说话早、悟性高、懂事快，愿意讲一些大人的话，而且坐、立、行、走都较一般的孩子早一些。

乐感强，智商高

经过音乐胎教训练的孩子乐感较强，易喜欢音乐。音乐是启发智慧的一把金钥匙，有利于孩子智力的开发，提高孩子的智商。

品质优良

经过胎教的孩子由于其父母始终注意灌输真、善、美的东西，以致他们从小就易表现出文明、礼貌、谦虚、谦让、关心别人、有爱心、对事物有热心，具有积极的生活态度。

受过胎教的孩子将来学识字、听课、唱歌、游戏、与人互动等能力都比较强。因此，只要认真努力地实施胎教，一定可以全面开发孩子的智力。但是要注意，孩子出生后必须继续先前进行的"胎儿教育"，才能巩固成果。

▶▶▶ 胎教方法有哪些

随着各种各样对胎儿进行训练项目的尝试和实践，也形成了各种有价值并可行的胎教方法。孕妈妈在正式开始胎教前，需要学习一些胎教方法。

呼唤胎教法

呼唤胎教法是根据胎儿具有辨别各种声音，并能作出相应反应的能力，爸妈对胎儿进行呼唤的训练方法。它主要是建立胎儿的记忆反应，是爸妈与胎儿最初的沟通。

抚摸胎教法

抚摸胎教法是根据胎儿具有触觉，爸妈通过抚摸来与胎儿沟通的方法，它也是爸妈早期与胎儿沟通的途径。

通过抚摸训练，能使胎儿感知到爸妈的存在，以增加肢体的反应能力。亲子抚摸可以带给爸妈无穷的乐趣。爸妈在抚摸胎儿时，一边和胎儿轻轻地说说话，一边相互之间谈谈心，交流交流感情，好似一家三口围坐在一起，充满温馨、亲密的气氛。

音乐胎教法

音乐胎教法是指主要以音波刺激胎儿听觉器官的神经功能，从而对胎儿的听力、感知、情趣、记忆等进行训练的方法。它是爸妈与胎儿沟通的最重要的途径，也是最主要的胎教方法之一。

对胎儿听力的训练不仅可以加强胎儿的听力，还能促进胎儿的身心发展。许多心理学家认为，孕妈妈怀孕5个月后经常听一些优美的音乐会提高胎儿对音乐的感受性。我们所说的胎教音乐分为两种：一种是供孕妈妈欣赏的，这类乐曲的特点是优美、宁静，以E调和C调为主，孕妈妈听后会产生愉快轻松、心静平和的感觉；另一种是供胎儿欣赏的，这类乐曲的特点是轻松、明快、活泼，能较好地刺激胎儿的听觉，激发胎儿的情绪。

但要切记的是：施行音乐胎教时，千万不要将耳机直接放在孕妈妈的肚子上，以免损伤胎儿的听力。最好只要求孕妈妈听，以自身的情绪变化来感染胎儿。

语言胎教法

语言胎教法是胎教最常用的方法之一，即充分利用语言手段，刺激胎儿的听觉器官，使胎儿的脑细胞和神经系统在分化、成熟的过程中，能受到经常性的、有规律的调节和训练。语言胎教有两种方法：一是直接对胎儿进行发音训练，或者教给胎儿一两句古诗、儿歌等；二是使用儿童语言对胎儿说话，对胎儿讲童话故事。

许多理论研究和科学实验都表明，对胎儿进行语言方面的训练是必要的和可能的。特别是妊娠末期的胎儿，随着大脑细胞的迅速发育，皮质组织结构已基本定型，整个神经系统的活动也具备了一定的信号功能，可以完成某些简单的条件反射，而且这种条件反射还可以通过发音、语言等得到强化、减弱或消退。因而，通过语言刺激，可以使胎儿及早接受来自母体以外的信息刺激，以锻炼胎儿第二信号系统的功能。

光照胎教法

光照胎教法是指通过光源对胎儿进行刺激，以训练胎儿视觉功能的胎教法。

一般来说，胎儿在妊娠8个月时才尝试睁开眼睛，这时他能看到的是母体内一片红色的光芒，以及橘黄的阴影下母亲体液在流动。所以，光照胎教最好从孕24周开始实施，早期可适度刺激。孕妈妈每天可定时在胎儿苏醒时用手电筒（弱光）作为光源，照在自己腹部胎头的方向，每次5分钟左右。为了让胎儿适应光的变化，结束前可连续关闭、开启手电筒数次，以利胎儿的视觉健康发育。做光照胎教时需注意光源不能太强，照射时间也不宜过长。

情绪胎教法

情绪胎教法是指母亲在怀孕的过程中要保持良好的心境，以此来影响胎儿身心发展的方法。为了胎儿的智力发育，孕妈妈要时时注意自己的情绪。坚持每天听几首优美的歌曲、念几首好诗、看几幅好画、读几本好书。一方面可以提高自身修养、养心怡情；另一方面可以令自己赏心悦目，培养出良好的情绪。

▶▶▶ 依据胎儿的发育进行胎教

从胚胎形成到婴儿出生的这段时间里，科学研究结果表明，胎儿发育到第4周时，就已经建立起神经系统；第8～11周时，胎儿有了触觉反应，这时可以通过轻轻拍打、抚摸母体腹部来促进胎儿感知系统的发育；第12～15周胎儿已有了自己的情感，能够同时感受妈妈的喜怒哀乐等情感；第16～19周时，胎儿的听力形成，他能听到妈妈唱歌的声音和爸爸对他的低声细语，也能听到妈妈心跳和血液流动的声音；第20周时，胎儿有了视觉感知，能对外界的光线作出反应，并能对自己喜恶的光线作出选择。胎儿的大脑在妊娠6个月时就已经具备了140亿个细胞，这是一生中所需的全部脑细胞数量，其后的任务则是如何提高脑细胞的质量。

由此看来，教育要从胎儿期开始，而且要根据胎儿的发育状况有针对性地进行，才能使胎教达到最理想的效果，否则很可能适得其反。因此，在胎儿期就实施合理且科学的胎教显得尤为重要。

▶▶▶ 树立正确的胎教观

任何爸妈都对孩子寄予了美好的希望，这是很正常的。问题是一些爸妈对胎教抱有不切实际的奢望。要知道，胎教的目的只是使未出世的胎儿具有良好的遗传素质，为出生后的发展提供良好的条件。

胎教不是孤立的，而是受诸多因素的影响和制约的。每个人的身体各有差异，自身修养的水平不同，环境因素的影响不同，以及对胎教实施的程度不同等，这些都将导致胎教的不同结果。

现代医学为胎教提供了可行的依据，也有诸多实验、实例证明了胎教的可能，我们应以科学的态度审视胎教，这便是：相信科学的胎教，但绝不神化胎教；肯定胎教的结果，但绝不夸大胎教的作用；可以保留对胎教的认识，但不拒绝对胎教的尝试。总之，以科学的态度看待胎教，科学地实施胎教，从而收获胎教的硕果，这便是我们所倡导的科学的胎教观。

因此，我们每个人都应从个人和家庭环境的具体情况出发，放弃对胎教的奢望，实事求是地看待胎教。这样，你就绝对不会感到失望，而只会使你和你的家庭洋溢着幸福的满足感，受过良好胎教的宝宝也将在甜蜜无比的气氛中幸福、健康地成长。

Part 2

孕早期——
精心呵护是关键

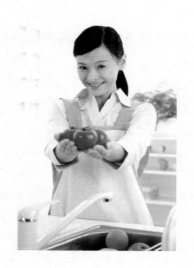

我怀孕了！这个激动人心的时刻，会让你终生难忘。在孕早期，或许你的身体外表还没有生命实质性的变化，但是你现在就是一名名副其实的孕妈妈了，那么你是不是应该更加珍惜这个来之不易的小生命呢！

省时阅读

孕早期胎儿、孕妈妈会有哪些变化呢？此时应如何做好安胎、养胎和胎教工作呢？合格准爸爸应该做些什么呢？这些内容在本章中都有详细的讲述。

安胎方面，主要侧重于怎样预防早期流产、饮食宜忌、日常起居等需注意的事项。

养胎方面，着重于如何科学饮食，保证胎儿和母体健康；为防胎儿发育受到影响，需远离哪些致畸因素，如辐射、药物等；对孕早期出现的不适，如早孕反应、尿频、便秘、腹痛等如何应对。此外，还提出了一些需警惕的疾病，如宫外孕、葡萄胎、母儿血型不合等，以便做到早发现早治疗。

胎教方面，对此时期可开展的胎教以及具体的实施方法和注意事项做出了说明。

孕1月（1～4周）幸福自豪的起点

▶▶ 孕妈妈身体的变化

身体有了少许变化

在这一个月内，孕妈妈并不会发现自己已经怀孕，因为这期间孕妈妈的身体只有一点点变化，不会引起许多人的重视。

子宫柔软了

受精卵在子宫内膜着床时，子宫的大小没有改变，只是子宫壁会变得比较柔软、比较厚，以保护刚刚成形的胚胎。

乳房变大了

受精卵着床后，卵巢就会开始分泌黄体素，而黄体素能促进乳腺发达，因此乳房也会跟着变大。另外，乳头颜色也会变深。

出现类似感冒的症状

有少数比较敏感的孕妈妈，可能会有轻微发热、全身无力等类似感冒的症状，少数的孕妈妈甚至还会出现恶心、消化不良等妊娠反应。

▶▶ 胎儿的变化

胎儿长大了

身长大约1毫米，重约1克。

性别已定

虽然还看不出任何人的模样，只有针尖般大小，但是性别在受精的那一刻就已决定。另外，遗传特性，如肤色、发色、身高、双眼皮等，也已经因为遗传因子中的遗传信息，造就了世界上又一个独一无二的个体。

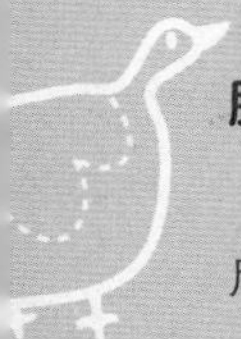

胎儿还十分微弱

刚成形的胎儿这个阶段被叫做胚芽，胚芽的表面被绒毛组织覆盖着，这个组织形成胎盘。胚芽小得有些不起眼，外表也不具备人的特征，头部占了身体的一半，有长长的尾巴，反倒像条小海马。另外，胳膊和腿大体上有了，但太小还看不清楚。

形成器官的组织已生成

受精卵在子宫着床后便开始成长，最先生成的是神经管，这个神经管随着时间的推移会发育生成脑和脊椎，这便是中枢神经的根源。此时，神经系统、血液系统以及循环系统的原形几乎都已经出现。另外，心脏开始形成并搏动了，而且肝脏也从这个时期开始明显发育。

／专家提示／ 健全聪明的大脑是怎样形成的

在孕4周时，受精卵发育而成的内囊胚开始变为胚胎，出现三个不同的胚层，将发育成不同的器官、肌肉、皮肤、骨骼等；第4周是胎儿发育的重要阶段，脑正在迅速发育，每分钟约有25万个神经细胞形成；一直到22周，胎儿的脑神经才基本发育完善，宝宝也有了感觉和意识。

由此可见，大脑发育的关键时期是孕期的最初3个月，这个时期称为脑神经细胞激增期，而脑细胞增殖的特点是"一次性完成的"，这就需要孕妈妈在这一时期特别要注意营养的摄入。如果营养不良，胎儿的脑细胞分裂增殖就减少，也就造成脑细胞永久性减少，同时脑细胞的体积增大和髓鞘形成均受到影响，致使智力发育障碍。

▶▶▶ 孕1月饮食原则

在怀孕的第1个月里，孕妈妈的身体并未发生很大变化。因此，可以按照正常的饮食习惯进食，要本着营养丰富全面、饮食结构合理的原则，膳食中应该含有人体所需要的所有营养物质，包括蛋白质、脂肪、糖类、维生素及各种矿物质。

蛋白质

为了保证受精卵的正常发育，孕妈妈要补充充足的优质蛋白质，富含优质蛋白质的食物有鱼、蛋类、乳类、肉类和豆制品等。

糖类

如果怀孕后糖类和脂肪摄入不足，孕妈妈就会一直处在饥饿状态，可能会导致胎儿大脑发育异常，出生后智力下降。因此，孕妈妈每天要摄入150克以上的糖类。糖类主要来源于蔗糖、面粉、粳米、玉米、红薯、土豆、山药等粮食作物。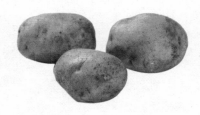

维生素

维生素对保证早期胚胎器官的形成发育有重要作用。孕妈妈要多摄入叶酸、维生素C、B族维生素等。叶酸存在于绿叶蔬菜、柑橘、香蕉、动物肝脏、牛肉等食物中。富含B族维生素的食物有谷类、鱼类、肉类、乳类及坚果类。

矿物质

各种矿物质对早期胚胎器官的形成发育有重要作用。富含锌、钙、磷、铜的食物有乳类、肉类、蛋类、花生、核桃、海带、芝麻等。

▶▶▶ 怀孕后最明显的征兆

有很多孕妈妈在怀孕1~2个月时才知道自己怀孕了，才意识到此前出现的各种症状是妊娠征兆。如果要避免因为没意识到自己怀孕而误服药物，导致此后几个月终日惴惴不安，就需要提前认识妊娠征兆。

停经

由妊娠引起的最大变化就是停经。对于月经周期稳定的女性，如果月经推迟1周以上，基本可以确定为怀孕。但环境变化或精神刺激也会引起月经推迟或闭经，所以不要急于作出判断。

基础体温上升

怀孕的话，即使到了月经预算日，基础体温也不会下降，反而继续升高。36.7℃~37.2℃的低热状态会一直持续到怀孕13~14周，所以，低热状态持续3周以上，可以确定为怀孕了。虽然妊娠会引起激素或自主神经的变化，从而导致低热状态持续，但因人而异，也有人没有这种情况。这时最好也考虑一下低热现象是否与其他疾病有关。

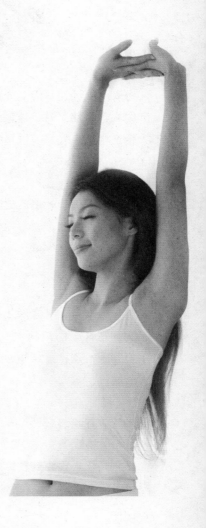

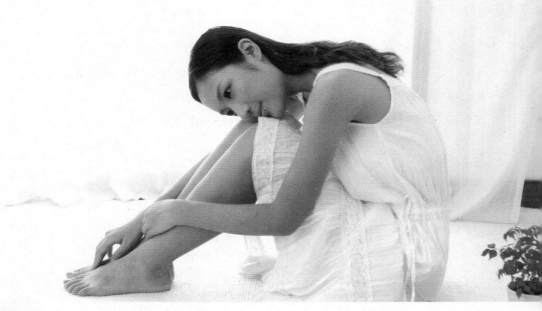

乳房变化

　　有的女性在月经前乳房胀痛，在怀孕初期也会有类似的情况，乳头变得敏感，触到内衣会疼痛。对于接触、温度的变化也比平时更敏感，乳头、乳晕颜色加深，也有人会产生第二乳晕。这是妊娠黄体增加的缘故。

痣、雀斑明显

　　妊娠可引起乳房、面部、腹部、外阴部、腋下等部位的色素沉着，这是痣、雀斑色素增加引起的，快者从怀孕初期开始就能出现。痣、雀斑特别明显，眼睛周围肤色变深。

尿频

　　排尿增多，排尿后还有尿意，也是怀孕的征兆。这是怀孕后子宫变大压迫膀胱引起的，在怀孕的第11～15周开始出现。妊娠中期，子宫从盆腔上升到上腹部，不再压迫膀胱，这种症状随之消失。妊娠后期，胎儿逐渐长大的头会压迫膀胱，症状会再次出现。

妊娠反应开始

　　一般情况下，怀孕2个月起出现妊娠反应，如恶心、呕吐等症状，所喜欢的食物也会有所变化。因为这种症状与胃消化不良的症状相似，往往会被错误地做内科检查，服用中药，这有可能导致胎儿畸形等不良后果，因此要密切观察是否有其他征兆。

白带增多

　　白带是一种无味、有韧性的乳白色黏液，怀孕时白带开始增多。受精卵在子宫内着床，活动开始活跃起来，导致白带的分泌量增多，但如果白带太多，颜色深如巧克力色，同时有脓，则可能患有阴道真菌性炎症或滴虫性炎症。如果白带颜色深或呈红色出血状，一定要向专家咨询。

味觉、嗅觉改变

　　随着激素水平升高，味觉也可能改变，比如嘴里好像有金属的味道，或者觉得有些食物味道和原来不同了，甚至平时所喜欢的食物现在非常不喜欢。

　　嗅觉也有些古怪了。一些曾喜爱的气味会突然间变得浓烈和讨厌，甚至令你想呕吐，例如香水、咖啡和烹调气味等。

异常疲劳

　　怀孕时身体易困乏劳累，睡眠也会增加，这是受雌激素变化的影响。激素可以自行调节变化，以保护孕妈妈。这种异常的疲倦过了前3个月就会消退，当你的身体渐渐习惯了怀孕时，你就会恢复正常的精力。

　　妊娠征兆有很多，并不是所有的人都出现相同的征兆，所以不要仅凭一种情况就急于下结论。当怀疑怀孕时，还应及时去医院确诊。

▶▶▶ 孕期提高免疫力是保胎良方

　　一旦怀孕，孕妈妈及其家属都渴望能获得一个健康聪明的宝宝，而孕妈妈本身为了安全度过孕产期，防病、保健便成了一个很重要的问题。要防病，提高免疫力是一个关键。孕期孕妈妈如何才能提高免疫力，从而尽可能地避免生病呢？

注意营养的丰富和均衡

　　饮食要保证一定的量。孕期胎儿生长迅速，营养需求很高，孕妈妈不仅要保证胎儿充分的营养供应，还要维持自身的营养需要，因此一定要增加饮食的量。否则会造成胎儿宫内发育迟缓、智力低下等不良后果。

　　饮食上除了量，还要注意营养和搭配的均衡。胎儿在不同的生长发育期会有不同的营养需要，孕妈妈只有全面提供营养，才能保证胎儿健康生长发育。所以，孕妈妈要克服偏食的毛病，食物中尽可能红黄绿黑白、鱼肉蔬菜水果、粗粮细粮杂粮都有。还要适当补充些红枣、瓜子、花生、核桃等干果，以补充身体较容易缺少的一些微量元素。

饮食上还要注意多吃新鲜、即时加工的食物，少吃放置时间过长、多次再加工、含添加剂的食物，因为新鲜食物中所含的活性物质是很好的抗病物质。

保持心情愉快、开朗

母体与胎儿是一体的，当孕妈妈心态平和、心情愉快时，身体就会保持健康、平稳的状态，各种激素的分泌也会保持正常，对胎儿的健康有利；相反，如果孕妈妈的情绪经常大起大落，会影响激素分泌，再加上如果孕妈妈情绪不好，胎儿就会受影响。

人的健康与心情有很大关系，心情调理好了，人就不容易得病，保胎求健康的目的也就容易达到了。

新鲜空气有利于防病抗病

室内空气常保持流通、不时有新鲜空气进来，空气中的细菌就会减少许多。通常人是否容易得病，尤其是感冒之类的疾病，往往与空气中细菌的含量有关，细菌含量少，人就不容易得病。流行病往往易在密度较大的人群中流行，就是这个道理。

一般来说，怀孕后孕妈妈的身体抵抗力会下降，新鲜空气对防病更是必需的。所以要经常开窗通风，保持室内空气新鲜。另外，孕妈妈应少到空气污浊、通风不良的地方去。

▶▶▶ 孕妈妈起居要有规律

怀孕后，孕妈妈生活起居要有规律。适当增加睡眠和休息的时间，保持适量的运动，不要过于劳累。

夜间睡眠不要少于8小时，如果有条件则要午睡，即使没有太长的午休时间，也应在午饭后闭目养神一段时间。晚上入睡前，要认真做好个人卫生，用热水泡脚，一方面可有效缓解压力，而且在冬春寒冷季节，也可以避免感冒。

安排好每天入睡和起床时间，如果经常失眠，可采取一些食疗方法。失眠严重时要求助于医生。

▶▶▶ 进行适当的休闲运动

鉴于怀孕的特殊情况，尤其是孕早期，很多激烈的运动不宜进行，但可运用的锻炼方法还有很多，如散步、做简单的体操及在家中做些轻便的劳动等。

散步

散步可以呼吸新鲜空气，增强神经系统和心、肺功能，促进血液循环，增强新陈代谢，加强肌肉活动，增强体力，为正常顺利分娩打下一个良好的基础。散步地点应选择在空气清新，氧气充足，安宁恬静，干净柔和的环境，这对身心将是极好的调节。特别应当注意的是，孕妈妈活动和锻炼都要躲开人群，以防撞击到肚子或传染疾病。最好每天清晨、傍晚各散步一次。

床上体操

床上体操运动既简单易做，又可活动筋骨、放松心情。具体做法如下：

自然地坐在床上，两腿前伸成V字形，双手放在膝盖上，上身右转。保持两腿伸直，足趾向上，腰部挺直，目视右脚，慢慢数至10。然后转至左边，同样数到十，再恢复到原来的正面姿势。

仰卧床上，膝部放松，双足平放在床面，两手放在身旁。将右膝抱起，使之向胸部靠拢，然后换左腿。

仰卧，双膝屈起，手臂放在身旁，肩不离床，转向左侧，用左臀着床，头向右看，恢复原来姿势。然后转向右侧，以右臀着床，头向左看，此动作可以反复做几次，以便活动头部和腰部。

跪床，双手双膝平均承担体重。直背，头与脊柱成一直线，慢慢将右膝抬起靠近胸部，抬头，然后伸直右腿。再换左腿做同一动作。

▶▶▶ 运动也要讲究方法

孕期运动时，要注意衣服样式应宽松，穿合脚的平底鞋。

在运动时，脉搏不要超过140次/分，体温不要超过38℃，时间以30～40分钟为宜。运动开始时要根据自己感觉的舒适度及时调整，找到适合自己孕期的一系列的运动组合。

如果在运动过程中出现头晕、气短，宫缩频率增加，某个部位疼痛，阴道突然有血丝或大量流血，要立即停止运动，向专家咨询情况是否正常，是否适合再继续做运动。

患有心脏病、泌尿系统疾病，曾经有过流产史、患有妊娠高血压者，则不适于运动。

较剧烈的动作，如跳跃、扭曲、快速旋转、收腹或扭腰运动都不能进行，更应避免骑车，以免引起流产。

日常的家务，如擦桌子、扫地、洗衣服、买菜、做饭都可以，但如果反应严重，呕吐频繁，就要适当减少家务劳动。

▶▶▶ 避免药物对孕卵的伤害

怀孕后不能随意用药，这是一个常识。在有可能受孕的时候（最易忽略的是妊娠30~40天），如果患伤风感冒、便秘、头痛、失眠等，不要随意服药，在这个时候药物对小胚芽的影响很大。必须及时就医，并告诉医生怀孕的时间，以便选用效果好又对胎儿无害的药物。服药时一定要遵从医嘱，切不可擅自乱用。但是，也不能"讳疾忌医"，使病情加重，不要认为一服药就会致畸而拒绝用药，这样都会延误治疗，对胎儿的生长发育同样有害。

可有的孕妈妈在尚未察觉怀孕时，如孕1~2周时，误服了某些药物，非常担心因此会给胎儿带来不良影响。由于排卵日多在下次月经来潮前的14天，所以实际受孕周数为计算出的怀孕周数减2，如从最后1次月经的第1天算起，怀孕3周时实际的受孕周数为1周。所以，怀孕2周内服用可引起畸形的药物对受精卵基本没有什么影响，因为此时的受精卵有非常特别的修复能力。

▶▶▶ 孕期感冒治疗需注意

感冒是孕妈妈最容易患的疾病。而且生病后许多药都不能用，从而加大了治疗难度。所以，对待孕期感冒问题，预防重于治疗。那么怎样预防孕妈妈患上感冒病症呢？下面几个方法可供参考：

喝白开水。喝白开水不但能为人体补水，还可起到利尿排毒、消除体内废物的作用，防止毒素沉积，预防疾病。

生吃大葱。生吃大葱时，可将油浇在切细的葱丝上，再与豆腐等凉拌吃，不仅可口，还可以预防感冒。

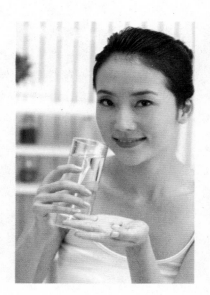

用淡盐水漱口。每日早晚、餐后用淡盐水漱口，以清除口腔病菌。尤其是在流感多发期，仰头含漱使盐水充分冲洗咽部效果更佳。

用醋熏居室。每日早、晚用白醋在室内熏蒸1次，每次20分钟，能祛除居室内的病毒。

搓手。搓手可促进血液循环，疏通经脉，增强上呼吸道抵御感冒的免疫功能。

喝姜糖水。先用红糖加适量水，煮沸后加生姜，再煮10分钟后趁热喝下，此法预防感冒效果甚佳。

／专家提示／ 该用药时还需用药

由于一些药物会对胎儿产生不良影响，很多孕妈妈便患上了严重的"恐药症"。不可否认，某些药物对妊娠期胎儿，特别是早期妊娠确实有危害，但一部分抗菌药在经医生同意后还是可以适当使用的。反之，如果感染任其发展，病原体就会侵犯胎盘，祸及胎儿。

据统计，孕妈妈最容易患的疾病是感冒，很多孕妈妈因害怕药物对胎儿造成影响而不敢用药，最终引起高热或其他并发病。事实上，高热、缺氧、休克等对胎儿的影响更大，甚至会导致流产、早产、死胎或先天异常。所以孕妈妈千万不要有恐药心理，该用药时还需用，只要按医嘱服药就不会影响胎儿。

▶▶ 孕期腹泻治疗需注意

和常人一样，孕妈妈也会发生腹泻；又和常人不一样，孕妈妈是"两个人"。更科学地讲，是胎儿—母亲整体。在诊断和处理孕妈妈腹泻时，不能忽略或忘记这一点。怀孕本身极少引起腹泻，也不会使已有的腹泻加重，但腹泻对妊娠来说是一个危险信号，有流产或早产的可能，因而不能大意。

孕妈妈一旦发生腹泻，主要治疗措施是适当补液，补足因腹泻丢失的水分和电解质，尤其是钾离子；补充因腹泻而失去的热量；同时要密切观察胎儿情况是否良好，有无早产或流产的征兆。

／专家提示／ 孕妈妈饮食要注意

孕妈妈腹泻最常见的原因还是感染，最常见的病原体有沙门菌属、志贺菌属、弯曲杆菌与病毒等。食物中毒或其他部位的病毒感染也可引起孕妈妈腹泻。因此，孕妈妈应食用新鲜卫生、易消化的食物，以避免引发腹泻。

▶▶▶ 孕期滴虫性阴道炎的防治

滴虫性阴道炎是由阴道毛滴虫引起的一种常见的阴道炎。

在妊娠期，由于阴道酸碱度的改变，寄生于泌尿生殖系统内的滴虫也随着环境的改变开始发作。而且由于阴道防御能力下降，更易发生细菌混合感染，使症状加重。

孕妈妈患了妊娠期滴虫性阴道炎会感觉白带增多，呈黄绿色或灰黄色，伴有臭味，严重者白带混有血液。由于炎症和分泌物刺激，出现外阴瘙痒、灼热、疼痛及性交痛。炎症侵及尿道可出现尿频、尿急、尿痛及尿血等尿道刺激症状。妇科检查可见阴道及宫颈黏膜红肿，阴道分泌物中可查出滴虫。但约有半数带虫者并无任何临床表现。

防治妊娠期滴虫性阴道炎的措施

妊娠前进行妇科病普查，如发现滴虫应积极治疗。

尽量不要使用公共浴池、浴盆、游泳池、坐厕及衣物等，减少间接传染。

丈夫有滴虫感染者，应尽早彻底治愈。

可用卡马砷或滴维净等阴道栓剂，每晚临睡前清洗外阴后，置入阴道深处1枚，10日为1个疗程。

治疗期间，防止重复感染，内裤和洗涤用的毛巾、浴巾应煮沸5~10分钟，以消灭病原菌。

> ╱专家提示╱ **孕妈妈不宜口服驱虫药**
>
> 孕早期不宜口服驱虫药，以防有致畸作用。

▶▶▶ 孕妈妈应加强个人卫生

孕妈妈在妊娠期要特别注意个人卫生，应每天清洗外阴，防止发生生殖系统炎症等疾病。

阴道是内生殖器官与外界相通的地方，细菌易于侵入。它的位置十分不利，阴道的后方便是肛门，粪便里有大量细菌，极易污染阴道。特别是有些孕妈妈患有外痔，大便后如不清洗，更易弄脏内裤，污染阴道及泌尿道。

孕妈妈体内雌激素会随着孕周增加而逐渐增多，促使子宫颈、子宫内膜的腺体分泌，尤其是到孕晚期，白带会越来越多。如果护理得不恰当，就可能引起外阴炎和阴道炎，导致胎儿在出生经过阴道时被感染。因此，孕妈妈在白带增多时，每天用温开水清洗外阴2~3次，但不要清洗阴道内。

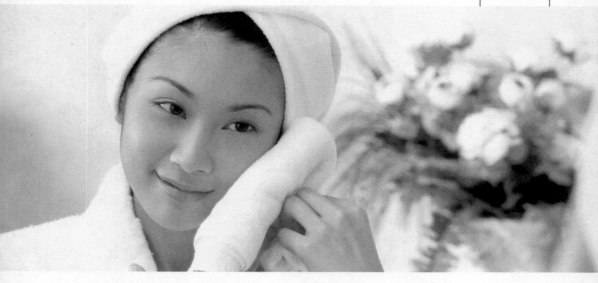

　　为了避免交叉感染，必须准备专用浴巾和水盆。天天更换内裤，洗净后在日光下晾晒。

　　当外阴出现瘙痒时，在洗澡时不要使用碱性大的肥皂清洗外阴，请医生指导护理并按医嘱去做。

▶▶▶ 好心情孕育好宝宝

　　人类脑垂体分泌的激素可以分为两种。一种是与情绪有关的激素，当情绪不佳，长期过度紧张、发怒、恐惧、痛苦、忧虑时，人体会分泌一些肾上腺素、压力激素或是紧张激素，这些激素对胎儿及整个子宫环境来说，都会产生比较不好的生理反应。宝宝出生后，就会好动、情绪不稳定、易哭闹、消化功能紊乱、发病率高。

　　另外一种则是良性激素，也可以说是快乐激素。快乐激素能够让一个人的心情好起来，它从孕妈妈的脑部开始分泌之后到达全身，当然也会到达子宫的血管，通过脐带送到胎儿身上，在脐带血管的放松过程中，提供给胎儿更多、更好的养分和氧气，促进胎儿身心健康发育。

▶▶▶ 写好妊娠日记

　　所谓妊娠日记，就是指孕妈妈把孕期发生的与妊娠有关的重要事情准确地记录下来，它相当于孕妈妈的健康档案。写好妊娠日记，有助于了解孕妈妈怀孕期间的具体情况。

　　妊娠日记的内容很简单，每个孕妈妈都可根据自己的感受来记录，它一般包括这些内容：

末次月经日期。医生可根据它来判断预产期、妊娠反应开始和消失的时间，以及恶心、呕吐、厌食的程度如何。

第一次感到胎动的时间。一般在妊娠第16～18周。第一次胎动出现的日期加上150天，大约就是预产期。

孕期并发症。如阴道出血、下肢水肿、头昏、眼花、视力障碍等，除及时就诊外，还应记在妊娠日记上。

胎动情况。一般每小时3～5次，若少于3次，则是表明胎儿有缺氧的可能。

孕期是否患病。尤其是病毒性感染，记录得越详细越好。

孕期用药。需注明药物名称、剂量和用药日期。孕妈妈不可自己随便用药。

产前检查的日期及所测胎位、胎心、血压、体重等情况。

临产征兆。即在临产前出现的诸如腹痛的一些情况。

分娩准备期。宫缩有规律，宫缩间歇时间从5～6分钟逐步缩短至2～3分钟，宫缩持续时间从30秒逐步延长到50～60秒，强度也不断增加。

分娩开始期。宫缩间歇期1分钟左右，宫缩持续期长达1分钟以上，表示宫口已近全开。

见红期。在分娩前24～48小时内，子宫颈口开始活动，胎膜已与子宫壁分离，毛细血管因破裂而经阴道排出少量血，与子宫颈管内的黏液混合而排出血性黏液。

➤➤ 要珍爱你的第一个"宝宝"

许多年轻女性因为各种各样的原因放弃了第一个宝宝。虽然有些失落和不舍，但是转念一想："反正还年轻，等一切都准备好了再说吧。"但是，真的是这样吗？轻易放弃第一胎的危害性如下。

容易导致输卵管堵塞

有些女性在怀孕的时候，由于种种原因去做了人工流产或药物流产，等到她认为时机成熟的时候，却发现宝宝迟迟不来。来医院一检查，才发现原来是"输卵管不通"惹的祸。

容易导致宫外孕

流产后即使输卵管没有完全堵塞，属于通而不畅的局面，受精卵在"鹊桥"上刚走了一半就被牢牢卡住，再也回不到子宫腔内，只好就地"安家落户"，这就造成了宫外孕的发生。

人工流产手术对子宫内膜有损伤

做过人工流产的子宫和完全没有搔刮过的子宫是不能同日而语的。在下次怀孕时，受精卵往往因为不能正常着床而导致流产、前置胎盘等不良影响，在孕产期也可能造成母胎的生命危险。

▶▶▶ 人工流产手术后需注意

一般情况下，人工流产后最好等1年后再怀孕，如有特殊情况，至少也要等待半年。因为人工流产手术要进行吸宫或刮宫，以便将宫腔内胚胎组织清除干净。手术过程中，子宫内膜会受到不同程度的损伤，术后需要有一个恢复过程，如过早地再次怀孕，这时子宫内膜尚未彻底恢复，将会影响受精卵着床和发育，很容易引起流产。

另外，人工流产后，女性的身体比较虚弱，如果过早怀孕，往往因体力不足，营养欠佳而使胎儿发育不良，或造成自然流产。

/专家提示/ **人工流产后要适当卧床休息**

人工流产手术后两周内要适当卧床休息，不做重体力活，多吃营养丰富、易于消化吸收的食物，还应保持外阴清洁，每天用温开水清洗1～2次，并在1个月内禁止性生活。暂时不打算生育的夫妇，应切实做好避孕措施，尽量避免人工流产。

▶▶▶ 3种推算预产期的方法

通过排卵日进行推算

如果孕妈妈是一个细心人，连续地测量基础体温，并已经根据基础体温确定了排卵日，那么从排卵日向后推算264～268天即是预产期。这种推算方法不仅准确度较高，又简单易行。

通过末次月经进行推算

这种方法因为没有考虑到具体的排卵日，所以难免与实际有出入，仅仅作为一个参考。具体推算方法为：若孕妈妈末次月经来潮是在1～3月份，那么用该月数加上9；若末次月经来潮是在4月份以后，则用该月数减去3，即是分娩的月份。末次月经来潮的日数加上7，即分娩的日期。

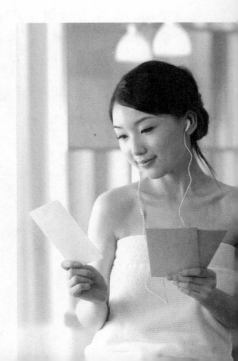

例如，最后月经是3月18日，那么，3+9=12（月），18+7=25（日），即预产期为12月25日。

由B超检查推算

孕8～11周时，每个胎儿发育状况没有很大的差异，所以医院经常通过测量CRL（头臀长，即从胎儿头部到臀部的长度）来预测胎儿的预产日期。

▶▶▶ 母子血型不合，应早诊断、早治疗

提到"血型不合"，常常让很多孕妈妈感到不安。但先不要惊慌，因为它的发病率非常低，而且早一点检查出来也有预防方法，所以不需过度担心。

母子血型不合常见于ABO血型和Rh血型两大类。前者发病率多于后者。ABO血型不合多见于母亲为O型，父亲为A型、B型或AB型（即胎儿为A型或B型血）。孕妈妈可为胎儿的A或B抗原所致敏，产生抗体，这种抗体进入胎儿体内，破坏胎儿红细胞，产生溶血反应。Rh血型不合多见于母亲为Rh阴性，胎儿为Rh阳性时，母亲可能被致敏而产生抗体。总之，凡父方与母方存在上述血型不合时，应在孕期做好监护，并为抢救新生儿备好血源。并经常检查孕妈妈的抗体效价，以便指导治疗和适时终止妊娠。

治疗分为孕期、产时和新生儿期三个阶段。目前采用中西医结合疗法，死胎明显减少。由于新生儿抢救技术不断提高，使新生儿死亡率也明显降低。因此患有ABO血型或Rh血型不合的孕妈妈，只要做好孕期监护，积极配合治疗，仍能获得一个健康的孩子。

╱专家提示╱ 母子血型不合危害大

凡孕妈妈以往有死胎、多次流产、新生儿溶血、新生儿早期黄疸或新生儿贫血、水肿等现象或不明原因的新生儿死亡者，应高度怀疑孕妈妈与胎儿血型不合，并做化验确诊。

▶▶▶ 良好的心态是最好的胎教

很多孕妈妈都知道胎教有各种形式，于是就非常苦恼，到底哪种形式才是最好的胎教方法？其实，孕妈妈们大可不必为选择哪种胎教的形式而大伤脑筋。从胎教的效果来说，孕妈妈对胎教的态度以及在胎教中所拥有的情绪是非常重要的。

胎教的第一步

孕妈妈和胎儿是因为爱连接在一起的。因此，孕妈妈进行胎教的第一步是必须拥有一种对胎儿深厚的感情，一种从内心深处期盼胎儿诞生，并将这种期盼贯穿在怀孕的整个过程，这种深厚的爱才是使胎教获得最佳效果的捷径。

胎教的最佳时机

只要孕妈妈随时随地保持一份好心情，将注意力集中在胎儿身上，那么你说的每一句话、想教给胎儿的知识一定会被胎儿所接受。孕妈妈绝对不能对胎儿持有抱怨或者应付的态度，此外，不安和焦虑的情绪对于胎教也是不利的。

关注胎儿的感受

胎教的关键不在于多种多样的胎教形式，而在于孕妈妈要保持一种安详、平和以及稳定的情绪。最能直接感受到孕妈妈心情的是腹中的胎儿，不要以为胎儿什么也不知道，其实胎儿对于孕妈妈的情绪反应非常敏感。

▶▶▶ **通过想象设计宝宝的形象**

孕妈妈在怀孕期间就应该设想未来宝宝的形象了。是男？是女？像爸爸还是像妈妈？在孕期设想宝宝的形象，在某种程度上相似于将要出生的婴儿。许多孕妈妈在家中的墙壁上悬挂一些自己喜欢的漂亮的婴幼儿照片，每天看几次，说是这样做出生后的婴儿会漂亮。无论这种做法有无科学根据，但对孕妈妈心情舒畅，进而使胎儿受到良好刺激是有一定作用的。

一般来说，孕妈妈可以把自己的想象通过语言、动作等方式传达给腹中的宝宝，并且要持之以恒。还可以与丈夫一起描绘自己所希望的婴儿的模样，这样可以保持愉快的心情，通过体内的化学变化来影响胎儿。

孕妈妈还可以预先设计制作一些胎儿出生后的用品，买些玩具等。在一针一线的缝制中，可培养孕妈妈与腹中宝宝的感情。

▶▶▶ 音乐胎教：孕妈妈听音乐

音乐胎教一般分成两类：一类是让胎儿直接欣赏音乐，一类是孕妈妈自己欣赏。由于此时胎儿的感觉系统还没有完成发育，因此，这段时间的音乐胎教主要以母体欣赏为主。

孕妈妈欣赏音乐，主要通过欣赏美好的音乐来调节情绪，平衡心理，养心怡情，从而产生美好的心情，通过愉悦的精神体验，把这种良性感受传递给胎儿，用自己美好的情绪信息，给胎儿以良好的胎教。

欣赏音乐，对于母体和胎儿来说都是一种享受，具体方法不限，可以戴着耳机听，也可以不戴耳机，还可以边听边唱，每一个人都可以根据自己的喜好和环境随意安排。每天安排一两次。

这个时期孕妈妈适宜听轻松愉快、诙谐有趣、优美动听的音乐，使孕妈妈不安的心情得以缓解，在精神上得到慰藉。在这个时期，孕妈妈可以选择一些舒缓柔和的音乐，如《春江花月夜》《江南好》《二泉映月》等民族音乐。

▶▶▶ 经常哼唱好处多

有专家指出，哼唱可以使孕妈妈保持愉悦的心情，让体内神经内分泌系统始终处于正常的状态，为胎儿提供一个良好的生长环境，使其先天充足。哼唱时，声带的振动使肺部扩张，会增加肺活量，提高血液氧含量，能为胎儿的成长奠定良好的基础。

科学家发现，再好的音乐也比不上出自孕妈妈口中的歌声。来自播放器的歌声，既没有母亲唱歌给胎儿机体带来的物理振动，更缺乏饱含母爱的亲情对胎儿感情的激发。

孕期孕妈妈经常唱歌，对胎儿相当于一种产前免疫，可为其提供重要的记忆印象，不仅有助于胎儿体格生长，也有益于智力发育，这能使胎儿获得感觉与感情的双重满足。

因此，当打算要宝宝的时候，不妨经常哼唱一些自己喜欢的歌曲。如《小星星》《铃儿响叮当》等歌曲，孕妈妈只需哼唱旋律即可，最主要的是让心情快乐起来。

▶▶▶ 保持好心情，做快乐"孕妈"

当你证实自己怀孕了，一定会惊喜不已。度过了短暂的兴奋期后，各种压力也随之而来，既有心理方面的压力，也有身体方面的压力，如何从压力的包围中突围呢？孕妈妈要学习一些新技巧，做一做"心理操"，经常保持快乐情绪。

布置一个温馨的环境

在房间的布置上，孕妈妈有必要做一些小小的调整。如果以前家里是一个典型的两人世界的话，孕妈妈可适当添一些婴儿用的物品，让那些可爱的小物件随时提醒你：一个新生命即将来到你的身边！同时，你还可以在一些醒目的位置贴一些美丽的画片，如把你喜欢的漂亮宝宝的照片贴在你的卧室里。

用语言传递心声

每天孕妈妈只要花几分钟的时间同宝宝说几句悄悄话，比如"宝宝，我爱你"、"你知道吗？我是你的妈妈"等，利用外出散步的时间，你也可以悄悄地告诉宝宝："外面的天气真好，阳光明媚"等。另外，别忘了动员准爸爸也一起来做"体操"。

接受音乐的洗礼

众所周知，音乐不仅能促进胎儿的身心发育，对孕妈妈本身也能起到一定的放松作用。每天花20分钟静静地接受音乐的洗礼，同时想象音乐正如春风一般拂过你的脸庞，你正沐浴在阳光里。当然，你也可以播放你最喜欢的歌曲，大声地唱出来如同参加合唱，你的精神状态一定会达到最佳点。

与幽默亲密接触

笑是一种生活享受，孕妈妈不妨多多为自己寻找开心的机会。欣赏喜剧，看一些幽默、风趣的散文和随笔；收集一些幽默滑稽的照片，每天欣赏一次；你还可以要求准爸爸有意识地收集一些笑话，在餐桌上发挥一下他的喜剧才华，让你经常开怀大笑。

▶▶▶ 合格准爸爸必修课

弄清自己的职责

要多关心体贴孕妈妈。此时的孕妈妈可能一下很难适应怀孕所带来的各种影响，情绪波动很大。因此，准爸爸要比以前更加爱护孕妈妈，体谅孕妈妈，不惹孕妈妈生气，不乱发脾气，多慰藉孕妈妈，保证孕妈妈有良好的心情和愉悦的情绪。

准爸爸要多做家务，尽量减轻孕妈妈的家务负担，尽自己所能给孕妈妈做几道拿手好菜，以增进孕妈妈的食欲，合理地为孕妈妈补充营养。多陪孕妈妈散步，为孕妈妈创造一个良好的生活环境，使孕妈妈保持良好的心态。

要注意戒烟禁酒，保持生活环境卫生，同时还要注意节制性生活，以免对孕妈妈和胎儿造成伤害。

要给妻子一个好的情绪

一般来说，怀孕初期孕妈妈容易出现急躁情绪，常常不容易克制自己的情绪。遇到这种情况，丈夫更要体谅妻子，心甘情愿地做到"忍气吞声"，时时笑脸相迎，说话低声低气。如果有不同意见时，也不要高声喊叫，不能让妻子怒气冲冲，以免影响腹中胎儿的生长发育。

为了让孕妈妈能够拥有一个良好的情绪，需要丈夫努力营造一个温馨的家庭氛围。比如多陪妻子散散步、聊聊天等。

布置温馨安全的居住环境

孕早期是胚胎神经系统发育的关键时期，容易受外界环境的影响。准爸爸可以把房间布置得温馨舒适一些，尽量避免环境中的各种有毒有害物质。

比如，怀孕前后尽量不要装修房子；家里带有辐射性的电器（电脑、微波炉、电冰箱等）尽量远离卧室；房间要多通风，保持空气新鲜；避免电磁辐射影响孕妈妈，丈夫尽量不要让妻子或在妻子旁边使用电磁辐射较强的手机打电话；孕期不要用电吹风，冬天也不要用电热毯等。

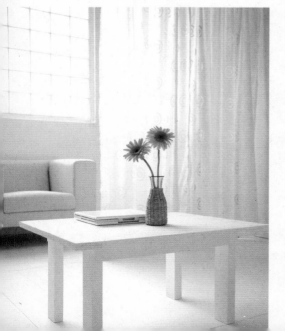

及时进入胎教角色

妻子怀孕后，在精神、心理、生理、体力和体态上都将发生很大变化。如果孕妈妈在妊娠期情绪低落、高度不安，孩子出生后即使没有畸形，也会发生喂养困难、智力低下、个性怪癖、容易激动和活动过度等。

为此，准爸爸现在就要进入胎教角色，用深沉的父爱去培育妻子腹中的那个幼小的新生命。

孕2月（5～8周）难以言表的喜悦

▶▶ 孕妈妈身体的变化

停经了

有些孕妈妈在这段时间，因为月经没有准时报到，所以才发现自己已经怀孕。这时胚胎已经着床，不会再有出血的现象。

出现心悸、食欲下降

有些孕妈妈在这个时期会出现心悸的状况，而早孕反应也正式开始。有完全感觉不到早孕反应的孕妈妈，也有早孕反应严重而导致营养失调的孕妈妈，因体质不同，差异性非常大。

疲倦、烦躁来临

由于激素分泌增多还会导致孕妈妈情绪烦躁。此时是胚胎腭部发育的关键时期，如果孕妈妈的情绪波动过大会影响胚胎，同时会导致腭裂或唇裂。好好调整自己的情绪，千万别因小而失大。

/专家提示/ **确定怀孕的方法**

停经。对于孕妈妈来说，停经可能是胎儿到来的第一信号。如期该来的月经没来就应该意识到可能是怀孕了。

早孕试纸检测。一般而言，孕妈妈在停经的37天后，用早孕试纸测试，就可以出现阳性结果，但这也存在个体差异。有的孕妈妈很晚才会出现阳性结果。为了力求准确，最好请医生帮你把关。只要认为有怀孕的可能，就应及时去医院做早孕诊断。

B超检查。用B超诊断早孕是最可靠、最正确的方法。最早在妊娠第5周，也就是月经过期1周后，B超检查就可显示出子宫内有圆形的环，环内的暗区为羊水，还可以见到有节律的胎心搏动。

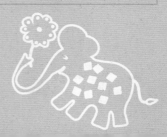

▶▶▶ 胎儿的变化

胎儿长大了

身长2~3厘米，重约4克。

已经有了人的模样

怀孕第7周后，便可以区分出头、身、手脚的形态；视觉神经、听觉神经及脑都在急速发育；心、肝、胃等内脏，也都有了雏形。

心脏开始跳动

本月的胎儿头大，松弛无力地垂下，心脏开始跳动，心脏中的血管已经具有运送全身血液的功能，通过超声波检查，可明显地看到胎儿心脏跳动。

羊水、脐带、胎盘

羊水已经产生，胎儿为了获取孕妈妈的养分，脐带组织发育得非常迅速；覆盖在胎儿周围的绒毛，快速地繁殖，供给养分及氧气，并排出废物；绒毛组织和子宫壁上的血管壁相互混合，渐渐发育成胎盘。

▶▶▶ 孕2月饮食原则

在怀孕的第2个月里，胎儿还不需要过多营养，孕妈妈保持正常饮食即可，适当增加一些优质蛋白质便可以满足胎儿的生长需要。

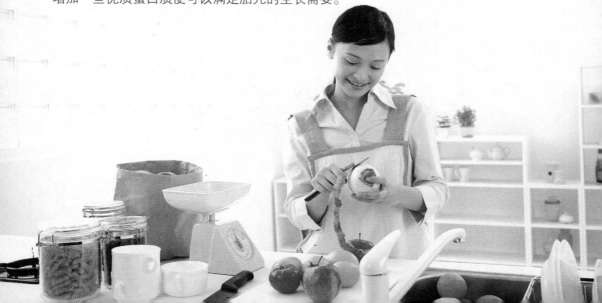

不过，进入孕2月，不少孕妈妈开始出现恶心、呕吐、乏力等早孕反应，针对这种情况，孕妈妈可以吃点能够减轻呕吐的食物，如烤面包、饼干、米粥等。干食品能减轻恶心、呕吐症状，稀饭能补充因恶心、呕吐失去的水分。为了克服晨吐症状，可以在床边准备一杯水或几块饼干等，都能有效抑制恶心。

在这一时期，孕妈妈不妨多吃一些豆类、蛋类、乳类食品，含淀粉的食物也可适当多吃一些，维生素是胎儿生长发育必需的物质，孕妈妈最好多吃些含维生素丰富的蔬菜和水果。而且，这时期胎儿正处于重要器官的发育阶段，孕妈妈要适量补充一些微量元素，多吃一些干果，如核桃和芝麻等，有利于胎儿的大脑发育。

/专家提示/ 减少早孕反应的有效措施

为了避免恶心、呕吐等早孕反应，可采取少吃多餐的办法，不要吃辛辣、油腻食物，吃得清淡一些，食物要易于消化。蔬菜食用前要充分清洗，水果应去皮，以免农药污染。

烹调方式应采取更为健康的蒸、煮、炖等，以减少营养物质的流失、保留食物原味为主。炊具要用铁的或不锈钢的，不要用铝制品和彩色搪瓷用品，以避免铝和铅等有害元素对人体的伤害。

▶▶▶ 胎儿生活详解

羊水

在胎儿周围有一个囊腔，即羊膜腔。腔内充满淡黄色的液体，称为羊水。随着妊娠时期不同，其来源、数量与组成均有变化。妊娠早期，羊水主要是由母体血清通过胎膜进入羊膜腔的透析液，为无色澄清的液体，其成分与母体血浆相似，但蛋白质含量略低。妊娠中后期，胎儿的尿液成为羊水的主要来源。羊水中不仅含有胎儿发育所需的营养物质，而且有胎儿的代谢产物（如尿素、尿酸），其含量间接反映胎儿肾脏成熟情况。羊水并非停滞不动，每2.5～3小时便可更换一次。

羊水除向胎儿发育提供所需的营养外，还有以下三个方面的作用。

1.保护胎儿。胎儿在羊水中自由活动，防止胎体粘连形成胎儿畸形；保持子宫腔内恒温、恒压，减少外力所致的胎儿损伤。

2.保护母体。羊水可减轻因胎动引起的孕妈妈不适感；临产后胎囊可借助羊水压扩张宫颈，避免胎体直接压迫母体组织时间过长而引起宫颈及阴道损伤。

3.借助羊水进行各种检查，了解胎儿性别、胎儿成熟度及胎儿有无遗传病。

脐带

脐带是母子生命的纽带。它一端与胎儿腹壁的脐轮相连，另一端附着于胎盘胎儿面的中央和稍偏一侧。胎儿通过脐带悬浮于羊水中。

足月胎儿的脐带长50～60厘米，表面被羊膜遮盖，呈灰白色，横切面直径1.5～2厘米。

胎儿通过脐带和胎盘与母体相连接，并进行营养与代谢废物的交换。由于脐血管较长，故脐带呈螺旋状扭曲。如果脐带受压可使血液循环受阻而危及胎儿的生命。脐带异常是危及胎儿的产科并发症，主要有脐带形态异常、脐带绕颈、脐带打结、脐带先露等。脐带短于30厘米称为脐带过短；脐带长于70厘米称为脐带过长。

胎盘与绒毛

孕妈妈肚里的小宝宝能够由一个肉眼无法看见的受精卵长到临盆前的四五十厘米大，靠的全是孕妈妈血液中所供给的氧气和养分，中间负责传输的构造便是绒毛、胎盘和脐带。

胎盘是个中间供应站，会随着怀孕周数增加而增大，临盆前大约可达600克。它就像一个椭圆形吸盘，里面有精密复杂的血管系统，担负着胎儿养分与排泄物的转运工作。它以数以千万计的绒毛附着在母亲的子宫内壁上，这些绒毛深入子宫内膜，将母亲血液中的氧气和养分转化成胎儿所需的形式，源源不绝地输送至胎盘。

当胎盘收到绒毛传送过来的物质时，首先会进行过滤，排出对胎儿不利的因素，如某些药物、毒素、病菌等，再把它们送进脐带，避免胎儿受到危害。然而这项机制无法做到滴水不漏，主要依靠孕妈妈自己提防，尽量避免接触有毒、有害物质。

▶▶▶ 孕妈妈需要补充优质蛋白质

蛋白质是组成人体的重要成分之一，约占人体重量的18%。在妊娠期，孕妈妈体内的变化，血液量的增加，身体免疫能力的增强，胎儿生长发育及孕妈妈每日活动热量消耗，都需要从食物中摄取大量蛋白质来供给。

怀孕初期的孕妈妈要摄取充足的蛋白质，以满足胎儿发育的需要，否则，容易造成胎儿发育不全、成长迟缓或身体过小。尤其在胚胎形成期，蛋白质为细胞的迅速分化成长提供了物质基础。

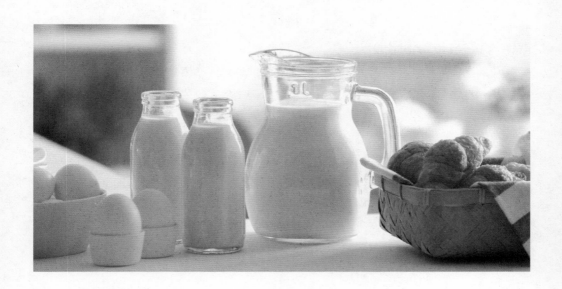

优质蛋白质的来源

优质蛋白质是建造胎儿器官组织的重要成分。孕期更应摄取易消化吸收的优质蛋白质。富含优质蛋白质的食物有牛肉、猪瘦肉、羊肉、鸡肉、鸭肉、鸡蛋、虾、鱿鱼、墨鱼、鲫鱼、鲤鱼、鳝鱼、牛奶及乳制品等动物性食品，豆类及其制品是优秀的植物蛋白质来源。动物蛋白质中氨基酸种类更全面，也更易被人体吸收和利用。

巧搭配，促吸收

为使动物蛋白质和植物蛋白质的功效得到充分发挥，应该鱼类、肉类、乳类和豆类、蔬菜同时摄取，两者的必需氨基酸可以互相补充，使人体吸收的营养更加完善，这就是蛋白质的互补作用。

在烹调中，醋可以帮助分解蛋白质和促进其吸收，所以，适当地加醋可以提高蛋白质的消化吸收率。

─ /专家提示/ **优质蛋白质的代表——鸡蛋**

鸡蛋是优质蛋白质的代表，含有各种人体必需氨基酸，几乎完全可以被身体利用，蛋白质一词就来源于鸡蛋。

多吃鸡蛋不仅有益于胎儿发育，而且有利于孕妈妈增强体力，提高产后母乳质量。我国自古就有孕产妇吃鸡蛋的传统，孕期应保证每天1~2个鸡蛋，但过多会造成营养过剩而增加身体负担。

▶▶▶ 偏食素食不利于胎儿营养

孕妈妈在早孕反应期间，容易出现偏食现象，如只吃植物食品，或偏爱某种单一的食品，这是可以理解的。但是不能整个孕期都吃素食或某些食品，或精制米面，不吃肉、蛋、鱼类及粗粮，这样会因营养缺乏而危害胎儿。

植物食品也就是我们所说的素食，一般含维生素的物质较多，但是普遍缺乏一种叫牛磺酸的营养成分。动物食品大多含有牛磺酸，因此孕妈妈应该吃一些动物食品，此外还应吃一些鲜蛋、鱼虾，喝一些牛奶，使胎儿能得到足够的营养。

同时，由于生活水平的提高，人们对精米精面食用量增加，而忽略了未经过细加工的食品及粗粮。要知道许多人体必需的微量元素，存在于那些未经过细加工的食品和粗食中。如果孕妈妈只食用精制米面，会造成营养缺乏症，或由此引起一些疾病的发生。总之，孕妈妈在孕期不能偏食。

▶▶▶ 安胎时期的食物禁忌

对于正常的孕妈妈和一个强壮健康的胚胎来说，饮食上并没有什么禁忌，但有些食物会刺激子宫，不宜长期、大量食用，特别在胚胎比较敏感的孕12周内，还是少吃为宜。这些食物如下表：

不利安胎的食物	过量食用的危害	食物举例
性寒滑胎的食物	属性寒凉，有活血、滑胎、利窍的作用，对安胎不利，多食会促进子宫收缩，甚至导致流产，孕早期应少吃或不吃。	薏苡仁、山楂、苋菜、马齿苋、慈姑、螃蟹、甲鱼等。
辛热刺激性食物	性热味辛，多具有很强的刺激性，多吃容易上火、燥热、耗气伤阴，破血堕胎，孕妈妈不宜大量食用。	胡椒、花椒、肉桂、辣椒等。
含咖啡因的食物	在怀孕初期过多摄入咖啡因，容易刺激子宫，导致流产，还有可能会导致婴儿肌肉张力降低，肢体活动力差，甚至出现弱智或痴呆。	咖啡和浓茶等。

／专家提示／ 安胎的食物有哪些

葡萄干。葡萄干中铁和糖的含量较高，是传统的安胎食品。

鲈鱼。鲈鱼味道鲜美、蛋白质含量丰富，能改善胎动不安的状况。而且鲈鱼中还含有铜元素，可维持神经系统的正常功能。

此外，葵花子、谷类、麦芽糖、豆类、牛奶、鱼、绿叶蔬菜等富含维生素E的食物对于先兆流产也有很好的预防及缓解作用。

孕妈妈食欲不振的调理办法

妊娠早期，孕妈妈常会发生消化不良的状况，表现为恶心，闻到油腥味儿就想吐，不想吃任何食物。很多孕妈妈担心这样会影响胎儿的生长发育。其实，孕妈妈大可不必有太重的心理负担，可以通过饮食调节或情绪调节等方法缓解食欲不振。

饮食调节

食欲不振时要少吃多餐，择其所好，避免味道重的东西，最好吃一些清淡、易消化的食物，如粥、豆浆、牛奶，以及水果等。少吃甜食及不易消化的油腻荤腥食物。待食欲改善后，可增加蛋白质丰富的食物，如肉类、鱼虾和豆制品等。

情绪调节

孕妈妈要保持良好的心情，避免发生不愉快的事情，因为任何精神方面的不良刺激，都会导致消化不良。孕妈妈最好多听音乐或观赏美术作品，以使自己心情愉快。为增加食欲，保持适当的活动是必不可少的。每天散散步，做一些力所能及的工作和家务，不仅能增进消化，也有利于胎儿的生长发育。

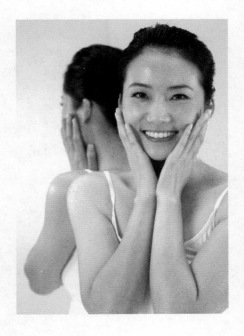

远离厨房

怀孕后，孕妈妈要尽量远离厨房，因为油烟等物质会给胎儿带来危害，同时，厨房里油腻的味道会使孕妈妈食欲不振的症状加剧。

▶▶ 孕妈妈应远离致畸因素

X线。不要接受X线检查，也不要靠近其他任何有X线的场所，它是导致胎儿发育障碍和畸形的直接因素，尤其在受孕后的4周内影响更大。超过16周后，影响会有所减弱，但大量的辐射会导致胎儿患白血病和肿瘤，且对生殖功能不利。

风疹。孕妈妈如果在孕12周内得了风疹，会使胎儿的眼睛、耳朵、心脏出现异常，可能生出心脏畸形、小头症、白内障、耳聋等先天风疹综合征的婴儿。风疹症状很像感冒，常被误判。

药物。药物的使用一定要遵从医生的指导，不可自作主张，即使只是感冒也要谨慎。尤其是一些泻药、镇定药、抗生素等都不宜服用。除了西药，很多中药同样会导致滑胎流产或胎儿畸形，危害也不可小视。

▶▶ 孕妈妈要警惕办公室里的污染

电脑。电脑在开机时，显示器会散发电磁辐射，对人的细胞分裂有破坏作用，可能会损伤未成形的胎儿。所以，在怀孕的头3个月，最好少使用电脑，特别是要和电脑屏幕保持距离。3个月后，可以正常使用电脑了，但完成工作外，不要整日坐着上网聊天、玩游戏等。

电话。在办公室里，电话是最容易传播疾病的办公用品。电话听筒上2/3的细菌可以传给下一个拿电话的人，是办公室里传播感冒和腹泻的主要途径。所以孕妈妈最好减少打电话的次数，或者用酒精对电话听筒及键盘进行消毒，最理想的就是能有一个自己专用的电话机。

复印机。由于复印机的静电作用，空气中会产生臭氧，使人头晕目眩。启动时，还会释放一些有毒的气体，令体质弱的人患上呼吸道疾病。因此，最好把复印机放在空气流通的地方，孕妈妈尽量少使用，并适当吃含维生素E的食物。

空调。在炎热的夏季，空调带给大家一种清凉的感觉。但是在开着空调的房间里待久了，又会感到身子发冷、头昏、心情烦躁、容易感冒。这是因为空调使室内空气流通不畅，负氧离子减少的缘故。因此，孕妈妈要定时开窗通风，并且每隔几小时就到室外呼吸新鲜空气。

/专家提示/ **孕妈妈需正确认识电脑辐射**

现在社会的许多工作都是面对电脑完成的，孕妈妈都很担心胎儿会受辐射影响。虽然并没有明确的医学证据证明电脑辐射对胎儿有影响，而且电脑的辐射量是很低的。不过，为了安全起见，不妨给电脑加装一个抗辐射的保护屏，或者使用液晶屏幕，还有可以穿防辐射的背心。

▶▶▶ 孕妈妈不应忽视嘴唇卫生

空气中不仅有大量的尘埃，而且其中还混杂不少的有毒物质，如铅、氨、硫等元素。它们落在孕妈妈身上、脸上的同时，也会落在嘴唇上。很多孕妈妈在外面的时候，通常都很注意不随便用手拿东西吃，或从外面一回到家，就马上去洗手，可是有些孕妈妈却很少想到嘴唇也同样应该保持卫生，经常在没有清洁嘴唇的情况下喝水、吃东西，或时不时地舔嘴唇。

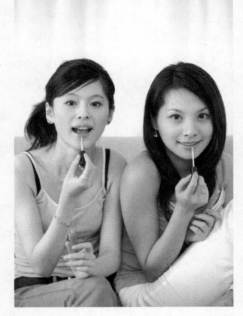

殊不知这样做是很有害处的。因为，空气浮尘中的很多化学有害物质以及病原微生物，会落在孕妈妈嘴唇上，它们一旦进入孕妈妈的体内，就会对胎儿产生不良影响，如引起胎儿组织器官畸形等。

那么，怎么做到嘴唇卫生呢？很简单，外出时，最好在嘴唇上涂上护唇膏。如果要喝水或吃东西，一定要先用清洁湿巾擦拭干净嘴唇。回到家后，洗手的同时也要清洁嘴唇。

▶▶▶ 孕早期出现哪种情况需要就医

孕早期，多数孕妈妈都会出现程度不同的早孕反应，如恶心、呕吐、乏力、头晕等，这是怀孕后体内一系列代谢变化和生理改变造成的。对早孕反应，目前没有什么特效的治疗方法。因此，一般的早孕反应不需要治疗，但出现下列4种情况之一，应当引起重视，并随时就医。

剧烈呕吐

虽然一般的早孕反应是正常的，但是，如果孕妈妈呕吐剧烈、频繁，不仅吐出胃内食物、大量酸水，还带有胆汁或小量出血。此刻，除了孕妈妈感到痛苦外，最重要的是可能造成其体液失衡和电解质紊乱，会直接威胁母婴健康。这种情况应立即就医，一方面要设法控制或减轻呕吐；另一方面还需及时采取输液和调节电解质紊乱等措施。

阴道流血

　　停经后突然发现阴道流血，除极少数孕妈妈妊娠后仍有少量月经外，通常要考虑是流产的先兆。因此，一旦发现阴道流血，先不论是什么原因所致，都应当立即前往医院检查。如确诊是"先兆流产"，应注意休息，适当观察，进行保胎。导致流产的原因很多，其中相当一部分是由于胚胎本身缺陷所致。因此，最好先通过B超检查，观察胚胎发育是否正常后，再确定相应措施，切不可盲目地和无期限地进行保胎。

小腹剧痛

　　孕早期突然出现小腹剧痛，并伴有恶心、呕吐，甚至发生晕厥，或阴道有少量流血时，首先应想到是宫外孕，千万不可大意，要马上去医院。

子宫增大异常

　　胎儿在宫内生长有一定规律性，如果子宫增大速度与妊娠月份不符，有两种可能：一种是子宫增长速度过慢，最大的可能是胎死宫内；一种是子宫增大速度过快（如宫体已能在下腹部触及），这种情况要考虑到多胎、羊水过多或葡萄胎。无论是哪种情况都应当及时就医，可配合B超检查进行确诊。如系胎死宫内或葡萄胎，都应及时终止妊娠，并进行相应处理（清宫术等）。

▶▶▶ 双胎妊娠的孕妈妈怎样养胎

　　大多数情况下，一次妊娠只怀一个胎儿，但也有一次妊娠同时怀两个或两个以上胎儿的情况，并以双胎更为多见。怀双胎的孕妈妈与单胎妊娠的孕妈妈相比有许多不同，此时孕妈妈处于超负荷状态，如果不加注意，就会发生许多并发症。

双胎妊娠对母体和胎儿的影响

　　在孕期，双胎妊娠易出现孕妈妈贫血、妊娠高血压综合征、早产、流产、胎儿宫内生长受限、羊水过多、前置胎盘、胎儿畸形、胎死宫内、胎位异常等。双胎在分娩期间易出现宫缩乏力、产后出血、胎膜早破、脐带脱垂、胎位异

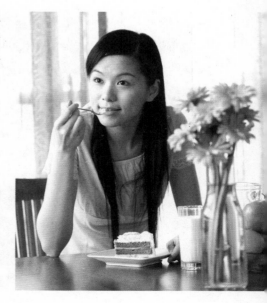

常、分娩困难，第一胎娩出后易发生胎盘早剥。如第一胎为臀先露，第二胎为头先露，则可发生胎头交锁，造成难产、死产。

双胎孕妈妈的饮食调节

怀双胎的孕妈妈需要更多的热量、蛋白质、矿物质、维生素等营养素，以保证两个胎儿的生长发育。双胎妊娠孕妈妈的血容量比单胎妊娠明显增大，铁的需求量也增大，往往在早期易出现贫血。为防止贫血，除加强营养，食用新鲜的瘦肉、蛋、奶、鱼、动物肝脏及蔬菜水果外，还应每日适当补充铁剂、叶酸等。

双胎妊娠的孕妈妈注意事项

双胎属高危妊娠，应定期产检，加强对母亲和胎儿的监测。

加强营养，监测胎儿生长情况，如发现胎儿生长迟缓，及时予以治疗。

孕晚期注意休息，防止早产及胎膜早破。出现先兆早产时，要及时保胎。

出现胎儿发育异常，要及时治疗。

胎儿畸形应尽早发现，及时引产。

出现一胎胎死宫内，可监测凝血功能，凝血功能无异常，可继续期待另一活胎直至成熟。

哪些孕妈妈怀双胎的概率高

形成双胎妊娠的原因有多种，其中的首要原因就是年龄。高龄孕妈妈比年轻女性能分泌出更多的促进排卵的激素，因此30岁以后妊娠的女性比年轻的女性产下双胎的概率更高。另外，家族中有双胞胎的遗传因素，或体格高大的女性产下双胎的概率也较高。

/专家提示/ 双卵双胎与单卵双胎

双胎妊娠分为双卵双胎和单卵双胎。由两个卵子分别受精形成的双胎妊娠，称双卵双胎。由一个受精卵分裂而成的双胎妊娠，称单卵双胎。双卵双胎比单卵双胎更多见。单卵双胎性别相同，脸形也相像；双卵双胎性别有的不同，有的相同，脸形有的相像，有的不像。

▶▶▶ 创造良好的色彩环境

创造良好的环境，对于人们尤其是孕妈妈的情绪有着重要的作用。那么，在这七彩的世界里，如何选择恰如其分的色彩环境来促进胎儿的发育呢？

居室的色彩应该简洁、温柔、清淡，如乳白色、淡蓝色、淡紫色、淡绿色等。因为白色给人一种清洁、朴素、坦率、纯洁的印象，其他的如淡蓝色、淡青色等给人一种深远、冷清、高洁、安静的感觉。

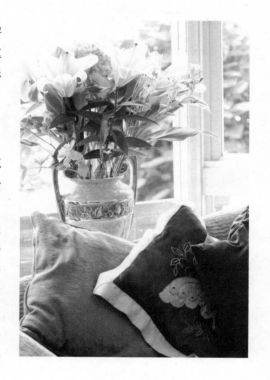

孕妈妈从繁乱的环境中回到宁静优美的房间，内心的烦闷便会趋于平和、安详，心情也会稳定。如果孕妈妈是在紧张、安静、技术要求高、神经经常保持警觉状态的环境工作，家中不妨用粉红色、橘黄色、黄褐色布置。因为这些颜色都会给人一种健康、活泼、鲜艳、悦目、充满希望的感觉。

孕妈妈从单调的环境、紧张的工作状态中回到生机盎然、轻松活泼的环境中，神经可以得到松弛，体力也可以得到恢复。

▶▶▶ 怎样预防流产

对于孕妈妈来说，"流产"是个让人胆战心惊的字眼。引起流产的原因很多，主要来自两大方面。

胚胎方面

遗传基因缺陷。大多数早期流产是由于胎儿染色体异常引起的，在这种情况下流产多不可避免，极少数能发育成胎儿的，出生也常伴有多发异常。

外界不良因素。如放射线、有毒化学物等，可使生殖细胞的基因受损害，胚胎不能正常发育或发生胎盘绒毛异常，不能正常供应胚胎营养，从而可能发生流产。

母体方面

内分泌失调。如孕妈妈体内黄体功能失调及甲状腺功能低下，则孕卵发育受限，导致胚胎死亡。

感染。孕妈妈在孕期发生急性传染病，病原体或毒素可通过胎盘使胎儿患病导致死亡。

生殖器官畸形。孕妈妈患有子宫肌瘤、子宫颈口松弛等病症，胎儿会因子宫内压力异常而发生流产。

其他。母体全身性疾病，过度精神刺激、外伤或性生活刺激子宫收缩等，均可导致先兆流产。

可以预防的流产

其中母体原因造成的流产，很大程度上是可以预防的，因此建议孕妈妈注意以下7个方面。

1.注意避免剧烈活动，尤其是增加腹压的负重劳动，如提水、搬重物等。

2.防止外伤。出门最好穿防滑的平底鞋；尽量不要外出旅游、登山；避免危险性动作，如攀高取物等。

3.避免接触有害化学物品，如苯、砷、汞等以及放射线。在孕早期少去公共场所，预防病毒感染。

4.节制性生活。性生活时腹部受到的挤压和宫颈受到的刺激均会诱发宫缩，在孕早期，胎盘的附着尚不牢靠，宫缩非常容易导致流产，所以妊娠早期应禁止性生活。妊娠中期虽然可以有适当的性生活，但要注意频率和方式。妊娠晚期也应禁止性生活。

5.有自然流产史，并被明确诊断为黄体功能不足的孕妈妈，再次妊娠后应在医生的指导下连续少量地使用激素安胎，直到过了既往流产的孕周。

6.患有慢性病的女性，在孕前应治疗疾病。如医生认为不宜妊娠，应采取措施避孕。即使妊娠后，仍要在医生的监护下，观察胎儿发育情况。

7.最好在流产后6个月，等到子宫内膜完全修复，且全身内分泌系统恢复正常后，考虑再次妊娠，否则容易造成再次流产。

日常生活需注意细节

孕12周之前是流产高发的时期。有的是孕妈妈自身的身体原因，有的是受精卵质量不佳或胚胎畸形等原因。如果胚胎质量不佳或有畸形因素，早期自然流产的概率就非常高，这是一个自然淘汰的过程。这种情况其实并不可惜，生下一个有先天缺陷的孩子要比流产更糟糕。

如果有孕妈妈的身体原因，比如习惯性流产或黄体素分泌不足，就应该提早预防，早期安心养胎。最好的方法是多卧床休息，避免性生活，不要运动和做家务，不可劳累，减少下蹲动作，不要提重物，严防颠簸和振动，防止腹泻或便秘，多吃安胎食物，避免烟酒等。此外，保持心情的放松、远离紧张和焦虑也很重要。如果发现阴道有出血、下腹疼痛或分泌物异常的现象，一定要及时看医生，服用安胎药。

有流产征兆就应该保胎，这似乎是理所当然的。但是，盲目的无休止的保胎，常常徒劳无功，甚至有害。对于自然流产，关键应是预防。一旦出现流产征兆，以绝对卧床休息为主、药物治疗为辅。药物治疗一般常用的是黄体酮。实际上黄体酮保胎作用面很窄，仅适用于自身孕激素分泌不足而出现流产征兆者。

对黄体功能不足者，如有受孕可能，自基础体温上升的第3天起给予黄体酮治疗，妊娠后持续用药到妊娠第9～10周。滥用保胎药物黄体酮，可能造成女胎男性化，男胎可能出现生殖器官畸形。因此，应听从医生的指导，全面衡量保胎与否，以便及时得到正确处理，切勿滥用保胎药物。

▶▶▶ 给上班族孕妈妈的建议

及时与上级和同事分享

不管出于什么原因，向周围的人隐瞒怀孕都是不明智的。自己一旦确认怀孕，一定要及时告知单位领导和同事，并让他们知道自己的预产期，以及计划于何时开始休假和上班，让单位的人有所准备和安排，必要时也可以调整工作岗位或工作量，争取获得必要的产前检查时间，这是对单位和自己都负责的表现。

应该避免的工作环境

频繁上下楼梯的工作。

接触刺激性物质和有毒化学物质的工作。

有受放射线辐射危险的工作。

长期震动或冲击会涉及腹部的工作（如司机、公共汽车售票员等）。

高度紧张、难以及时休息的工作。

环境污染、烟气弥漫的场所。

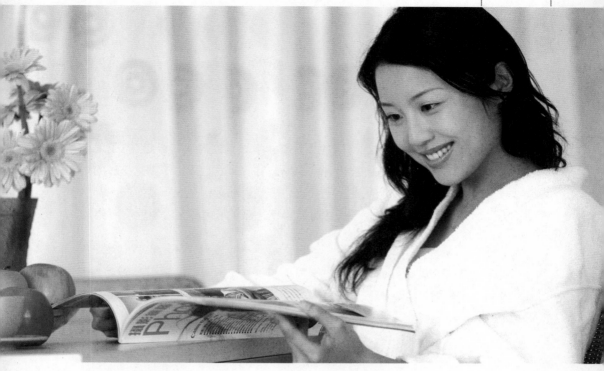

上下班途中

上班路近的话（2000米以内），最好是放松地步行，这样可以保证适量的运动。走在街上以及过马路时要格外小心，能让就让，宁慢三分，不抢一秒，安全第一。

如果路远，有人开车接送是最好的，不提倡孕妈妈自己开车，这对于孕妈妈和胎儿都是不安全的。最好不要骑自行车，震动太大，而且孕妈妈的平衡能力会变差，容易反应迟缓而摔倒。可以乘坐公交车和地铁，但如果太过拥挤就等下一趟，以免腹部受到挤压。为了错开高峰期，不妨早点出门。雨雪天和上下楼梯都要小心，避免摔跤。不要跑着赶车或疾走，为了胎儿，还是慢一点好。

工作中

与平时相比，孕期工作要注意及时休息，常坐的人要适当站一会儿，常站的人要及时坐一会儿，当然，中午能躺着休息一下是最好的。坐着的时候，脚部放在小凳子上，抬高双脚，可以改善血液循环，避免腿部水肿的发生。

一切动作要比平时慢半拍，不要追求速度，也不要着急上火，尽量保持平静的心情，工作中尽量控制自己的情绪，不要因为怀孕就感情用事，或把宝宝挂在嘴边，唠唠叨叨，给人对工作不尽责的印象。

长期在室内工作的人争取多到户外休息，晒一晒太阳，呼吸一下新鲜空气。尤其在封闭环境工作的人更应如此。在夏天，开空调的办公室里往往室温较低，此时要注意保暖，最好随身带一件长袖衣服，随时添加。

日常穿戴

不可穿高跟鞋。最好穿胶底防滑的平跟鞋，坡跟鞋的高度不要超过3厘米。衣服应宽松舒适，最好选择专门的纯棉吸汗的孕妈妈装。头发宜保持清爽易梳理的短发，尽量少使用化妆品，不要涂指甲油。夏天出门要戴遮阳帽，注意防晒护肤。背包里尽量少放东西，保持轻便，最好是手提包或斜挎包，避免单肩背包过重引起背痛。

/专家提示/ 孕妈妈不宜穿高跟鞋

女性怀孕后，腹部一天天隆起，体重增加，身体的重心前移，站立或行走时腰背部肌肉和双脚的负担加重，如果再穿高跟鞋，就会使身体站立不稳，容易摔倒。

另外，因孕妈妈的下肢静脉回流常常受到一定影响，站立过久或行走较远时，双脚常有不同程度的水肿，此时穿高跟鞋不利于下肢血液循环。

孕妈妈最好穿软底布鞋或旅游鞋，这些鞋有良好的柔韧性和弹性，可随脚的形状进行变化，穿着舒服，行走轻巧，可减轻孕妈妈的身体负担，并可防止摔倒等不安全的因素发生。到了孕晚期，孕妈妈的脚部会发生水肿，要穿比平时稍大一点的鞋子。

此外，孕妈妈也不要穿凉鞋和拖鞋，因为这类鞋容易脱落，也易引起摔倒。

在外用餐

上班族孕妈妈在外面吃饭对食物要有所选择。外面的午餐总体来讲比较油腻、味重，维生素和矿物质摄取不足。就餐时应注意，避免吃过咸、过油、过甜、过辣的食物，多选择蔬菜、水果，如果没有，不妨午餐少吃一些，餐后加一些水果或牛奶。

何时休产假

正常的怀孕过程并不会影响工作，预产期前2～4周开始休产假就可以了，产后三四个月后完全可以上班，前后休息的时间不超过半年，对于工作单位来说也是可以接受的。当然，在休产假前，一定要安排好自己的工作，并对临时接管自己工作的同事表示感谢。这些细节工作做得好，能为将来回到单位打下良好的基础。

▶▶▶ 孕妈妈开车须知

如果孕妈妈只是上下班时开车，并没有太多妨碍。如果孕妈妈是以开车为职业的，那最好在孕期先放弃这份工作。因为长时间固定在车座上，孕妈妈盆腔和子宫的血液循环会比较差。开车还容易引起紧张、焦虑等不良情绪，不利于胎儿的生长发育。而且，现在路上车多人多，路况比较复杂，一旦遇到紧急刹车，方向盘很容易冲撞腹部，引起破水。在孕期，孕妈妈的反应会变得迟钝，开车容易发生危险。所以，建议孕妈妈不要开车，如果非要开车，就要遵循"孕期开车安全守则"：

每天连续驾车不要超过1小时。

不要在高速公路上行驶。

时速不要超过60千米。

绑好安全带。

孕32周以上的孕妈妈不要开车。

只在熟悉的路线上行驶。

/专家提示/ **孕妈妈要正确系安全带**

孕妈妈应和其他人一样，系好安全带。正确的系安全带方法是：把安全带从大腿和腹部之间穿过，使它紧贴身体，调整坐姿，使安全带不会卡脖子。将安全带置于乳房之间，别从肩部滑落。

▶▶▶ 音乐胎教：带给孕妈妈好心情

由于妊娠第2个月，大多数孕妈妈会由于孕吐的不适感造成食欲不振，情绪不佳，建议最好选择一些旋律欢快流畅，充满生机、活力，氛围喜庆活泼的乐曲，使自己受到热情舒畅的音乐感染，振奋因为早孕反应引起的消沉情绪。

要特别指出的是，交响乐、摇滚乐以及迪斯科等类型的乐曲，对孕妈妈是极不适宜的。因为这类音乐音量较大、节奏紧张激烈、声音刺耳嘈杂，并可促使母体分泌一些有害的物质，危及孕妈妈和胎儿。因此，喜爱此类音乐的孕妈妈应为腹内胎儿的健康着想，尽量选择那些能让自己情绪平和的音乐。

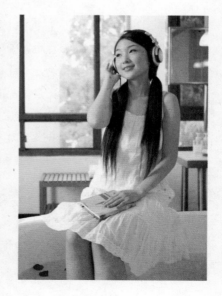

─ /专家提示/ **这些音乐适合孕妈妈听** ─

催眠音乐：《渔舟唱晚》、《平湖秋月》、《仲夏夜之梦》、《军港之夜》、《烛影摇红》

镇静音乐：《春江花月夜》、《平沙落雁》、《塞上曲》

舒心音乐：《江南好》、《春风得意》

解忧音乐：《喜洋洋》、《春天来了》、《春之声圆舞曲》

解除疲劳音乐：《假日的海滩》、《锦上添花》、《水上音乐》、《矫健的步伐》

振奋精神音乐：《娱乐升平》、《步步高》、《狂欢》、《金蛇狂舞》

促进食欲音乐：《花好月圆》、《欢乐舞曲》

▶▶▶ 试着学习绘画

音乐、绘画、舞蹈等都是可以提高修养、培养情趣的艺术。绘画具有和音乐一样的效果。如果孕妈妈在孕期能时常画一些图画，就会对胎儿产生有益的影响。绘画通过神经传递到胎儿未成熟的大脑，对其发育起到良性刺激作用，一些刺激可以长久地保存在胎儿大脑的某个功能区，一旦遇到合适的机会，宝宝惊人的才能就会发挥出来，这就是绘画胎教的作用。

至于孕妈妈选择练习哪种绘画形式、画些什么、画得好不好，这些都不重要，孕妈妈可以选择任意感兴趣的绘画方式，可以画国画、油画，还可以是漫画，或是铅笔素描。可以临摹艺术作品，也可以随心所欲地涂鸦，只要感觉快乐和满足，就达到了胎教的目的。孕妈妈还可以边画边向宝宝解释绘画的内容或意义。如："宝宝，妈妈现在画的是一轮冉冉升起的红日，太阳底下的土地上生长出很多嫩绿的小草，有很多小朋友在游戏……"

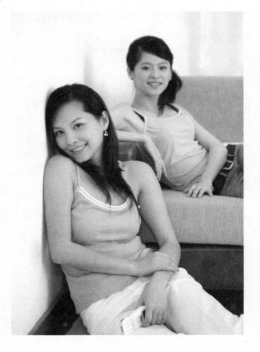

▶▶▶ 孕妈妈求知，胎儿受益

怀孕后，许多孕妈妈往往容易发懒，什么也不想干，什么也不愿想。于是有人认为，这是孕妈妈的特性，随它去好了。殊不知，这正是胎教学说的一大忌。

我们知道，孕妈妈与胎儿之间是有信息传递的。胎儿能够感知母亲的思想。如果怀孕的母亲既不思考也不学习，胎儿也会深受感染，变得懒惰起来。显然，这对于胎儿的大脑发育是极为不利的。而倘若母亲始终保持着旺盛的求知欲，则可使胎儿不断接受刺激，促进大脑神经和细胞的发育。因此，孕妈妈要从自己做起，勤于动脑，在生活中注意观察，把自己看到、听到的事物通过视觉和听觉传递给胎儿。总之，孕妈妈要始终保持强烈求知欲和好学心，充分调动自己的思维活动，使胎儿受到良好的教育。

▶▶▶ 准爸爸开展对话胎教

此时胎儿还只是一个小胚芽，但准爸爸的爱子之心恐怕再也按捺不住了。准爸爸可以从现在起就试着对着妻子肚子中的宝宝讲话，尽管胎儿还不能听到什么。要知道，胎儿在子宫内最适宜听中、低频率的声音，而男性声音正是以中、低频率为主。准爸爸如果坚持每天和胎儿说话，让胎儿熟悉爸爸的声音，就能够唤起胎儿最积极的反应，有益于宝宝出生后的智力发展及情绪稳定。和胎儿对话，可以用以下方式。

与胎儿沟通思想

准爸爸与胎儿的沟通一般以谈话为主要内容。讲话可以从平静的语调开始，随着对话内容的展开再逐渐提高声音。

对胎儿演讲

准爸爸需将每天的话题构思好，可以在当天的"胎教日记"中拟定一篇小小的讲话稿。稿子的内容可以是一首纯真的儿歌、一首内容浅显的古诗、一段优美动人的小故事，也可以谈自己的工作及对周围事物的认识，以刻画人间的真、善、美。

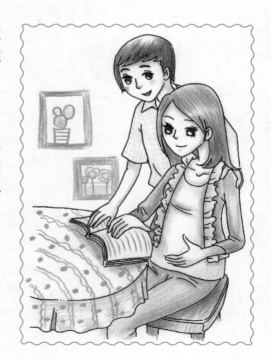

▶▶▶ 合格准爸爸必修课

学些孕娩知识

孕妈妈心理状态不佳，很多原因是担心自己和胎儿出现各种不测，以及害怕分娩。准爸爸要与妻子一起学习孕娩知识，对各种异常情况的预防和处理也要有所了解。这样，有助于消除孕妈妈的紧张和不安。要知道，好心情，才有好健康。

引导妻子做胎教

妊娠早期胎儿未定形、定性，丈夫要多引导妻子接触一些美好的事物，多有一些美好的想法，多做一些有益的活动。妊娠中丈夫除了让妻子多看一些能激发母子情感的图书或影视片外，还要多与妻子谈谈胎儿的情况。如：询问胎动，提醒妻子注意胎儿的各种反应；与妻子一起描绘胎儿在"宫廷"中安详、活泼、自由自在的形象；一起猜想孩子的小脸蛋是那么漂亮逗人，体形是那么健壮完美。

可别小看这些，要知道，这对增加母子生理、心理上的联系，增进母子感情都是非常重要的。尤其是丈夫要引导妻子去爱护腹中孕育着的胎儿，切不可因妊娠反应、妊娠负担或因腹部大起来影响了外貌、体型，面部出现色素沉着，损害了自己的容颜等，就怨恨腹中胎儿。许多实验都证明，母亲对胎儿有着密切的心理联系，母亲对胎儿有任何心理上的偏差，都不利于胎儿的身心健康。

要克制自己的性冲动

孕2个月时，胎盘还没有发育完善，是流产的多发期。此时，准爸爸要做的是抑制性冲动，禁止性交。因为当女性处于性高潮时，会有强烈的子宫收缩，这样会加大妊娠中断的危险。尤其对于年龄较大、有过流产史和有过先兆流产的孕妈妈来说，在孕早期的3个月里，要禁止性交，以保证胚胎顺利安全的生长发育。

为了孕育健康下一代，准父母都应主动克制性冲动，或采取其他方式交流夫妻感情。而且，进入妊娠第2个月，早孕反应会随之而来，孕妈妈越来越感觉到身体上的不适，这时准爸爸要理解、关怀、体贴孕妈妈，多给妻子安慰，密切关注妻子的一举一动。

要及时缓解妻子的心理不适

原本开朗、自信、有主见的女性，在怀孕后突然变得脆弱敏感，不是担心胎儿长不好，就是担心自己得病，常因一点小事对丈夫发脾气，弄得丈夫也不知所措。孕妈妈的这些情绪反应都是妊娠期间的心理不适引起的，准爸爸要了解孕妈妈的心理，有助于孕妈妈顺利地度过孕期。

孕3月（9～12周）是应注意的时期

▶▶ 孕妈妈身体的变化

子宫大小和拳头差不多

怀孕3个月了，孕妈妈的下腹部已有些微微隆起，但这样细微的变化可能从外表上还不太明显，用手触摸才会感觉到。

分泌物增加了

怀孕时受激素影响，新陈代谢会变得比较快，分泌物也就跟着增加，分泌物成乳白色黏稠状，不会有异味也不会觉得痒。阴道和外阴部血液供给量增加，使得外阴部颜色加深，呈深青紫色。

害喜症状更明显了

害喜是因人而异的一种怀孕现象，有人严重到连喝水都会觉得恶心想吐，有人则是胃口好得很，一点异常的症状都没有。另外，还有可能产生饮食口味上的改变，以前喜欢的东西现在觉得恶心，而原本不喜欢的食物却爱不释口。

尿频且易便秘

因为怀孕激素分泌的关系，血液会向骨盆的周围集中，会刺激到膀胱，同时子宫渐渐变大，对膀胱造成压迫，所以常常会出现想小便的感觉。另外，受到这些激素的影响，肠蠕动变得缓慢，很容易引起便秘。

▶▶ 胎儿的变化

胎儿长大了

身长7厘米，重14克。

胎儿有指纹了

在四肢发育方面，已经长出手指及脚趾，手指也已经有了指纹。胳膊肘和膝盖已发育完成，可以弯曲及伸展，也会握拳再打开。脖子及身体会有颤抖、抽筋的现象，会利用脖子的力量低头再抬头。

脑细胞基本发育完成

从怀孕的第2个月开始，脑细胞快速发育，到了怀孕第3个月结束时，脑细胞发育已大致完成。此时可以明显地看到胎儿四肢的发育，已经有了人的雏形。从现在开始，小胚胎就可以被称为胎儿了。

胎儿会游泳了

胎儿通过脐带来吸收养分，肾脏形成后将尿液排在羊水中。胎儿现在可以在羊水中游动了，尽管还不太灵活。

已经产生触觉

这个时期的胎儿手脚还无法自由活动，大部分都是利用身体的力量在羊水中自由自在地游泳。若是有东西碰触到皮肤会有感觉，但是不敏感。

▶▶▶ **孕3月饮食原则**

到了这个月，胎儿进入快速生长发育期，孕妈妈在这个月仍然要注意补充叶酸及其他维生素、矿物质、蛋白质、脂肪等营养素。蛋白质含量丰富的食物有瘦肉、肝、鸡、鱼、虾、奶、蛋、大豆及其豆制品，蛋白质的摄入量宜保持在每日80～100克。

现阶段的孕妈妈每天钙的补充量应在1000毫克左右。建议孕妈妈每天喝2袋牛奶，其中一袋应该在晚上睡前喝，这样可以维持半夜血钙正常，防止腿抽筋。

维生素A参与了胎儿发育的整个过程，对胎儿皮肤、胃肠道和肺部发育尤其重要。由于孕早期的3个月内，胎儿自己还不能储存维生素A，因此孕妈妈一定要及时补充足够的维生素A。建议孕妈妈多吃红薯、南瓜、菠菜、芒果等补充维生素A。

镁不仅对胎儿肌肉的健康至关重要，而且也有助于骨骼的正常发育。孕早期的3个月，如果镁摄入不足，会影响到胎儿以后的身高、体重和头围大小。孕妈妈可以多吃绿叶蔬菜、坚果、大豆、南瓜、甜瓜、香蕉、草莓、葵花子和全麦食品等，来保证镁的摄入。

孕妈妈每天需碘量应在175微克左右，最好食用加碘盐。碘是制造甲状腺素的主要原料，而甲状腺素是促进胎儿大脑、身体发育的重要原料。在这一时期孕妈妈应多食用含碘丰富的食品，如海带、紫菜、海蜇、蛤蜊等。

▶▶▶ **止吐和改善食欲的方法**

一般来说，第9～11周是妊娠反应最难受的时期，到了12周会逐渐减轻，一些孕

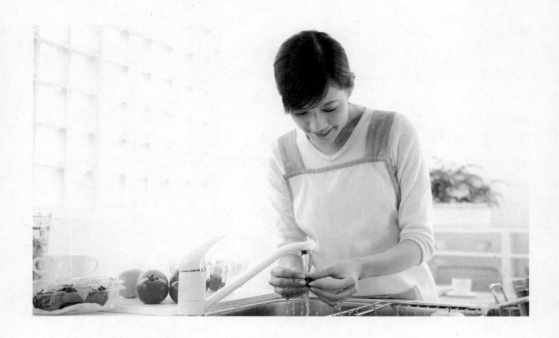

妈妈孕吐反应12周后才消失，也有一部分孕妈妈要持续到17、18周。所以，这个时期需要努力坚持，并在饮食上保证丰富的营养。

少量多餐

孕吐反应较重的孕妈妈，不必像常人那样强调饮食的规律性，更不可强制进食，进食的餐次、数量、种类及时间应根据孕妈妈的食欲和反应的轻重及时进行调整，采取少量多餐的办法，保证进食量。呕吐严重的孕妈妈，进食不要受时间限制，坚持在呕吐之间进食，并及时补水。为了减轻胃肠道负担，身上可以常备些体积小、水分少的小点心，如饼干、鸡蛋、烤馒头片等，随时补充热量。

饮食清淡，远离刺激

针对妊娠反应，膳食应以清淡为主，选择易消化、能增进食欲的食物。照顾孕妈妈的饮食习惯改变和嗜好，不要片面追求营养价值，待反应消失后再逐渐纠正。平时注意适当多吃蔬菜、水果、牛奶等富含维生素和矿物质的食物。为减轻呕吐症状，可进食面包干、馒头、饼干、鸡蛋等。还可吃些苹果，既可补充水分和维生素，又能调节电解质平衡，对孕妈妈十分有益。此外，远离刺激、辛辣、油腻的食物，躲开刺鼻气味，如烹调的油烟味，对缓解孕吐也有帮助。

充分休息

如果孕吐已经发生，孕妈妈可以通过深呼吸、听音乐、散步等方法放松心情，然后再继续进食。进食以后，最好休息半小时，可使呕吐症状减轻。

药物控制

如果反应较重，发生剧烈而持续性的呕吐，就要咨询医生是否需要服药。常用的止吐药是维生素B$_6$，但过量服用维生素B$_6$或服用时间过长，会使胎儿产生依赖性，宝宝出生后容易哭闹受惊，体重不增，甚至智力低下。所以，随着孕吐的减轻，应逐步过渡到平衡膳食。

/专家提示/ **止吐良方**

如果呕吐厉害，可试着在上腭贴片薄姜片。姜有健脾胃、止呕吐的作用，是天然、安全又有效的止吐药。

新鲜鲤鱼对孕吐也有良效，还能起到增加营养的作用，一举两得。

呕吐明显时，也可用手指按摩双侧内关穴（手前臂内侧中点，腕横纹上2寸）和足三里穴（小腿外侧，膝下3寸），每次持续做20～30秒，也会有一定疗效。

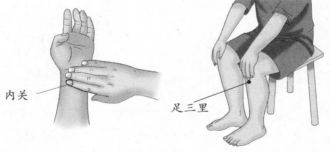

内关　　　足三里

▶▶▶ **注意保持水、电解质平衡**

妊娠反应期一般较短，由于早期胚胎形成时期营养素不需要增加很多，所以大多数情况下不会影响胎儿的发育，会很快度过。但是严重者呕吐频繁、剧烈，许多孕妈妈产生惧怕心理，水、米难进，甚至有些人嗅到一点儿异味，都可能引起妊娠反应。有的人不仅将胃内食物吐出，而且还将胆汁等吐出。由于频繁严重的呕吐可引起体内水、钠、钾等营养素丢失，电解质紊乱，容易出现酮体，一旦没有得到及时纠正和治疗，可导致水、电解质平衡失调和酮症酸中毒的产生，造成体内营养环境失衡，使母体的健康受到严重危害，胎儿的健康也难以得到足够的保障。

在这种情况下，孕妈妈要尽快看妇产科医生和营养医生，尽早控制症状，必要时采取肠内营养和肠外营养综合治疗，防止出现水、电解质紊乱和酮症酸中毒。

为了保持水、电解质的平衡，早孕呕吐期的营养补充要注意多饮水、多吃蔬菜和水果，以补充电解质。同时，还可配合随意膳食，做到什么时候能吃就吃，什么时候想吃就吃，吐了之后能吃还吃，尽可能采取经口摄食，有利于消化和吸收。在择食和摄食方面做到不偏食、不挑食，保证每日基本的热量供应，尽量摄取充足营养而且均衡合理地用膳，以保持内环境的营养平衡，保证母体健康。

▶▶▶ 积极补充水分

呕吐会造成水分的大量流失，因此孕妈妈要注意积极补充水分。白开水是补水的最佳选择，市售矿泉水也是不错的饮品，但纯净水最好不要多喝。对于一些市售的果汁饮料就更要慎重了。因为那些饮料中原果的含量很低（有的甚至没有），大部分的成分是糖，并添加了各种色素、香精，创造出相应的果味，最后再加上增稠剂、防腐剂。这样的饮料会使孕妈妈血糖升高，热量超标，引起食欲下降。如果爱喝果汁，最好是自己现榨现喝。含气的碳酸饮料同样对孕妈妈和胎儿没有好处，建议少喝或者不喝。

孕妈妈不要喝过凉的水，否则会刺激胃部，出现恶心、呕吐。另外，孕妈妈的饮水量也应有一定限度，水分摄入过多时，就无法及时排出，多余的水分就会滞留在体内，引起或加重水肿。一般来说，孕妈妈每天喝1~1.5升水为宜。

当然，这也不是绝对的，要根据不同季节、气候、地理位置以及孕妈妈的饮食等情况酌情增减，但每日不可超过2升。

▶▶▶ 缺钙的危害

影响骨骼发育

胎儿在骨骼快速生长的时期，如果钙的摄入不足，就会动用母体骨骼中的钙，使骨钙溶出，导致孕妈妈出现骨质疏松的状况。孕晚期还会引起腿抽筋等问题。

影响牙齿发育

牙齿的发育从胚胎第6周就开始了，乳牙的最早钙化发生在胚胎第13周左右。缺钙会影响将来宝宝牙齿的坚固性，更容易发生龋病（龋齿）。孕妈妈如果缺钙，自身的牙齿也会出现松动现象。

此外，钙还对维持神经活动、身体代谢、调节激素分泌、凝血等功能有重要作用，严重缺乏时，会影响胚胎各方面发育。

▶▶▶ 补钙食物的选择

选择钙含量高的食物

作为钙的食物来源，要考虑钙的含量与吸收率两个因素。乳类和乳制品钙含量高，而且含有乳糖、氨基酸、维生素D等有利于钙消化吸收的物质，是人类钙的最佳食物来源；水产品中小虾皮含钙量特别高；海带、芝麻酱等食物中也含有较多的钙；许多绿色蔬菜中钙的含量虽然高，但其利用率并不高。

调整膳食结构，增加食物中钙的吸收

钙的缺乏与饮食结构有一定的关系。如果植物性食物所占的比例过多，造成一些不利于钙吸收的因素，例如草酸、植酸、膳食纤维等过多，不利于食物中钙的消化吸收。所以，平衡的膳食对钙缺乏症的预防非常重要。

采用适当的烹调方法

合理的烹调方法可以从两个方面促进钙的吸收。

1.减少不利于钙吸收的因素。焯水是一种常用的原料加工处理方法，能减少蔬菜中草酸、植酸的含量，使钙的吸收率增加。为防止焯水时对其他营养素含量的影响，要注意焯水的用水量、温度及时间。

2.改变食物中钙的存在状态，即通过一定的烹调方法，使畜禽类骨骼和鱼刺、虾壳中结合状态的钙游离，增加钙的吸收。如在烹调带骨的猪肉时，用加醋的方法可以明显增加钙的溶出，使汤液中钙的含量明显增加。

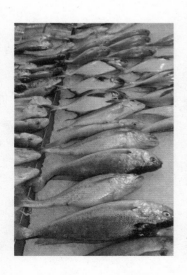

提高钙的吸收率

维生素D可以促进人体肠道对钙、磷的吸收和利用，并能维持细胞内外的钙浓度，是补钙时不可忽略的辅助因素。

经常晒太阳是人体获得充足有效的维生素D的最好来源。所以，孕妈妈一定要多到室外散步，晒晒太阳，一方面可以增加皮肤中维生素D的转化，减缓骨骼老化，另一方面可以改善不良情绪，使心情更愉快。

天然食物中维生素D的含量均较低，其中以海水鱼的肝脏含量最为丰富。禽畜肝脏及蛋黄、奶油相对较多，而蔬菜、谷物中几乎不含维生素D。

▶▶ 多吃海产品补碘

碘是人体中一种必需的微量元素。因为碘是合成甲状腺素的原料，缺碘可导致甲状腺素的合成和分泌减少，而甲状腺素又是人脑发育所必需的内分泌激素。人脑在形成时有两个发育、分化的旺盛期，也是最容易受损害的时期，一是胎龄10~18周，这是神经母细胞增殖、发育及分化、迁徙、形成脑组织的时期；二是出生前3个月至出生后2岁，即脑发育成熟的主要阶段。

这两个阶段都需要碘，最终合成甲状腺激素供应脑发育，若缺碘就会造成不同程度的智力损害，轻者会导致孩子的智力低下，重者导致呆傻，而且缺碘造成的智力损害是不可逆的。孕妈妈缺碘除可造成胎儿脑发育障碍外，胎儿出生后还可表现为明显的智力低下和精神运动障碍，如聋哑、偏瘫和身材矮小等典型表现的克汀病，重者可造成畸形、早产、流产、死胎及新生儿死亡。

由于孕前和孕早期对碘的需要相对较多，专家建议孕期碘的摄入量为每天150微克，孕早期要更多一些，为每天200微克。人体所需碘的80%~90%来自于食物，其次是饮水和盐。

除摄入碘盐外，专家还建议至少每周摄入一次富含碘的海产品，如海带、紫菜、海鱼、虾、贝类、海参、海蜇等。

▶▶ 多吃有助胎儿大脑发育的食物

大脑发育必需的营养素

人的聪明才智依靠学习和训练是绝对必要的，但与在胚胎期所形成的物质基础——大脑的结构也是密切相关的。大脑需要的主要营养素有：脂质、蛋白质、糖类、维生素（如维生素A、B族维生素、维生素E等）、矿物质（钙、磷等）。其中，脂质（即多不饱和脂肪酸）是第一成分，占60%；蛋白质占35%，虽不是脑的主要建筑材料，但它是大脑兴奋和抑制作用的机构单位，必须有它，大脑才能充分发挥记忆、思考等运动的能力；糖类为脑细胞活动提供热量；维生素和矿物质等在大脑中所占比例虽然不高，却是脑部发育的必需物质。

所有这些物质一半以上是母体自身不能制造的，而必须依靠膳食供给。所以，孕妈妈的营养对胎儿大脑结构健全与否、智力的优劣至关重要。

有助胎儿脑发育的最佳食物

　　粮谷类：小米、玉米等。

　　硬果类：核桃、芝麻、花生、松子仁、南瓜子、栗子、杏仁等。

　　蔬菜类：黄花菜、冬菇、香菇等。

　　水产品：深海鱼、海螺、牡蛎、虾、鱼子、虾子、海带、紫菜等。

　　禽、蛋类：鸭、鹌鹑、鸡蛋等。

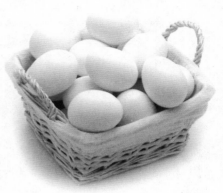

▶▶ 孕期便秘的防治

便秘的成因及危害

　　怀孕3个月之前和怀孕7个月之后，都是容易产生便秘的时期。

　　孕早期出现便秘的主要原因有：

　　1.由于早孕反应较重，呕吐造成脱水，而食欲不振引起人体补充水分不足。

　　2.孕激素的大量分泌引起胃功能下降，蠕动减慢。

　　3.大量进食高蛋白质、高热量食物，蔬菜摄入减少，膳食纤维缺乏。

　　4.担心流产，过度养胎，缺乏必要的活动。

　　孕晚期发生的便秘主要是由于子宫越来越大，压迫肠道，并使胃肠蠕动减慢，使粪便在大肠内停留时间延长，水分被吸收，导致大便干结，从而造成排便困难。另外，孕妈妈的身体已很笨重，活动量也减少了，这些也易引起便秘。

　　孕妈妈若经常便秘，人体排泄的废物在肠道内停留过久就会毒化身体内环境，成为致病的诱因。另外，排便时用力过大过猛，还会导致痔疮发作，并有流产或早产的危险。

缓解便秘的方法

　　晨起喝杯温开水。每天早晨空腹喝一杯温开水，给干燥了一夜的肠道一点清爽滋润，水分能充分调动胃肠的活动力，让处于睡眠状态的肠胃蠕动起来，可以预防和改善便秘。

　　不要吃燥热、辛辣的食物，要适量增加水分、纤维的摄取，多吃新鲜水果和蔬菜，如葡萄、桃子、梨、冬瓜、芹菜、红薯、韭菜、紫菜等。

　　吃有助促进胃肠蠕动以及含脂肪酸的食物，如蜂蜜、香蕉、核桃、松子仁、芝麻等，能促进肠道润滑，帮助排便。

每天坚持做适量的身体运动。适量的运动可以增强孕妈妈的腹肌收缩力，促进肠道蠕动，预防或减轻便秘。

养成规律的排便习惯，有便意时及时如厕。千万不要强忍，这样非常容易导致便秘发生。排便时要保持放松的心态，即使未排出也不要心情紧张，否则便秘会更加重。

做缩肛运动。每日早晚可做两次缩肛运动，每次30~40下，这样有利于增强盆底肌肉的力量和肛门周围的血液循环，有利于排便和预防痔疮。

按摩腹部。以肚脐为中心从右向左顺时针按摩也能起到促进肠道蠕动、缓解便秘的作用。需要注意按摩的是周围的肠道部位，要避免在腹部中间用力。有出血和肚子发胀情况时不要按摩。

谨慎服用泻药。泻药主要用于功能性便秘。一般情况下，孕妈妈尽量避免服用泻药，但若多日不排便或在排便困难的情况下，可选择适宜的泻药在医生指导下酌量服用。

▶▶▶ 怀孕早期美容需注意

孕妈妈的美容与服饰一样，应首先考虑到身体的健康，美观要放在第二位。不要因脸上出现褐色斑而用浓妆遮盖，这样会使皮肤腺体分泌受阻。要经常洗脸，保持脸部皮肤的清洁。为防止皮肤对化妆品过敏，孕期最好不用新的化妆品，而沿用已经习惯的产品。由于烫发药水中含有对胎儿有影响的毒性物质，所以孕早期不要烫发，发型则可以梳成短而易修整的式样。下面是一些怀孕期间化妆美容的注意要点。

每次妆容的清洗一定要彻底，防止色素沉着。

妆容不宜过重，特别是口红和粉底。

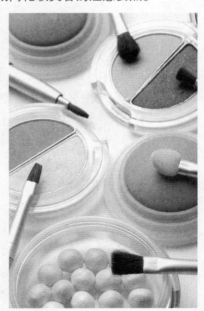

使用的化妆品避免含激素和铜、汞、铅等重金属，应选择品质好、有保证、成分单纯、以天然原料为主的、性质温和的产品。

所用化妆品要清洁，过期化妆品和别人的化妆品坚决不用。

不画眼线、眉毛，不绣红唇，不拔眉毛，改用修眉刀。

妊娠期间不要因为孕斑的产生而使用美白产品。

尽量不要涂抹口红，如有使用，喝水时进餐前应先抹去，防止有害物质通过口腔进入母体。

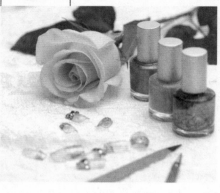
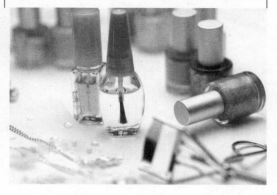

不涂指甲油。指甲油含有对人体有毒害作用的化学物质，容易随食物进入孕妈妈体内，并能通过胎盘和血液进入胎儿体内，影响胎儿健康。

▶▶▶ 孕妈妈不宜戴隐形眼镜

孕妈妈尽量避免戴隐形眼镜，否则引发角膜炎和结膜炎的可能性将比平时增大。医学专家建议孕妈妈，孕期若戴隐形眼镜应先到眼科检查，听取眼科医生的建议。有统计资料表明，约5%的孕妈妈不适宜戴隐形眼镜。

孕妈妈由于内分泌系统发生很大变化，角膜组织发生轻度水肿，使角膜的厚度增加。而隐形眼镜本身就会阻隔角膜接触空气，孕期如果继续戴隐形眼镜，将增加角膜缺氧，使角膜发生损伤引起敏感度下降。敏感度下降将带来视力减退、无故流泪等。

同时，孕妈妈的泪液分泌量也比平常减少，黏液成分增加，眼角膜弧度也会发生一些变化，容易造成角膜损伤，引发眼睛有异物感、摩擦感和眼睛干涩。

因此，建议孕妈妈最好暂时抛弃隐形眼镜，可改戴框架眼镜。

▶▶▶ 要记得办理《母子保健手册》

《母子保健手册》是孕妈妈和胎儿、婴儿的健康档案。以后每次产前检查，孕妈妈都要携带，并由医生将检查情况做详细记录。

《母子保健手册》包括孕妈妈和宝宝两部分，"孕妈妈部分"记录孕妈妈在妊娠各期的生理变化、胎儿在体内发育的情况、十月怀胎及分娩时应注意的事项；"宝宝部分"详细地记录7岁以内生长发育情况、各种预防接种时间，以及健康状况。准爸爸要及时陪护孕妈妈去妇幼保健院做检查并建立保健手册。

/专家提示/ **建立保健卡的好处多**

建立保健卡能够全面了解孕妈妈的妊娠过程和健康状况。对孕期并发症做到早预防、早发现，及早采取措施，以免病情发展，保障孕妈妈健康和胎儿正常发育。

▶▶▶ 孕期要注重乳房和乳头的保养

女性的身体从怀孕开始，就在为分娩做准备了。为了将来分泌乳汁和顺利哺乳，乳腺发达起来，乳房也胀大了。一般在孕20周以后会分泌少量的初乳。所以，从本月起，最好做一些乳房护理和乳头保养。

乳房护理

佩戴合适的胸罩。妊娠期乳房不断胀大，如果放任不管，会造成乳房组织松弛，乳房下垂，乳腺发育不正常。所以，孕期应佩戴合适的胸罩。但过于压迫乳头和乳房的胸罩会引起血液循环不良而不利于乳腺畅通。尤其是孕15周以后，可以选择孕妈妈专用的胸罩，能将乳房托起又不束缚，不但能保养乳房，还能减缓因乳房过重引起的疲劳和背痛的问题。

畅通乳管。现代女性由于长期戴紧绷的胸罩，乳腺受压、乳管不通的现象非常普遍。将来分泌的乳汁如果乳管不畅通而淤积在某处，引发乳腺炎的概率会大大增加。所以，为了保证将来奶水的畅通，从现在起就要开始促进乳管的通畅。其方法是：用热毛巾敷在乳房上，隔着毛巾轻轻按揉整个乳房。每天进行1次。

乳头的保养

一般初产妇的乳头比较娇弱，有不少还有扁平和内陷的问题，如果不在孕中期就开始保养和纠正，往往在将来喂奶时会乳头皲裂，甚至引发乳腺炎，给产妇增加不少痛苦，严重的因此给孩子断奶，实在是可惜。

乳头保养方法：洗完澡后或乳房周围擦洗干净后，在乳头上涂些凡士林或橄榄油，用拇指和食指轻轻摩擦、搓揉乳头，然后再扩大到乳晕周围。每天进行2次，每次做5分钟左右。注意，保养前应先检查一下指甲的长度，尖利的指甲一定要修圆。手一定要彻底洗净，指甲缝里也要清洁。

扁平和内陷乳头纠正法：先进行上述乳头保养按摩后，再用拇指和食指揪出乳头，停留1分钟。坚持每天数次。乳头不易揪出来时，可从外侧压迫乳晕周围的部分，这样就容易揪出了。

/专家提示/ **乳头保养需注意**

乳头的保养、纠正，以及畅通乳管的这些动作都可能会引起子宫的收缩，所以应在胎儿比较稳定的孕中期进行。对于有习惯性流产的孕妈妈或子宫收缩频繁时，这些方法要慎用。注意不要用肥皂洗乳头，以免破坏油脂保护膜，引起乳头的皲裂。

▶▶▶ 抚摸胎教：来回抚摸法

此方法可提前在妊娠3个月时进行。以后在胎儿发脾气胎动激烈时，以及在各种胎教方法之前都可应用。

准备：孕妈妈仰卧在床上，头不要垫得太高，全身放松，呼吸匀称，心平气和，面部呈微笑状，双手轻放在胎儿头上，也可将上身垫高，采取半仰姿势，不论采取什么姿势一定要感到舒适。

方法：用双手捧着胎儿，从上至下，从左至右，反复轻轻抚摸，心里可想象你的双手真的爱抚在可爱的小宝宝身上，有一种喜悦感和幸福感。深情地默想时轻轻说："小宝宝，妈妈真爱你！小宝宝快长大，长成一个聪明可爱的小宝宝。"

/专家提示/ **抚摸时动作要轻**

抚摸时动作宜轻，时间不宜过长。

抚摸胎教的妙处

每一个孩子都喜欢父母的爱抚，胎儿当然也不例外。小家伙喜欢隔着腹部，定时享受来自爸爸妈妈的爱抚。抚摸胎教有多种方法，一般从孕3个月开始实施，以后随着胎儿的发育，抚摸方法也有所差异。一般说来，进行抚摸胎教有以下几点好处。

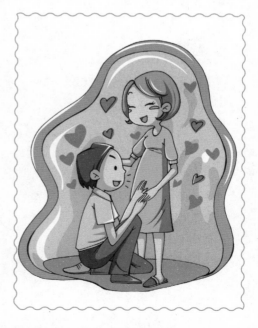

可以锻炼胎儿皮肤的触觉，并通过触觉神经感受体外的刺激，从而促进胎儿大脑细胞的发育，加快智力发展。

能激发胎儿活动的积极性，促进运动神经的发育。经常受到抚摸的胎儿，对外界环境的反应也比较机敏，出生后翻身、抓握、爬行、坐立、行走等大运动发育都能明显提前。

能加深准爸妈感情交流。进行抚摸胎教的过程中，不仅能让胎儿感受到父母的关爱，还能使孕妈妈身心放松、精神愉快，加深了一家人的感情交流和联系。

▶▶▶ 偶尔享受一下"音乐浴"

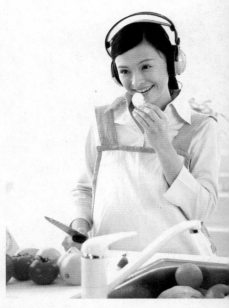

"音乐浴"胎教是把音乐、静坐融为一体，使孕妈妈整个身心沐浴在音乐中，保持愉悦的心情，刺激细胞的新陈代谢，促使体内分泌有益健康的激素、酶等物质，从而改善胎盘供血状况。

"音乐浴"对解除孕妈妈疲乏、心胸郁闷、头昏、头痛有立竿见影的效果，对治病强身也有一定功效。最重要的是可以帮助胎儿大脑的优化发育，更有利于联系胎儿和母亲的亲子情意。

进行"音乐浴"时，孕妈妈可以舒适地躺在床上、沙发或躺椅上，如果是坐着可以将双脚底下垫一个小板凳，两手自然地放在双腿旁边，一定要采用自己最舒适的姿势，然后全身放松，闭上双眼。音乐以自己喜爱的为主，节奏较明快为好，太快太慢都影响效果。欣赏音乐之前，要告诉胎儿："宝宝，我们要一起听音乐了！"然后放松身体的肌肉，保持心情的舒畅，对胎儿加以深切的期望并倾注全部的爱。

随着音乐的节奏，孕妈妈要全身放松，首先感受音乐如波浪般一次一次有节奏地向你冲过来，冲走了疲倦，大脑感觉非常轻松，全身的血液正随着欢快的音乐有节奏地流动（时间控制在4分钟或以一首曲子为限），然后想象音乐如温暖的泉水，从头顶缓缓地往下流动，血液也在从头到脚有节奏地流动（时间为6分钟或者以一首曲子为限）。最后睁开眼睛，随着音乐的节奏，手、脚有节奏地摆动（时间为3分钟或稍长）。

当音乐停止以后，孕妈妈可以起身走动走动，享受完"音乐浴"，通常感到头脑非常清醒，身体变得轻快。

/专家提示/ **孕妈妈"音乐浴"时间不宜太长**

孕妈妈在进行"音乐浴"时，时间不要太长，一般5~15分钟就可以了，孕妈妈不宜戴耳机听音乐。音响不要离太近，音量要控制在孕妈妈感觉舒适为宜，一般在45~55分贝，音乐连续播放10分钟左右为宜。

▶▶▶ 与胎儿多说话

孕妈妈要时刻牢记胎儿的存在，并经常与他对话，这是一项十分重要的行为。说些什么呢？你可告诉胎儿一天的生活。从早晨醒来到晚上睡觉，你或你的家人做了什么？想了些什么？有什么感想？这些都可以说给胎儿听。

早晨起来，可先向胎儿描述天气情况，是阳光洒满大地，是风雨飘摇，是白雪皑皑，还是春光明媚、秋高气爽……甚至温度的高低等都可说给胎儿听。

去洗脸间也可描述那里的一切，"爸爸为什么刮胡子，妈妈为什么化妆，肥皂为什么起泡沫……"一个小小的洗脸间可让你每天有讲不完的话题。

将穿衣时的衣着打扮告诉胎儿，今天穿的衣服是什么样式，什么颜色的，什么布料做的。接着在镜子里将自己视觉化，把这些信息传递给腹中的胎儿。把头脑中想象的及实际情况都用语言表达出来。在把思考转变为语言的过程中，你的思维与印象变得更加鲜明，胎儿就会逐渐地接收这些信息。

▶▶▶ 童话胎教：给胎儿讲童话故事

如果希望胎儿通过与妈妈的情感沟通逐渐成为情感丰富的宝宝，那就应该采取童话胎教。从胎儿的听觉还未开始发育的孕早期起着手准备童话胎教，到怀孕中期积极实施，怀孕后期更深入地推进，使宝宝受到持续的良好刺激，就会变得一天比一天聪明。

读童话的时间以每天持续30分钟左右为宜，要选择安静的环境，确保内心处于平静状态。如果坚持每天在固定的时间阅读童话，会使即将出生的胎儿养成有规律的生活习惯。孕早期最好选择绘图较多，能够激发孕妈妈想象力的童话书。在内容上，适宜选择充满爱、幸福、勇气和智慧的美丽故事。孕妈妈通过阅读童话向胎儿传递"这个世界值得去体验"的信息。此时胎儿无法听到妈妈的声音，因此孕妈妈不要刻意认为这是在为胎儿念童话，就当做是为自己念童话吧。不论是对胎儿还是对孕妈妈，都是获益匪浅的（本书后附录5中收集了一些胎教小故事，供参阅）。

▶▶▶ 美育胎教：美丽融入生活中

我们生活的这个世界里到处充满了各种各样的美，人们通过看、听体会享受着这美的一切。对胎儿进行美育的培养需要通过孕妈妈将感受到的美通过神经传导传递给胎儿。美育胎教也是胎教学的一个组成部分，它主要包括音乐美育、形体美育、自然美育。

　　对胎儿进行音乐的培养可以通过心理作用和生理作用这两种途径来实现。

　　形体美育主要指孕妈妈本人的气质。首先孕妈妈要有良好的道德修养和高雅的情趣，知识广博，举止文雅，具有内在美。其次是颜色明快、合适得体的孕妈妈装束，一头干净、利索的短发，再加上面部恰到好处的淡妆，更显得精神焕发。

　　自然美育要求孕妈妈多到大自然中欣赏美丽的景色，可以促进胎儿大脑细胞和神经的发育。

▶▶▶ 合格准爸爸必修课

帮助妻子缓解头晕眼花

　　孕妈妈出现头晕、眼花等不适，在怀孕的不同时期可由不同原因引起。在怀孕早期，妻子出现头晕目眩，大多是妊娠反应较严重所引起。

　　到了怀孕中期，由于胎儿一天天长大，子宫的循环血量增多，导致脑血液相对减少，脑组织供血不足。如果妻子原本有低血压，就可能会出现头晕、眼花、目眩等不适。不过，这些不适经过卧床休息即可得到缓解。如果妻子在怀孕晚期出现头晕、眼花等不适，有可能是一种异常现象，准爸爸要充分注意，切不可忽视。

　　如果仅是妊娠反应或低血压引起的，要卧床好好休息；站起来或变换身体姿势时，注意动作缓慢一些，这样就可以避免不适发生。

　　如果在孕晚期出现头晕、眼花症状，除了让妻子充分休息外，应赶快带妻子到医生那里检查，观察有无贫血、高血压或妊娠高血压综合征，以免引起不良结果。

学会给妻子按摩

　　妻子怀孕后，由于内分泌的变化，情绪波动很大，容易出现紧张、焦虑不安的心情，所以做丈夫的要更关心和体贴妻子，既然无法分担怀孕分娩的辛苦，准爸爸就要力所能及地为孕妈妈减少痛苦，获得轻松。准爸爸学会给妻子按摩既能促进血液循环，减少不适的感觉，也能让孕妈妈和胎儿感受到浓浓的关爱。

　　下面就介绍一套头部按摩的手法，同时告诉准爸爸一些按摩注意事项。

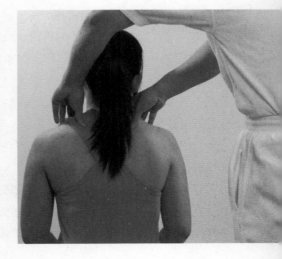

双手放在孕妈妈的头部两侧轻压一会儿，以帮助松弛，然后用手指轻揉整个头部；双手轻按前额中央位置，然后向两侧轻扫至太阳穴；轻轻按压眼部周围；双手放在孕妈妈的下巴中央，然后向上扫至太阳穴；将食指及中指沿着孕妈妈的下耳部四周前后轻按。

/专家提示/ **按摩注意事项**

如果在睡前进行按摩，可以帮助孕妈妈松弛神经、改善睡眠；按摩时间长短应根据孕妈妈的需要，一般每个部位按摩10分钟左右即可；按摩位置没有特别要求，只要舒适即可；在按摩的同时，如果使用婴儿油或无害精油，效果更好；在按摩前，准爸爸要彻底清洗双手。

不能无视妻子的呕吐

在怀孕早期，妻子出现恶心、呕吐等早孕反应，固然是正常的生理现象，但如果一直剧烈呕吐，准爸爸可就要当心了。

因为，孕妈妈严重地呕吐，会引起身体失水等而导致电解质紊乱。而且，长期饥饿会使身体动用脂肪组织供给能量，造成体内酮体积聚，引起饥饿性酸中毒。不仅会影响妻子的健康，甚至造成胎儿在子宫内生长发育不良。

另外，孕妈妈剧吐也要警惕是否因葡萄胎引起。葡萄胎会使血液中的人绒毛膜促性腺激素水平显著增高，从而引起剧吐。

妻子出现剧烈的呕吐时，准爸爸一定要及早带她去医院进行治疗。

为妻子多选择番茄、杨梅、石榴、樱桃、葡萄、橘子、苹果等新鲜的菜果，它们不但味道酸甜，可以帮助打开妻子的胃口，让孕妈妈尽可能吃一点东西，而且营养也很丰富。

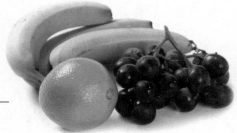

请中医为妻子选用一些食疗方，不仅有助于减轻妊娠呕吐，让妻子尽量精神愉快一些，而且还可以补充营养。

尽可能让妻子多休息

妻子怀孕后，准爸爸应尽可能地多做点家务，尤其是当妻子有妊娠反应，感觉不适时，更要多干些家务活儿，如洗衣、做饭、买菜、照顾家中老人等。在妻子去医院做检查时，准爸爸最好陪着去，在医院里帮着挂号，拿拿化验单，在路上要注意安全。

Part 3
孕中期——
胎儿开始淘气了

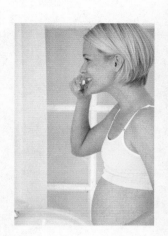

度过孕前的三个月后，美丽的孕妈妈开始要展现迷人的"孕味"了。孕中期相对是较安全时期。这个时候准爸爸要花时间来陪陪准妈妈多进行一些户外活动。

省时阅读

　　孕中期胎儿、孕妈妈会有哪些身体变化？此时应如何做好安胎、养胎和胎教工作呢？合格准爸爸应该做些什么呢？这些内容在本章中都有详细的讲述。

　　这一时期孕妈妈对营养的需要量越来越大，身体也越来越笨重，针对这些生理特点，本章就如何科学饮食、日常起居上要注意些什么、该怎样进行运动等问题都给予了详细指导。

　　此外，还针对此时期易出现的不适及疾病提出了应对措施及注意事项，帮你更顺利地度过孕期。

　　此时期抚摸胎教、语言胎教、行为胎教、音乐胎教、光照胎教等都可以有序地实施了，孕妈妈可要抓住这一关键时期，适时适度地开展胎教，促进胎儿大脑更好地发育。

孕4月（13～16周）美妙的孕中期

▶▶▶ 孕妈妈身体的变化

流产危机基本消除

孕妈妈的体温开始变高，而阴道内的酸度降低，容易感染细菌，要注意保持清洁。供给宝宝血液、氧气和营养素的胎盘已经发育完善，且孕妈妈与胎儿之间已有脐带连接，所以流产危险降低了。

早孕症状慢慢消失

怀孕第4个月的孕妈妈子宫会渐渐变大，从外表已经可以看出下腹部的突出。此时子宫上升到骨盆上方，对膀胱的压迫减少。不过，因为支撑子宫的韧带被拉长，孕妈妈会时常觉得腰酸。此阶段胃口开始变好，之前的胃肠不舒服、恶心等症状已逐渐缓和。此时，孕妈妈要开始做好孕期的体重控制。另外，可能会出现贫血、牙龈出血等状况。

▶▶▶ 胎儿的变化

胎儿长大了

身长约10厘米，重约100克。

胎儿会打嗝了

胎儿这时在子宫里已经开始打嗝了，这是呼吸的先兆。

多数器官已经形成

孕13周左右，胎儿的内脏和手脚等器官已经形成，头的大小类似乒乓球，面孔已出现胎毛，性器官在这阶段也开始明显。胎儿在这阶段已经开始能在羊水中旋转，通过超声波能确认其手脚的活动状况。

吸吮反射开始发展

从孕4个月起，胎儿已具备吸吮的反射功能，因此通过超声波就能看到胎儿吸手指头的可爱模样。

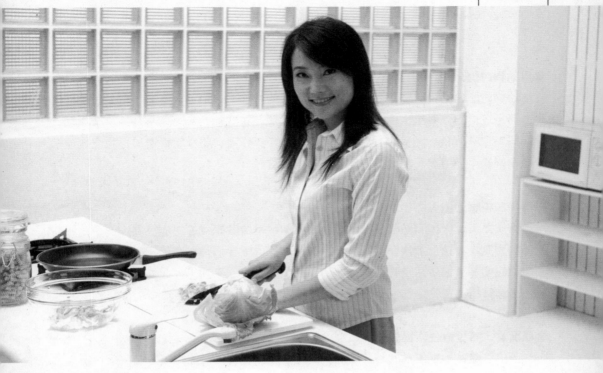

条件反射能力增强了

这时如果孕妈妈用手轻轻在腹部碰触，胎儿就会蠕动起来，但你仍然感觉不到胎儿的动作。胎儿的神经元迅速地增多，神经突触形成，胎儿的条件反射能力加强，手指开始能与手掌握紧，脚趾与脚底也可以弯曲，眼睑仍然紧紧地闭合。

▶▶▶ 孕4月饮食原则

增加主食摄入

孕中期胎儿迅速生长以及母体组织的生长需要大量热量，这均需由摄入主食予以满足。有些孕妈妈错误地认为孕中期改善膳食结构主要是多摄入鱼、肉等动物性食品。实际上，动物性食品并非经济和有效的热量供给食品。摄入过量动物性食品供给热量不仅浪费，还会加重母体的负担。因此，孕中期充足的主食摄入对保证热量供给、节省蛋白质，保障胎儿生长和母体组织增长有着重要的作用。

增加动物性食品

动物性食品所提供的优质蛋白质是胎儿生长和孕妈妈组织增长的物质基础。豆类以及豆制品所提供的蛋白质质量与动物性食品相仿，但动物性食品提供的蛋白质应占总蛋白质量的1/3以上。

食用动物内脏

动物内脏包括肾、肝、心、肚等，以肝脏为最佳，它们不仅含有丰富的优质蛋白质，而且还含有某些维生素和无机盐，这些物质正是其他食品所含不足的。孕中期，孕妈妈对血红素铁、核黄素、叶酸、维生素A等营养素需要量明显增加，为此建议孕中期孕妈妈至少每周一次选食一定量的动物内脏。

适当增加植物油摄入

脂质尤其是必需脂肪酸是细胞膜及中枢神经系统髓鞘化的物质基础。孕中期胎儿机体和大脑发育速度加快，对脂质及必需脂肪酸的需要增加，必须及时补充。因此，孕中期应增加烹调所用植物油的量，即豆油、花生油、菜油等。此外，孕中期的孕妈妈还可选择摄入些花生仁、核桃仁、葵花子仁、芝麻等油脂含量较高的食物。

合理烹调，减少维生素损失

孕中期对各种维生素的需要增加，因此在选择食物时应注意选择维生素含量丰富的食品，但应避免烹调加工不合理而造成的维生素的损失。

／专家提示／ **摄取动物肝脏应适量**

动物肝脏含有丰富的铁、锌等微量元素和维生素等，食用后，能有效补充人体对这些物质的需求，但肝脏也不能无所顾忌地吃。这是因为动物肝脏是动物体内解毒的重要器官，一旦不安全食物被动物食用后，都要靠肝脏来代谢，一些农药、重金属等有害物质就会沉积在肝脏里。另外，动物肝脏过量食用，很容易造成维生素A和维生素D中毒。所以，孕妈妈最好一周吃两次，每次控制在25克左右为宜。

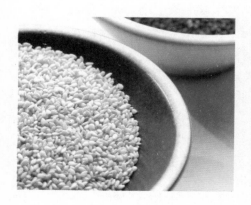

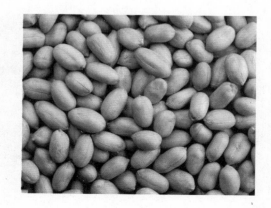

▶▶▶ 控制饮食的质与量

孕早期食欲不振，而孕中期的孕妈妈一定会对自己的胃口感到吃惊，但是吃得多并不意味着摄取营养全面，有可能你和胎儿需要的某些营养素依然缺乏。常见一些孕妈妈孕期体重猛增，而生出的胎儿却十分瘦小，这是因为营养不均衡造成的。过量饮食会增加分娩时的困难，同时增加孕妈妈的身体负荷，容易出现高血压、糖尿病等症状。因此，进食要注意科学均衡的营养搭配。

每日各种营养素的供给要均衡，保持适当的比例，既不要过多，也不可过少。

不能挑食和偏食，食物要多样化，否则容易造成母婴的营养不良。

避免暴饮暴食，千万不要为了胎儿而刻意多吃一份，不要相信所谓的饭量"1+1"。

增加蔬菜、水果的摄入量，这样可以预防便秘的发生。

一次不要吃得过饱，如果有饥饿感，可以采取少食多餐的方式，以保证饭后血糖不会飙升。但也不要为了控制体重而有意节食挨饿，这样同样会血糖不稳定，产生低血糖。如果体重增长过快，可适当减少高热量食物，多吃些新鲜蔬菜。此外，多运动是控制体重的重要方法。

吃饭时要细嚼慢咽，这样有利于营养物质的吸收，也能有效控制食量。

/专家提示/ **少食多餐**

孕中期孕妈妈食欲大振，每餐摄食量可有所增加。但随着妊娠进展，子宫进入腹腔可能挤压胃，孕妈妈每餐后易出现胃部饱胀感。对此孕妈妈适当减少每餐摄入量，以舒适为度，同时增加餐饮，最好是每日进食4～5餐。

▶▶▶ 补铁防贫血

铁元素是人体造血原料之一，孕早期良好的铁营养是成功妊娠的必要条件。妊娠后期，血红蛋白需增加20%，如果不从怀孕早期就开始贮备铁，到了怀孕中晚期，就很容易发生妊娠贫血的问题。孕妈妈轻度贫血，对妊娠、分娩没有太大影响，但重度贫血，孕妈妈会出现头晕、心慌、气短、乏力等症状。还可能导致早产，也有可能会使胎儿宫内缺氧，生长发育迟缓，甚至造成婴儿出生后贫血及智力发育障碍。因此，补铁防贫血事关母婴健康，不可小视。

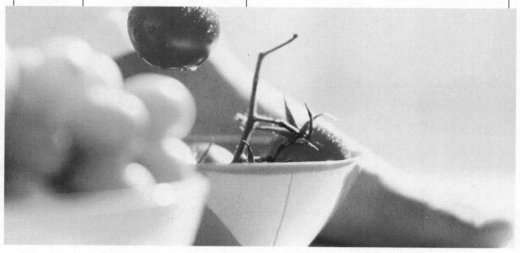

　　动物肝脏、各种瘦肉、蛋黄、全血、肾脏、鱼类、木耳、海带、紫菜、豆类均含铁量较高；芹菜、金针菜、苜蓿、荠菜、胡萝卜缨、苋菜、雪里红等蔬菜含铁量较高，但吸收较差。如果孕妈妈缺铁严重，也可在医生指导下服用铁剂。

┌─ /专家提示/ **新鲜酸味水果有助铁吸收** ─────────────────────────

　　还原型维生素C可以使蔬菜、水果等含"三价"铁的食物，在一定条件下还原成"二价"铁，变成易于人体吸收的形式。而新鲜酸味水果中广泛存在还原型维生素C，所以孕妈妈要多食用新鲜酸味水果。
└──

▶▶▶ 不可缺少的维生素

　　维生素是维持人体生命的必需物质，虽然需要量不大，可是一旦缺乏，往往造成身体各项代谢功能的障碍，导致疾病的发生。胎儿的发育生长同样需要各种维生素的支撑，所以孕妈妈们为了宝宝的成长和自身健康，要在饮食中注意摄取不同的维生素。

　　维生素分为脂溶性和水溶性两种。

脂溶性维生素

　　维生素A：对胎儿皮肤黏膜的完整性、胎儿出生后的视力发育等都发挥着很大作用。缺乏时易引起夜盲症、干眼病、皮肤黏膜角质化。含维生素A多的食物有：动物肝脏、牛奶、奶油和乳制品、禽蛋、胡萝卜、菠菜、青椒、韭菜、豌豆苗。

　　维生素D：有助于钙质的吸收，以强化胎儿骨骼及牙齿的发育，特别是处于孕晚期的孕妈妈更应该适量摄取。维生素D可由人体自行制造，通过晒太阳（吸收阳光）的过程，经由皮肤合成。而食物也是维生素D的另一个来源，如动物内脏、海鲜类等。

维生素E：怀孕过程中，如果母体中的维生素E不足，容易造成胎儿出生后发生溶血性贫血的问题。维生素E存在于各种可榨油的食物中，如花生、芝麻等，在小麦、谷类、蛋黄、乳制品中的含量也相当丰富。

维生素K：能促进血液凝固。缺乏时易造成新生儿颅内出血、胎儿发育迟缓、死胎等。主要的食物来源有：紫菜、鱼子、蛋黄、菠菜、瘦肉、西蓝花、栗子。

/专家提示/ **烹饪含脂溶性维生素食物时要适当加油**

脂溶性维生素可以溶于油脂，但不溶于水，一般性质也比较稳定。所以，在烹调时要注意，想要吸收食物中的这些维生素，就要加油烹调，使它更容易被人体吸收。

水溶性维生素

水溶性维生素可以溶于水，主要的有维生素C和B族维生素。

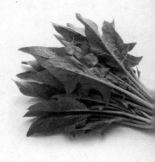

维生素C：与血液再生、凝固有关，可促进人体对铁和叶酸的吸收利用，对胎儿骨骼、造血系统、免疫系统的健全有促进作用。如果孕期缺乏维生素C，容易引起胎儿发育不良、分娩时出血以及牙龈出血等，患坏血病的概率增加。维生素C在新鲜蔬菜、水果中含量较多，如青菜、韭菜、菠菜、青椒、番茄、菜花、鲜枣、柑橘、柠檬等。

维生素B$_1$：主要是参与热量及营养代谢，缺乏时会引起心脏功能失调及胎儿先天性脚气病。维生素B$_1$多分布于动物内脏（肝、肾）、瘦猪肉、未精细加工的粮食、豆类、干果及坚果中。全粒谷物含维生素B$_1$较多，因而吃粗制的糙米和带麸皮的面粉，能摄入较多的维生素B$_1$。

维生素B$_2$：与抗氧化和热量生成有关。缺乏时会使母婴发生眼睛、皮肤、口腔等部位的病变，而且会干扰铁在体内的吸收和贮存，造成缺铁性贫血，导致胎儿生长迟缓、骨骼畸形。维生素B$_2$含量高的食物有：动物内脏（肝、肾）、蛋类、牛奶及奶制品、肉类、鱼类、豆类和新鲜的绿叶蔬菜。

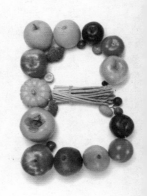

烟酸（维生素PP）：参与脂肪、蛋白质和DNA合成，并有调节血脂的作用。其含量较高的食物有动物内脏、瘦畜肉、鱼、坚果等。

维生素B$_6$：在体内主要参与氨基酸、糖原、脂肪及核酸的代谢。缺乏时容易引起胎儿神经系统病变及免疫功能缺失。维生素B$_6$含量较高的食物为白色肉类（如鸡和鱼）、动物肝脏、蛋、谷类、豆类，一些水果和蔬菜中也有一定含量。

叶酸（维生素B$_{11}$）：本书第11页已有详细介绍。

维生素B$_{12}$：主要参与体内的生化反应、蛋氨酸的合成以及脂肪酸代谢，此外，维生素B$_{12}$对红细胞的成熟起着重要的作用。主要食物来源是肉类及其制品、动物内脏、鱼类、禽类、贝类、豆腐乳及蛋类。

/专家提示/ **不宜只吃精米白面**

粮食加工的精度越高，烹调时淘米过度、加碱煮沸等，都会使大量的B族维生素损失或破坏，影响人体的吸收和利用。所以，饮食中不可只是精米白面，适当吃些粗粮很有好处。

▶▶ 孕期怎样补锌

怀孕期间，孕妈妈对各种矿物质、微量元素的需求量增多，其中，对锌的需求也在增加。因此，应注重锌的补充。

锌的作用

锌是人体必需的微量元素，它直接参与人体的细胞生物代谢，锌在生命活动过程中起着转运物质和交换热量的作用。

锌摄入不足的危害

孕妈妈如不能摄入足够的锌，可导致胎儿脑细胞分化异常，脑细胞总数减少；新生儿出生体重低下，甚至出现发育畸形。同时，血锌水平还可影响到孕妈妈子宫的收缩。血锌水平正常，子宫收缩有力；反之，子宫收缩无力。因此，孕妈妈应注意锌的补充，使体内有一定量的锌储备，以保证胎儿的正常发育。

锌的食物来源

富含锌的食物有：肉类中的猪肾、猪肝、牛肉、羊肉等；海产品中的紫菜、鱼、虾皮、牡蛎、蛤蜊等；豆类食物中的绿豆、黄豆、蚕豆等；另外，花生、芝麻酱、栗子、核桃、蘑菇、卷心菜、苹果中含量也很丰富。牡蛎含锌量最高，平均每百克含锌100毫克，可以称得上是锌元素宝库。

锌摄入量

　　正常人每日需从饮食中补充12～16毫克的锌，孕妈妈每日需要补锌20毫克。补锌的最佳途径是食补。严重缺锌者可在医生指导下，服用葡萄糖酸锌或硫酸锌制剂。

┌─ /专家提示/ **多摄取动物性食物中的锌** ─────────────────────
　　孕妈妈宜多采用动物性食物中的锌。因为植物性食物中的植物酸和食物纤维可抑制对锌吸收。
└───

▶▶▶ **孕吐减轻，适当活动**

　　一过12周，多数孕妈妈会明显感到身体舒适多了，孕吐等早孕反应的症状基本消失（还有部分孕妈妈大约要到17周早孕反应才能基本消失），胎儿逐渐进入了一个平稳、迅速成长的时期。虽然现在孕妈妈流产的机会大大减少了，但是有过流产史的孕妈妈依然要注意。不过，对于大多数健康的孕妈妈来讲，已经不必太过于担心，因为这时候胎盘已经发育完善，且孕妈妈与胎儿之间已有脐带连接，胎儿已经越来越结实了。

　　为了将来顺利地分娩，促进产后的恢复，以及缓解容易困扰孕妈妈的便秘、血液循环不良等问题，在这个时期必须要有适当的活动。此时的肚子还不大，体型也不笨

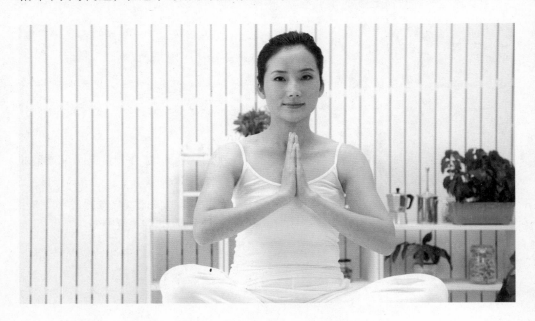

重，活动还是比较方便的。比如，每天让丈夫陪着一起散散步，这是最安全的活动。清新的空气还能带来轻松愉快的心情。此外，学习一些简单的孕期体操不仅可以增强体力，对缓解身体不适、安全生产、调整情绪也是有益的。

安全的孕期体操

孕期体操可以防止孕期由于体重的增加和重心的变化等引起肌肉疲劳以及身体功能降低，减轻腿部疲劳和腰部的沉重感。此外，还可以松弛腰部和骨盆的肌肉，锻炼和分娩有直接关系的关节和肌肉，为顺利分娩做好准备。在精神上还能增强孕妈妈的自信心，消除紧张感。

挺腹运动

目的：该运动除了松弛骨盆和腰部关节外，还可使产道口肌肉柔软，并强健下腹部肌肉。每天做10次。

方法：仰卧在床上，屈腿，腹部呈弓形向上凸起，默数10下，恢复原位。

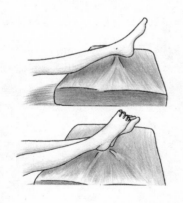

转脚运动

目的：通过脚尖和踝骨关节的柔软活动，能有效地改善下肢血液循环。此动作每天做5分钟。

方法：坐在椅子上，一条腿搭在另一条腿上，脚尖慢慢地上下活动或划圈，然后换另一条腿重复。

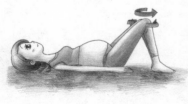

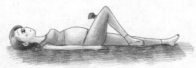

摆膝运动

目的：此运动可以加强骨盆关节和腰部肌肉的柔软性，每天做10次。

方法：1.仰卧床上，屈腿，双膝并拢带动大小腿向一侧倾倒，然后换另一侧。

2.仍然仰卧，左腿伸直，右腿屈，右膝向左腿倾倒。然后再换腿重复。

腰背运动

目的：这个动作可以缓解腰背肌肉的疲劳和酸痛，锻炼骨盆。每天做10次。

方法：1. 跪在床上，低头趴下，弓起后背。

2. 抬头挺腰，使后背平直。

3. 上身向前方慢慢移动，头翘起，腰下弯，保持重心前移。如下图：

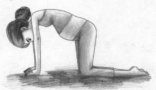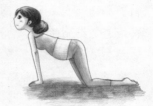

▶▶▶ 牙龈出血的应对方法

牙齿出血是孕妈妈的常见症状，这是由于女性怀孕后，体内雌激素和孕激素增多，使牙龈毛细血管扩张、扭曲、弹性减弱，以致循环淤滞及血管壁渗透性增加，出现牙龈水肿、脆软，牙龈之间的龈乳头更明显，呈紫红色突起，轻轻一碰，就会出血，医学上称为"妊娠期牙龈炎"。

应对方法

1. 保证充足的营养。妊娠期妈妈比平时更需要营养物质，以维护自己包括口腔组织在内的全身健康。

2. 多食富于维生素C的新鲜水果和蔬菜，如番茄、青椒等，或口服维生素C片剂，以降低毛细血管的通透性。

3. 挑选质软、易于消化的食物，以减轻牙龈负担，避免损伤。

4. 定期进行口腔检查，去除牙石。

5. 每天按摩牙龈3次，以促进局部血液循环，增强局部抵抗力。

6. 勤刷牙、勤漱口。每次进食后都用软毛牙刷刷牙，刷时注意顺牙缝刷，尽量不碰伤牙龈，不让食物碎屑嵌留。因为食物残渣经发酵产酸，有利于细菌生长，会破坏牙龈上皮，加剧牙龈炎症状。

▶▶▶ 注意防治阴道感染

怀孕期间由于孕妈妈骨盆腔和阴道血管扩张及充血、雌激素增加、阴道内的环境发生变化，子宫颈腺体会因而受到刺激，从而导致下体分泌物增多，这是正常现象。不过，如果除了分泌物增加以外，还出现分泌物颜色改变且有恶臭味、外阴瘙痒且有灼热感，就有可能是细菌或真菌感染了。

防治阴道感染的要点

保持环境和用品的清洁卫生。孕妈妈应确定洗手间、贴身用品如毛巾的清洁卫生，以减少感染机会。

多喝水。多喝水可以稀释尿液中细菌的浓度，也能达到适时排尿的效果，减少细菌停留在膀胱内的时间，避免造成感染。

营养均衡。孕妈妈自己要保持良好的饮食习惯，吸收足够营养，增强身体的抵抗力，才能避免细菌感染。

避免憋尿。膀胱黏膜原本有抵抗细菌的作用，而憋尿会造成膀胱黏膜缺血，使其抵抗力降低，此时细菌容易乘虚而入，引起膀胱发炎。因此，要避免憋尿以减少细菌侵入。

及时就诊。当发现可能的感染症状时，如外阴瘙痒、分泌物颜色改变且有异味，必须及早就医，以免造成更严重的感染。

孕中期的"幸福"生活

怀孕的最初3个月内因为胎盘还没有完全形成，胎儿处于不稳定状态，最容易引起流产，所以不宜性交。怀孕4个月后，胎盘发育基本完成，流产的危险性也相应降低了，适度的性生活可带来身心的愉悦，但还是不能和非孕时完全相同。

在次数和体位上都要控制

孕中期的性生活每周1~2次为宜。性交前孕妈妈要排尽尿液，清洁外阴；丈夫要清洗外生殖器，选择不压迫孕妈妈腹部的性交姿势。主张动作轻柔，插入不宜过深，频率不宜太快，每次性交时间以不超过10分钟为度。性交结束后孕妈妈应立即排尿，并洗净外阴，以防引起上行性泌尿系统感染和宫腔内感染。

以精液不入阴道为好

在孕期里过性生活，最好使用避孕套或体外排精，以精液不入阴道为好。因为精液中的前列腺素被阴道黏膜吸收后，可促使怀孕后的子宫发生强烈收缩，不仅会引起孕妈妈腹痛，还易导致流产、早产。

避免性生活的特殊情况

如果性生活后有腹痛或阴道出血等情况，有流产或早产可能，应及时就医。

有多次流产史或早产史的孕妈妈应注意尽量减少性生活，以免再次发生流产或早产。

有前置胎盘等产科原因，医生也会告知孕妈妈不要进行性生活。

/专家提示/ **让孕妈妈更舒适的方法**

提醒准爸爸，性爱前多做些爱抚，尤其不要忘了对腹部的爱抚。

准备一些软垫，在采取不同体位的时候，有了它们就会更方便。

孕妈妈可以选择在充足的睡眠之后做爱，比如清晨，充足的体力和精力是达到性高潮的最好保证。

▶▶▶ 防治妊娠糖尿病

什么是妊娠糖尿病

妊娠糖尿病指在孕期发生或首次发现的糖尿病，产后大多数恢复正常，但也有部分患者若干年后发展为糖尿病。

如果检查结果只是"糖耐量异常"，说明正处于正常人与糖尿病患者血糖水平之间的一种中间糖代谢状态，又称为糖调节受损，属于糖尿病前期。此时，通过饮食控制和增加活动量就完全可以调节。但也应引起高度重视，以免加重发展为糖尿病。

如果发展到出现明显的"三多一少"症状，即吃多、喝多、尿多，但体重减轻，还伴有严重的恶心、呕吐，就要及时就医，以免出现妊娠高血压综合征（妊高征）、羊水过多、低血糖、高胆红素血症等并发症，危害母子健康。因此，怀孕24～28周进行血糖检测非常必要。

妊娠糖尿病高发的原因

妊娠糖尿病高发的原因主要是孕妈妈过多摄入高糖分水果。同时，由于妊娠期孕妈妈进食增多、运动减少、体重增加迅速，再加上孕期的生理变化导致糖代谢紊乱，极易发生糖尿病。

妊娠糖尿病对母婴的影响

孕妈妈一旦患妊娠糖尿病，其患妊娠高血压、流产、尿路感染的概率都比普通孕妈妈高很多，还可能出现羊水过多、产后出血甚至死亡，产后患Ⅱ型糖尿病的可能性也大大增加。

对于胎儿来说，如果孕妈妈血糖控制不好，可致胎儿高血糖，产生巨大儿，还会导致流产、早产、死胎的发生，以及新生儿低血糖、低血钙、呼吸窘迫症，与一些神经系统、心血管系统和消化系统的先天性畸形也有关系。

哪些人容易患糖尿病

过去有不明原因的胎儿死亡。

有巨大儿分娩史。

年龄大于35岁。

肥胖。

有糖尿病家族史。

孕期有明显高血压。

平时易生疮、疖及感染。

曾有糖尿病史。

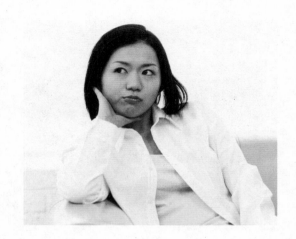

妊娠糖尿病的预防

为保证胎儿和孕妈妈本身的营养需要，做到优生，在妊娠期间，孕妈妈应做到以下几点：

适当参加活动，不要整天坐着、躺着。

控制饮食，适当吃新鲜蔬菜和含蛋白质丰富的食物，少吃含糖量高的食品；理想的饮食应该是既能维持妊娠的热量和营养，又不引起餐后血糖过高。

吃水果最好在两餐之间，每日不能超过200克，并且尽量选择含糖量低的水果，千万不要无限量吃西瓜等高糖分水果。

妊娠糖尿病以食疗为主

妊娠糖尿病患者的治疗主要以食疗为主，注意以下饮食要点：

少食多餐。每天分五六次用餐，定时定量地进食可以有效控制血糖，避免酮症的发生。睡前必须进食1次，以保证胎儿的营养需求。

有限制地吃水果。一般选择含糖量低的水果，如梨、橘子、苹果、猕猴桃等。

注意蛋白质、脂肪的摄入量。蛋白质按每千克体重每日进食1克。脂肪以植物油为主。

控制碳水化合物摄入量。碳水化合物主要通过粳米、面粉、小米等摄取。结合孕妈妈体重，一般每日控制在250~300克。

减少食盐摄入。糖尿病患者每天食盐摄入量应控制在6克以内。

孕期多散步和活动，控制体重也是非常必要的。

/专家提示/ **血糖量与胎儿的健康有关系**

如果按照医生的饮食指导还不能控制好血糖，不能达到理想的血糖值，那就需要注射胰岛素，因为血糖控制的好坏与胎儿的健康有很大关系。

▶▶▶ 孕中期腹痛的鉴别与处理

生理性腹痛

怀孕4个月左右时，子宫增大，同时子宫圆韧带被牵拉，很多孕妈妈都会感觉有些腹痛。这种疼痛部位多在下腹部子宫一侧或双侧，呈牵扯痛、钝痛或隐痛，走较远的路或者变换体位时，疼痛会变得更明显。孕妈妈不用担心，多卧床休息就可缓解。此外，在孕中期行性生活时过于用力，也会引起孕妈妈腹痛。

病理性腹痛

妊娠中期，胎儿逐渐长大，孕妈妈腹腔内压力也随之升高。如果孕妈妈的食管裂孔（食管通过此裂孔下行与胃相连）增宽，可能会出现"食管裂孔疝"，因而腹痛。此时腹痛多伴有胸闷、气短、胸痛、反酸、打嗝等症状。食管裂孔疝在孕期有较高的发生率，孕晚期有时症状更为明显。

┌─ /专家提示/ **减少腹痛的方法** ──────────────────

　　孕妈妈应少食多餐，少吃太甜、太辣、太黏的食物；饭后不宜平卧在床上，也不要躺得太低，尽量少弯腰以减轻胃部返酸；保持大便通畅。
└────────────────────────────────────

▶▶▶ 预防妊娠贫血的发生

一般在怀孕中期的产前检查中都会化验是否有贫血。孕妈妈贫血中最常见的是缺铁性贫血，往往是从怀孕第4个月起开始表现，到怀孕后期更加明显。

妊娠期为什么易发生贫血

怀孕中期以后，孕妈妈全身血容量大大增加，需要制造大量红细胞来补充，加上胎儿、胎盘发育也需要大量的铁，对铁的需求量增加了近4倍。除了满足孕妈妈和胎儿的正常营养代谢外，还需要为胎儿储备铁，以备出生后1~4月龄婴儿利用，如果饮食摄入不足，胎儿就会摄取孕妈妈体内的铁，使孕妈妈体内贮存的铁大量流失，很容易造成缺铁性贫血。

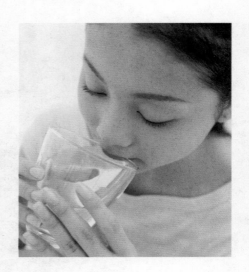

如何预防贫血

从孕早期开始就多吃含铁量高的食物，到了怀孕中后期，更要加大补铁量，多吃含铁量高的食物。如动物肝、肾、红色瘦肉、鱼、动物血、蛋等都含有较为丰富的铁；许多蔬菜含铁很丰富，如紫菜、荠菜等。另外，黑芝麻、莲藕粉等也富含铁质。

肉、禽、鱼类动物性食物与植物性食物相比，铁的吸收率较高。动物性食物中的铁多为血红素铁，更有利于吸收，且不易受膳食中其他不利因素的影响。

维生素B_2有利于铁的吸收、转运和贮存。贫血与维生素B_2的缺乏有关。饮食中应注意补充维生素B_2。富含维生素B_2的食物有奶类、蛋类、各种肉类、内脏、谷类、新鲜蔬菜与水果。

多吃补血的食物。平时的饮食中可以多吃一些黑豆、胡萝卜、面筋、菠菜等，这些都是补血的。

做菜时尽量使用铁锅、铁铲，这些传统的炊具在烹制食物时会产生一些铁并溶解于食物中，形成可溶性铁盐，容易让肠道吸收。

/专家提示/ **补铁时忌同时喝牛奶**

缺铁性贫血的孕妈妈，以及正在服用补铁药物的孕妈妈，都不宜喝牛奶。因为各种食物中所含的铁，必须在人体消化道中转化成"亚铁"才能被胃肠吸收和利用，而这一转化极容易受牛奶中的高磷多钙的影响，人体内原有的铁能与牛奶中的钙盐、磷盐相结合而变成不易溶化的含铁化合物，不能被人体所利用。

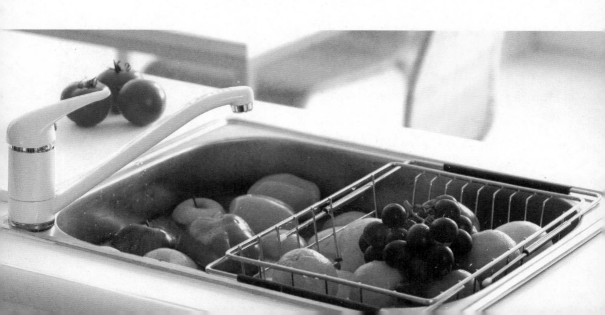

▶▶▶ 抚摸胎教：触压拍打法

从怀孕第3个月末起，胎儿就开始活动了，进入孕4月末小至吞咽、眯眼、咂拇指、握拳头，大至伸展四肢、转身、翻筋斗，都可以做到。孕妈妈和准爸爸可以通过动作和声音，与胎儿沟通信息，这样做，他会有一种安全感，感到舒服和愉快。出生后也愿意同周围的人交流。在母腹中进行体操锻炼，胎儿的肌肉活动力增强，出生后翻身、抓、握、爬、坐等各种动作的发展，都比没有进行过体操锻炼的要早一些。

孕妈妈躺在床上，全身尽量放松。在腹部松弛的情况下用双手捧住胎儿，轻轻抚摸，然后用一个手指轻轻一压再放松。这时胎儿便会做出一些反应。在抚摸胎儿时，随时要注意胎儿的反应，如果胎儿对抚摸刺激不高兴，就有可能用力挣扎或者蹬腿，这时应马上停止抚摸。若胎儿受到抚摸后，过一会就轻轻蠕动，这种情况下可以继续抚摸。抚摸的时间一般可在傍晚胎动频繁时，每天1~2次，每次5~10分钟。

本阶段触摸胎儿，孕妈妈可能感觉不到胎儿的回应，但不要以为胎儿对此没有回应而放弃此项胎教，只要坚持进行，待胎儿再长大些，孕妈妈就能感觉到胎儿的回应了。

▶▶▶ 音乐胎教：继续聆听让自己镇静的乐曲

怀孕4个月时，大多数孕妈妈仍会有妊娠反应，呕吐、眩晕等不适，通常将孕妈妈折腾得心情忧郁、烦躁。孕妈妈情绪的不宁和心理的不平衡会影响胎儿的生长发育，所以这时最好的胎教就是孕妈妈的好情绪。

此时孕妈妈可以聆听一些促使人镇静的乐曲，如民族管弦乐曲《春江花月夜》、琴曲《平沙落雁》等，这类作品优美细致，音乐柔和平缓，富有诗情画意。孕妈妈在聆听时不要仅仅满足于感官欣赏，还需要加入丰富的感情色彩。也就是说，在听音乐的时候，孕妈妈要根据不同的乐曲在感情和心理上产生不同刺激，引起各种不同的联想，例如，大海、波浪、潮汐和日升日落，高山、峡谷、瀑布和林间流淌的小溪，森林、草原、骏马和雪白的羊群……这些在脑海中产生的形象，能对胎儿产生形象化的刺激。

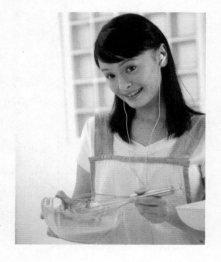

此外，孕妈妈在欣赏名曲时，还要借曲生情，让自己沉浸在古曲的美妙意境中，遐思悠悠，让自己的美妙情绪影响胎儿。

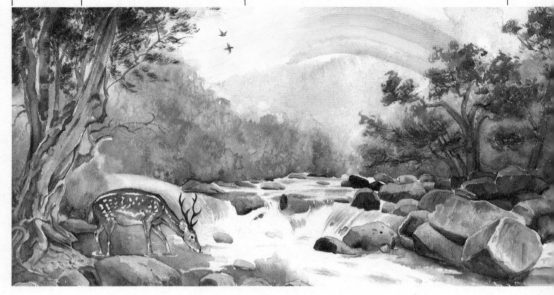

▶▶▶ 胎教小课堂

《梦幻曲》欣赏提示

　　《梦幻曲》是舒曼于1838年创作的一首钢琴曲，作为其《童年情景》中的一部分，描写了儿童的快乐生活，表现了成年人对童年时光的回忆。

　　听这首曲子，特别适合把音量调到若隐若现的状态，如泣如诉的优美旋律下，你和胎儿会感受到清新与自然。另外，在给胎儿朗诵诗歌或者是讲故事的时候，也可以用这首曲子来配乐，意境将再美不过了。

▶▶▶ 呼唤胎教：传递妈妈的爱意

　　呼唤胎教，顾名思义就是准爸妈隔着肚皮通过呼唤的方式呼唤宝宝。在胎儿有了一定反应之后，准妈妈对着宝宝进行呼唤："宝宝，你好，我是妈妈。"还可以一边说一边用双手抚摸自己的肚皮。每天坚持，久而久之，胎儿就会对呼唤起反应。

　　这种准爸妈通过动作和声音与腹中的胎儿进行呼唤性的对话，是一种积极有益的胎教手段。在对话过程中，胎儿能够通过听觉和触觉感受到来自父母爱的呼唤，对促进胎儿的身心发育十分有利。在与胎儿对话时，可根据生活场景的变化而改变对话内容，最好每次都以相同的句子开始和结束，让宝宝加强印象。

　　最后要提醒大家的是，胎儿只知道声音的波长和频率，还没有对世界的认识，不懂得谈话的内容，而且他并不是完全用耳朵听，而是用他的大脑来感觉、接受母体的情绪。所以在与胎儿对话时，父母要集中精力，排除杂念，心中只想着腹中的宝宝，把宝宝当成一个活生生的孩子，对他娓娓道来，这样才能起到良好的效果。

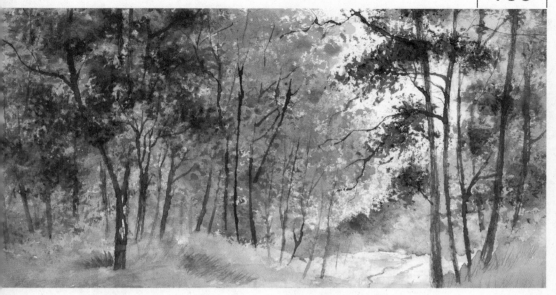

▶▶▶ 美育胎教：用自然景观打动胎儿

自然美是千百年来大自然造就的结果，奇松怪石、山水瀑布、春夏秋冬，观赏之下，使人心旷神怡。大自然景物作用于孕妈妈的感官，唤起审美心理和愉悦感，使精神境界得以升华。所以，孕妈妈应多到大自然中去欣赏美丽的景色，自然美能陶冶孕妈妈的情感，可以促进胎儿大脑细胞和神经系统的发育，对母亲和胎儿的心理健康是非常有益的。

▶▶▶ 合格准爸爸必修课

及时发现妻子的情绪变化

女性怀孕以后，心境会随着体内激素分泌的变化出现情绪敏锐、波动等状况，并对所爱的人的依赖感增强，这种依赖在很大程度上是一种心理依赖。因此，准爸爸要充分了解这一点，及时察觉妻子的情绪变化，多陪她聊天。这样就能消除孕妈妈的一些不必要的担心，调节其不良情绪。

经常给妻子惊喜

不要认为只有在生日，或者结婚纪念日才应该给妻子买礼物。现在妻子怀孕了，忍受着很多不适，是不是应该经常犒劳一下呢？孕妈妈发现下班回家的丈夫竟然会带着一件礼物，这样的意外惊喜当然会给孕妈妈一份好心情。给妻子准备的礼物不一定非要多么贵重，重要的是体现你对她的一份关心。一双合脚的平底鞋，一本她喜欢的小说，一件电脑防辐射服，相信都可以让妻子的不良情绪烟消云散。

带妻子外出就餐

　　怀孕后，很多孕妈妈因为口味的变化，或者考虑到营养搭配，或者担心餐馆的卫生状况，或者干脆就是因为身体笨重，行动不方便等原因，而很久不去餐馆就餐了。

　　总在家里吃饭，花样变化再多也有腻的时候，况且在家还少了一种在餐馆吃饭的氛围。所以，在妻子心情不佳的时候，准爸爸可以带她出去吃饭，给一成不变的生活一种调剂。注意外出就餐要选择卫生有保障的餐馆，点菜的时候可以提醒一下菜里不要放太多盐。

帮妻子找回自信

　　虽然常说"怀孕了的女人是最美的"，可是孕妈妈还是认为这句话多少包含着一些安慰的意味。怀孕以后，以前的漂亮衣服不能穿了，不敢化妆了，行动笨重了，孕妈妈心里多少有些嘀咕：自己还有魅力吗？还会恢复到从前神采飞扬的样子吗？

　　准爸爸这时候要采取积极的行动帮妻子找回自信。最有效的一条是真诚的赞美，告诉妻子你喜欢她现在的这个样子。准爸爸还可以主动带妻子去逛逛商场，不要觉得孕妈妈装穿不了多久就能不买就不买。帮妻子挑选几件专门为孕妈妈设计的衣服，既让妻子漂亮起来，而且还能让她体会到你对她的爱，使她的心情开朗起来。

　　又如，大多数孕妈妈在怀孕后皮肤色素会加深，乳晕、外阴、乳腺内侧都会变黑。有的孕妈妈面部会形成蝴蝶斑，准爸爸不妨善意地调侃一下妻子："长了蝴蝶斑有一种欧美风情……"同样会使孕妈妈内心充满幸福，还会加深夫妻之间的感情。

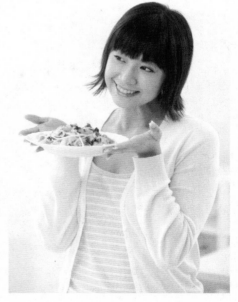

不要特别关注胎儿的性别

　　不管是真的特别在意胎儿的性别，还是出于好奇，准爸爸都不应该经常和妻子谈论这方面的话题。如果孕妈妈知道丈夫特别希望自己肚子里的宝宝是男孩或者女孩时，肯定是一个无形的压力。所以当妻子主动试探丈夫："你希望咱们的宝宝是男孩还是女孩呀？""模范"准爸爸的回答应该是："只要是个健康的宝宝就好。"

孕5月（17～20周）孕味初现

▶▶ 孕妈妈身体的变化

有胎动了

其实胎儿很早就在子宫内活动了，只不过孕妈妈体会不到，到了孕18～20周，孕妈妈就可以明显地感觉到胎动。但由于胎动的感觉因人而异，所以你要耐心等待它的到来。

腹部开始隆起了

本月孕妈妈在外貌和体形上出现了较大的变化，子宫的增大使下腹越发隆起，子宫底的高度与肚脐平齐，乳房、臀部增大丰满，皮下脂肪增厚，体重增加。

常出现一些不适症状

由于妊娠的缘故，孕妈妈的生理会发生一些变化，如，清晨刷牙时，牙龈出血；出现鼻塞、鼻黏膜的充血和出血；阴道局部充血，宫颈分泌功能旺盛，阴道分泌物继续增多；由于关节、韧带的松弛，还会感到背痛。

▶▶ 胎儿的变化

胎儿长大了

身长约16厘米，体重约300克。

神经系统继续发育

进入孕18～19周时，孕妈妈可以通过胎动来感受宝宝在子宫中悠游。胎儿的神经系统在此阶段发育得更加完善，胎儿的活动也变得有意识了。

脑部发育的黄金期

神经系统发育更加成熟，可以控制视觉与听觉，胎儿可较为真切地听见外部传来的各种声音；视网膜已经发育，对光线会有所反应；胎儿也可以尝出一点味道了。另外，胎儿的间脑已经发育，能及时产生与孕妈妈完全一致的喜怒哀乐等感受；大脑联合完成，脊髓髓鞘开始形成，大脑皮质具典型层次。此时期为胎儿脑部发育的黄金期。

胎儿外形也有了变化

胎儿全身皮肤由深红色透明变为不太透明的红色，从头、面部开始，全身渐渐被汗毛所覆盖，头上长出少量的头发，皮肤开始储存脂肪。背部及四肢关节皮肤褶皱处形成一种白色油腻状的物质叫胎脂，它具有保护皮肤的作用。

▶▶ 孕5月饮食原则

孕妈妈的饮食和营养摄入需要讲究科学，并非多多益善。如果孕妈妈过分滋补，造成体重过重，而且摄入盐、糖过多，就容易导致妊娠高血压综合征、妊娠糖尿病等妊娠并发症和巨大儿，同时也增大了分娩的危险性，是难产率升高、剖宫产率上升的重要原因之一。

新生儿标准体重为3~3.6千克，超过4千克即为巨大儿。近几年来，巨大儿的比率正逐年增加，其主要原因就是孕妈妈滋补过度。这种情况可增加新生儿长大后患高血压、高血脂、高血糖、心脑血管疾病的发病率，严重影响其生命质量。

对产妇来说，巨大胎儿在生产时，即使产力、产道、胎位均正常，但由于胎儿过大及胎头变形差，当胎头以及胎肩娩出时，产妇会很困难，容易发生危险，这也是近几年剖宫产率上升的主要原因。剖宫产如果处理不当，可能发生子宫破裂，胎儿容易因为手术损伤（如颅内出血）而死亡。此外，巨大儿母亲产后大出血的概率也比较高。

对胎儿来说，出生时体重过大，对营养的需求量就大，但自身摄入能力有限，所以更容易生病。而且其体质也容易发展成肥胖儿，如果不加以控制，在幼年时就会成为"小胖墩"，进入中老年后，得糖尿病、高血压的概率要高于体重正常的孩子。因此，孕妈妈应科学饮食，定期到专业医院的营养门诊咨询。

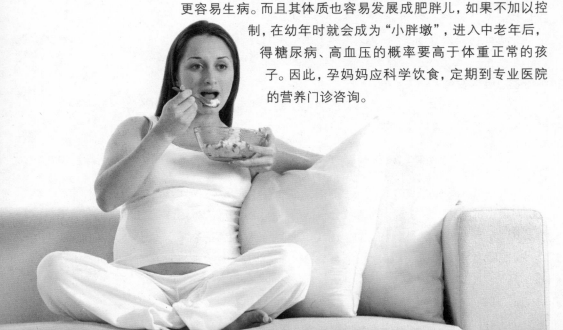

▶▶▶ 孕中期要多吃鱼类食物

促进胎儿脑组织发育

人类脑组织是全身含磷脂最多的组织。孕中期，胎儿脑细胞分裂速度加快，作为脑细胞结构和功能成分的磷脂需要量增加，而磷脂上的长链多不饱和脂肪酸为脑细胞生长和发育所必需。胎儿发育所需要的阿糖腺苷（ARA）、二十二碳六烯酸（DHA）在母体内可分别由必需脂肪酸亚油酸和亚麻酸合成，也可由鱼类、蛋类等食物直接提供，然后通过胎盘把这些脂肪酸传递给胎儿。

此外，鱼类还提供了足量的容易消化吸收的优质蛋白质。这些脂肪酸、卵磷脂、蛋白质等营养素对于胎儿大脑和视网膜的发育极为重要。

避免肥胖

鱼类的脂肪含量相对较低，选择鱼类可避免因孕中期动物性食物摄入量增加而引起的脂肪和热量摄入过多的问题。因此，将鱼类排在动物性食物的首位，充分考虑到孕中期以及孕晚期对多不饱和脂肪酸的特别需要，并且能有效地避免孕妈妈因脂肪囤积引起的体重超标。

保护心血管

多吃鱼类还有保护心血管的作用，孕中期时，心脏负担加重，而鱼类的保护作用不可小视，大大减小了孕妈妈患心脏病的概率。

/专家提示/ **孕妈妈如何吃鱼**

吃鱼首选鳕鱼、带鱼、黄鱼、平鱼等深海鱼，其中的DHA等多不饱和脂肪酸的含量很高，尤其有利于脑部发育。而且深海鱼一般鱼刺较少，吃的时候安全性较高。如果选择河鱼，最好选择鲤鱼、草鱼、鲈鱼。

在烹调鱼类时，最好以清蒸为主，少放调料，保持鱼肉本身的细嫩和鲜美。至于水煮鱼之类过于油腻的烹调方式，此时最好避免。

每周最好能吃两三次鱼。

▶▶▶ 及时休息，避免疲劳

睡眠不应少于8小时

妊娠期的睡眠时间应该比平时多1小时左右，最低也不能少于8小时。因为睡眠不足会加重疲劳感。

中午最好能睡1小时左右的午觉，下午和晚上的体力就会好多了。尤其是夏天，午觉更加重要。

对于仍在工作的孕妈妈来说，更应保证睡眠时间的充足。尽量在中午找一个安静的地方小睡一会儿。如果上班没有条件睡午觉，也要放松地闭眼休息，晚上再早一点睡。记得休息时，脚下放个小板凳垫高双脚，采取半躺的姿势。千万别趴在桌子上睡，这不光压迫肚子，还会加重下肢的水肿现象。

经常休息

在怀孕中期，由于身体没有什么太多不适的症状，情绪也很平稳，孕妈妈往往忙于各种事情，不知不觉中操劳过度。而过度疲劳会引发各种各样的疾病，免疫力也会降低。

所以，不管是做家务还是上班，一定要记得现在的你与平时不同，你需要随时休息，不要太过追求完美，更不要这个时候还想当女"超人"。如果感到疲劳，那就是宝宝在抗议了，赶紧停下来，忠实于自身的感觉是最重要的。

▶▶▶ 孕期活动时的注意事项

孕期活动应避免一些不良姿势引起疲劳加重或发生摔倒的危险。活动量要因人而异，及时调节，以自己感到微微出汗，身心舒畅而又不疲劳为度。

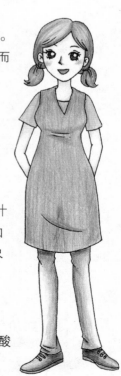

站

站立时，两脚要稍微分开，与肩同宽，双腿平行，让重心稳定，这样不容易疲劳，也可减少摔跤的危险。站立时间不可过长，否则容易引起下肢水肿，要经常坐下来休息一会儿。

坐着或躺着时，站起来的动作不要太快，更不要因为急着做什么事而突然站起来，这样非常容易引起头晕，使身体失去平衡。如果站立时感觉头晕眼花，最好马上蹲下或抓住固定的物体，然后尽快找个地方平躺一会儿。

走路

走路时不要驼背、弯腰和低头，这样会加重疲劳感和腰背的酸痛。应该抬头挺胸，把脖子和后背伸直。随着肚子逐渐增大前凸，身体重心会前移，此时要注意保持身体平衡，让肚子挺出来，上身后倾，也就是典型的孕妈妈姿势——昂首挺胸。走路时要慢一些，一步一步踩踏实了再走，以防摔倒。而且，一定要注意安全，远离站台、路边等危险环境，过马路以及在人多的地方要"一慢、二看、三通过"，小心对面过来的人撞到肚子。此外，不要穿高跟鞋走路也是很重要的。

坐

坐在椅子上时，屁股要坐全，后背笔直地靠在椅背上。不要坐在椅子边缘，因为你现在的体重和身体重心已经改变，你对身体原来的控制习惯已经变得不安全了，稍不留心就容易摔倒。此外，一屁股坐到椅子上的情况也要避免，动作要平缓一些，不要产生强烈的震动。

上下楼梯

虽然孕期还是建议减少爬楼梯，但是很多人的家居或工作场所没有电梯，外出时也会有过街桥、地下通道等必须上下楼梯的情况，所以，可以把适度地上下楼梯作为运动的一部分。

上下楼梯时，要伸直脊背，不要猫着腰或过于挺着肚子。上下楼梯时最关键的还是安全性。一定要手扶着楼梯栏杆，没有栏杆的应扶着墙，这些都没有的要扶着人。总之，千万不要什么都不扶地上下楼梯，这是非常危险的。每一级台阶都要把脚踩稳、踩实、踩全，再移动身体，动作要慢，避免用脚尖上楼梯。

▶▶▶ 胎动的自我监测

胎动是评估胎儿健康状况的重要指标，通过胎动可以了解胎儿在宫内的情况，所以怀孕中期和晚期一定要每天自行测量胎动，如果有胎动异常要及早发现，以免危害到胎儿的生命。

胎动出现的时间

最早的胎动可能在孕16周时就已经发生，只是孕妈妈无法感觉到。胎动的感觉有点像是肠蠕动或水在流动。对于初产妇来说，一般在怀孕18～20周时可初次感觉到胎动，而经产妇可能在怀孕16～18周或更早时就能感觉到。孕29～38周时，胎动频率达到顶峰，以后稍微减弱，直到分娩。每12小时胎动次数一般在30～40次。

如何监测胎动

在一天中，一般来说，胎动有两次高峰，一次在晚上7～9时，另一次在午夜11时到次日凌晨1时，早晨胎动相对较少。

孕妈妈应坚持有规律地计数胎动，监测方法有两种：

1.孕妈妈在早、中、晚各测1小时，然后将3小时的胎动数相加后乘4，即代表12小时的胎动数。

2.如果每天测3次做不到，可选择晚上睡前固定的时间（如晚上8~9时）测定一次1小时的胎动次数。

胎动的正常值及异常情况

正常胎儿1小时胎动3～5次，每12小时胎动数在30～40次都是正常的。引起胎动异常的原因有很多，例如，孕妈妈因受外伤而导致胎盘早剥、胎儿因羊膜破损而受到感染、胎儿先天畸形、胎儿内出血、脐带扭曲或打结等因素都会让胎动发生变化。不过，有时胎动减少或变得剧烈，也不表示胎儿一定有问题，例如孕妈妈情绪紧张、不稳定或非常激动时，会影响胎儿，使胎动增加或变得剧烈；孕妈妈服用具有镇定效果的药物之后，胎动也会减少。

通常在胎动停止前，胎儿都会有些异常反应，如胎动剧烈或逐渐减少。所以，孕妈妈一旦感觉到胎动有异常变化，就要立即去医院检查。

▶▶▶ 讲究姿势，防治背痛

为了防治背痛，孕妈妈们如果要提东西，不能太重，然后运用腿力而不是腰力提起来。弯下膝盖，保持背部挺直，抓起物件，然后伸直双腿站起来。如果你能养成用腿力举东西这个习惯，那么即使不是在怀孕时候都能保护你的背部不会受伤。同时，不要在胳膊上携带东西，应该把东西放在身体两侧下方，还可以用行李车或其他手推车。坐下时把双腿抬高，避免长时间站立。如果的确需站立好长一段时间，可以两脚一前一后站立，过一会儿，交替一下双脚位置。

▶▶▶ 孕妈妈应选择哪种睡眠姿势

进入孕5月，孕妈妈的身体较以前有了较大的变化，特别是子宫逐渐增大，子宫的血流量也大大增加，这势必对心、肺、泌尿器官产生不同程度的推移或挤压。孕妈妈再也不能像以前那样随意选择睡觉姿势了。如果此时采取仰卧位睡姿，增大了子宫后方下腔静脉压力，使回心血量减少，子宫的供血量减少就会直接影响胎儿的营养和发育。

此外，仰睡还会给孕妈妈造成其他不良的影响，如出现胸闷、头晕、恶心、血压下降等现象，还会造成下肢及外阴部静脉曲张、水肿等病症，严重时则会发生孕妈妈休克，直接给自己和胎儿的生命带来巨大威胁。

如果孕妈妈经常采取右侧卧位的姿势睡觉，也不利于胎儿的发育，由于子宫不断增大，使腹内其他器官受到挤压。有时，下腹腔内乙状结肠受到挤压，会使孕妈妈的子宫不同程度地向右旋转，从而使维护子宫正常位置的韧带和系膜处于紧张状态，系膜内营养子宫的血管受到牵拉会影响胎儿的氧气供应，从而造成胎儿慢性缺氧，严重时还会使胎儿窒息死亡。

因此，孕期合理科学的睡眠姿势是左侧卧位，这不仅可以保证胎儿的正常发育，还对孕妈妈的身体健康有一定益处。但是一晚上都采用一个睡姿也是不太现实的，孕妈妈只要尽可能地做到左侧卧位即可。

▶▶▶ 减轻疲劳的方法

工作了一天，孕妈妈可能感觉身心俱疲。这时，比较好的一种缓解压力的方法就是按摩，可以自己进行，也可以请准爸爸为自己按摩。在按摩开始前先闭目养神片刻，然后用手指尖按摩前额、双侧太阳穴及后脖颈，可健脑养颜。每个部位按摩的时间孕妈妈可自由掌握。

幻想。孕妈妈可以找一个比较舒适的位置坐下来，保持最放松的状态，闭上双眼，想象自己喜欢去的地方，如公园、海边、小溪边、竹林、山谷等。把所有思绪都集中到美好的景物上，可起到使人精神饱满、心旷神怡的作用。

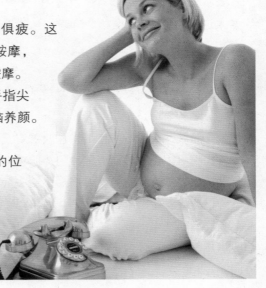

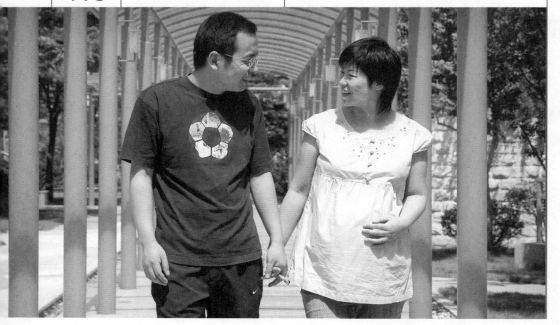

聊天。与他人闲聊是一种非常不错的排解忧愁、健康身心的好方法，不仅可以释放和减轻心中的担忧，还能获得新的信息。孕妈妈可以找以前的好姐妹、要好的同事一起坐一坐，谈谈目前的生活状况等。俗话说"见长面不如常见面"，多约朋友谈谈心还是一种沟通情感、加深友谊的好办法。

听胎教音乐。其实，胎教音乐并不仅仅是给宝宝听的，因为那些音乐多是轻松舒缓的乐曲，可以有效调节神经紧张，使人身心放松。

散步。大多数运动都有缓解压力，使人心情变愉快的功能。处在孕期的孕妈妈不能做太过激烈的运动，便找个清静安全的地方散散步，一样可以愉悦身心。

▶▶▶ 提肛运动

提肛运动又名凯格尔运动，是用来训练骨盆腔底的肌肉群，以达到强化此处肌肉群的功效。

由于膀胱、阴道、子宫等骨盆腔器官就是由这群骨盆底肌肉群所支撑，所以训练此处肌肉群可以用来预防及治疗因为肌肉群松弛所引起的疾病。怀孕期间及产后多做此运动的好处如下：有效控制产后小便失禁及漏尿；改善直肠区域血液循环、防止便秘、降低痔疮发生概率；有助于会阴切割和撕裂后伤口愈合及产后阴道修复。

提肛运动在坐、卧、站立时均可进行。方法如下：思想集中，收腹，慢慢吸气，同时用意念有意识地向上收提肛门，当肺中的空气尽量呼出后，屏住呼吸并保持收提肛门2～3秒，然后全身放松，让空气自然进入肺中，静息2～3秒，再重复上述动作；

同样尽量吸气时收提肛门，然后全身放松，让肺中的空气自然呼出。每日1~2次，每次30下或5分钟。锻炼中要避免急于求成，以感到舒适为宜，关键在于持之以恒。

▶▶ 孕期鼻出血的防治

鼻出血的起因

怀孕后，胎盘会产生大量雌激素，尤其是孕后期，血液中的雌激素浓度可能超过怀孕前20倍以上，血液中大量的雌激素可促使鼻黏膜发生肿胀、软化、充血。孕妈妈鼻腔血管壁的脆性增加，就容易发生破裂而引起鼻出血。

防治方法

孕妈妈要多吃富含维生素C、维生素E的食物，如小白菜、番茄、豆类、乳类等，可以增强血管弹性。

孕妈妈一旦出现鼻出血情况，应该迅速仰卧，用拇指和食指压鼻翼根部，持续5~10分钟，并用冷湿毛巾敷额头或鼻部，一般即可止住出血。

一般情况下的鼻出血不会造成贫血，如果孕妈妈出血严重，应在医生指导下合理使用黄体酮药物，降低雌激素对鼻黏膜的刺激作用，消除诱因。

▶▶ 孕妈妈头痛时应注意

部分孕妈妈在孕期有头昏、轻度头痛现象，尤其在早期会发生，这是较常见的妊娠反应，大部分是由于过度疲劳或精神上的因素而引起的，所以一般不必紧张，不要滥用止痛药。只要孕妈妈尽量注意充分休息，保持心情舒畅，多到户外散步晒太阳、呼吸新鲜空气，都可自行缓解。

还有部分孕妈妈发生头痛后，不见好转，尤其在怀孕6个月后，头痛日趋加重、持续不断，再合并有恶心、呕吐、眼冒金星和视物不清等症状，这就要注意了。这时孕妈妈要及时去医院进行检查，如果经检查有下肢水肿、血压增高、蛋白尿等，就可能是患上了妊娠高血压综合征。

/专家提示/ **妊娠高血压综合征症状**

在怀孕中晚期出现头痛，应该及时监测血压。如果出现持续血压升高到收缩压≥140mmHg、舒张压≥90mmHg，或较孕前收缩压增加30mmHg，舒张压增加15mmHg，血压升高至少出现两次以上，测量间隔≥6小时，就有妊娠高血压综合征症状了，必须尽快去医院。

▶▶▶ 当心胎盘异常

胎盘是支持胎儿生命成长的重要组织之一，若有任何的异常状况发生，都容易影响母体与胎儿的健康，增加孕期与产程的危险。

前置胎盘

正常的胎盘位置是附于子宫体底部的前壁、后壁或侧壁，但是若胎盘附着在子宫的下方，就会有胎盘阻塞子宫颈口的情形，这样的情形就是前置胎盘。出现这一问题时，孕妈妈应多加注意，凡出现不正常出血时，应立即就医；自觉不舒服时需多加静养、休息，避免长时间站立或提重物。

胎盘早剥

胎盘位置正常，但是在胎儿出生前就全部或部分从子宫壁剥离下来。这是怀孕第8个月后常见的问题。只要在孕期过程中有持续性腹部剧痛，然后有大出血的情况，都应尽快前往医院寻求医生诊治。医生会根据羊水中是否带血来判断是否是胎盘早剥，有时也会靠超声波检查及临床症状来诊断。

胎盘功能不全

当胎盘功能不全时，胎盘无法输送胎儿所必需的氧气和营养素，会导致胎儿发育迟缓或胎死宫内的情况。这种情况多发生于血管容易阻塞、血液循环不良和妊娠糖尿病患者身上。

胎盘钙化

胎盘随着妊娠周数的增长，开始老化、变性，发生局部梗死坏死，坏死部分日后则转换成钙化物质。

胎盘钙化不一定会造成胎盘功能的丧失，危及胎儿。但是一旦发生严重钙化且合并有羊水过少或其他异常病症，可能代表胎盘功能不全，会危害胎儿，此时则需考虑以催生、引产的方式来进行医治。

胎盘滞留

胎盘滞留是在胎儿娩出后，胎盘或胎盘组织没有随后娩出的状况。正常情况下，在胎儿娩出后30分钟内，胎盘会随后娩出，胎盘无法自动剥离，严重时会导致大量出血情况的发生。发生率一般约为2%。医生在遇到这一问题时，通常会通过其他途径取出，但是如果胎盘侵入子宫壁，就需要进行子宫切除术，将子宫切除。

▶▶▶ 行为胎教法

孕妈妈的行为通过信息传递可以影响到胎儿。我国古人在这方面就早有论述。古人认为，胎儿在母体内就应该接受母亲言行的感化，要求孕妈妈在怀胎时就应清心养性、守礼仪、循规蹈矩、品行端正，给胎儿以良好的影响。

行为胎教法强调孕妈妈本人在胎教过程中的积极影响和主导作用，注意从内在的、理性的角度去把握胎教的内容。在具体运用时，首先要求孕妈妈对怀孕能有正确的认识，即把胎儿看做爱的结晶，对其倾注爱心，不应用拒绝、讨厌的态度对待胎儿；其次要求孕妈妈加强修养，养成良好的行为习惯，处处以身作则，用良好的思想情感影响胎儿。

/专家提示/ **妊娠态度对胎儿的身心影响最大**

医学专家指出，在孕妈妈的心理状态中，以她们对胎儿的态度和心理压力对胎儿生长发育影响最大。

专家通过对数千名孕妈妈的调研结果发现，希望分娩的孕妈妈所生的孩子与不希望分娩的孕妈妈所生的孩子相比，无论从心理上还是身体上，在出生前和出生后，前者都比后者健康。比如，后者发生早产和低体重儿比率高，精神行为异常者多，特别是拒绝生育的母亲，所生的孩子易患消化系统疾病，或孩子大多感觉迟钝，体弱无力。

因此，专家向孕妈妈提出忠告，要想生个身心健康的孩子，对待胎儿的态度必须是愉快和积极的，不应是拒绝和不愿意的，否则会影响胎儿的身心健康。

▶▶▶ 抚摸胎教："踢肚"游戏

游戏时，孕妈妈先用手在腹部从上至下、从左至右轻轻地有节奏地抚摸和拍打，当胎儿用小手或小脚给予还击时，孕妈妈可在被踢或被推的部位轻轻地拍两下，稍过一会儿胎儿就会在里面再次还击，这时孕妈妈应改变一下拍的位置，改拍的位置距离原拍打的位置不要太远，胎儿也会向变化的位置做还击。每天进行两次，每次数分钟。这种游戏有助于出生后孩子站、走的发展，使孩子身体灵敏、健壮。

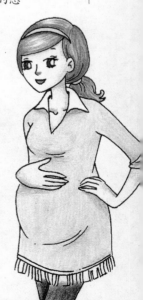

　　如果能够和着轻快的乐曲同胎儿交谈，与胎儿"玩耍"，效果会更好。与宝宝一起玩"踢肚"游戏比较理想的时间是在傍晚胎动频繁时，也可以在夜晚10时左右。但不要太晚，以免胎儿兴奋起来，影响孕妈妈休息。

▶▶ 提高胎教效果的呼吸法

　　胎教的效果取决于母亲的用心程度，如果母亲心情烦躁不安，胎教的效果就会大打折扣。在胎教训练前，先实施呼吸法，对稳定情绪和集中注意力是行之有效的。

　　实施呼吸法时，任意选择一个场所，可以在床上、沙发上或坐在地板上，使自己的腰背舒展，全身放松，微闭双目，手可放在身体两侧，也可放在腹部，衣服宜宽松。

　　准备好后，用鼻子慢慢吸气，在心里数5秒；肺活量大的人可以数6秒；感到困难时数4秒。吸气时，要感到气体被储存在腹中，然后缓慢、平静地用嘴或鼻呼气。呼气时间是吸气时间的两倍。这样反复呼吸1~3分钟，就会感到心情平静，头脑清醒。

　　实施呼吸法时，尽量不去想其他琐事，要把注意力集中在吸气和呼气上。一旦习惯了，注意力自然就会集中。在胎教前进行这样的呼吸，对增强注意力，准确地按照程序进行胎教，有很大帮助。

　　每天早上起床时，中午休息前，晚上临睡前，各进行一次这样的呼吸法，则孕妈妈在妊娠期间焦躁的精神状态可以得到改善，有利于进一步提高胎教效果。

▶▶ 音乐胎教：为胎儿尽兴演奏

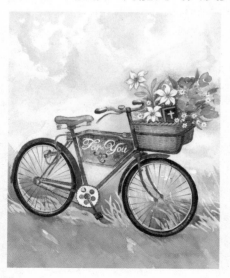

　　如果父母会弹奏钢琴、拉小提琴或是会演奏其他乐器，这时不妨每天演奏或听一些轻松愉快的曲子。在这样的气氛中，父母和胎儿之间会更加和谐融洽。

　　一曲《维也纳森林的故事》，一切宛如天堂。孕妈妈在听这首乐曲的时候，可以想象自己在春天的早晨，身处美丽的蓝色多瑙河畔，远处群山起伏，田野一望无际。晨曦的阳光透过大树茂密的叶子洒在挂满露珠的草地上，山边小溪波光粼粼。羊儿在草地上吃草，小鸟在林间婉转啼鸣，牧童吹着短笛，猎人吹响号角，马蹄"嘚嘚声"……

▶▶ 胎教小课堂

《天鹅湖》欣赏提示

孕妈妈在听《天鹅湖》的同时，展开丰富的想象力，想象着有关天鹅高贵、圣洁的形象以及美丽动人的传说。

序幕：森林湖畔

美丽的公主奥杰塔在湖边山冈采花时惊动了魔王罗特巴尔特，他现出了怪鸟本相，将公主和随从变成了天鹅。

第一幕：皇宫花园

王子齐格弗里德成年了，但他仍每日沉湎于玩耍。母后突然驾到，勃然大怒，决定尽快给王子完婚。母后离开后，王子看到一群天鹅从天空飞过，就告别朋友追随而去。

第二幕：湖畔相见

美丽的天鹅就是被魔法禁锢的公主。王子举弓欲射，美丽的公主走上岸变回了人形向王子讲述自己的悲惨遭遇，并告诉他只有忠贞不渝的爱情才能使她摆脱魔王的统治。王子立下重誓将永远爱着公主。在魔王的召唤下，公主与王子依依惜别，王子将公主留下的羽毛贴在胸口，决心拯救公主摆脱苦难。

第三幕：皇宫大厅

宫廷宴会上美女如云，王子的心中只有奥杰塔，对其他候选者视而不见。魔王假扮成奥吉丽雅，冲过皇宫的卫士出现在宴会上。在奥吉丽雅的百般诱惑下，王子终于违背了誓言，魔王得意地现出原形，王子悔恨万分，绝望地向湖畔奔去。

第四幕：幸福的结局

知道真相的奥杰塔无限感伤，决心不再宽恕王子。魔王狂喜地露出狰狞的凶相，王子不顾一切地向魔王冲去，在公主和众天鹅的帮助下战胜了魔王。乌云消散，大地生辉，公主和随从恢复了人形。

▶▶▶ 阅读一些优美的文学作品

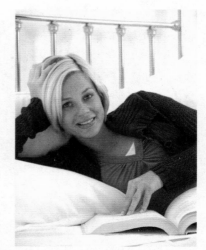

有人说："读一本好书，就像是与一位精神高尚的人在谈话。"书中精辟的见解和分析，丰富的哲理，风趣幽默的谈吐，都会使人精神振奋，耳目一新。孕妈妈闲暇时，不妨欣赏一本好的文学作品，母子都会受益。

为了保证孕妈妈心境宁静，情绪稳定，孕妈妈不宜看那些低级庸俗、打斗杀戮的作品，过分悲惨凄厉的文学作品也不宜阅读。

应当阅读一些轻松、幽默、使人向上的作品，如《小木偶奇遇记》、《克雷诺夫寓言》、《伊索寓言》，以及《安徒生童话》、《格林童话》等。另外，朱自清、冰心等作家的散文作品优美隽永、耐人寻味，也可欣赏。吟咏古典诗词也能令人美不胜收（附录4中提供了一些文学胎教素材，请参阅）。

当然，欣赏文学作品时不要废寝忘食、通宵达旦，这样不仅达不到怡情养性的目的，反而累及身体。

▶▶▶ 合格准爸爸必修课

不要和妻子吵架

随着妊娠的时间推移，当初因为妻子怀孕的消息而睡不着觉的准爸爸，兴奋感已慢慢消失，有些已开始恢复应酬、娱乐或喝酒等旧习，一些妻子会在心中有"孩子又不是我一个人的，你也有份"的抱怨，有时会引起夫妻间的口角。

这种情形最好避免。要知道夫妻吵架时，孕妈妈如果情绪高亢，胎儿也不能获得平静。妊娠四五个月时，胎儿大脑中枢内控制本能、欲望、心理状态的间脑或旧皮质部分已经形成。当孕妈妈情绪不稳定时，间脑的激素就会变化，这时会通过母亲血液，经由胎血流入胎儿血液中，再进入胎儿间脑，间脑一受刺激，就会让胎儿的行动产生变化。

这种刺激的反应，对出生的孩子影响甚远。通过研究发现，一般来说，脾气较暴躁的孩子，其在母亲体内孕育时的家庭环境，特别是父母关系往往不很和谐。

因此，在妻子妊娠中，丈夫要给予妻子更多的关爱和帮助，这也是间接帮助胎儿成长，并且还能增进夫妻之间的感情。

给妻子按摩

给妻子进行按摩，并非要求准爸爸做得像专业按摩师一样，准爸爸只要在孕妈妈经常会出现腰酸背痛、下肢水肿的时候，轻柔地给爱妻进行按摩来缓解或预防这些情况发生，目的就算达到了。

脊椎按摩

手法：准爸爸将两指张开，顺着脊椎两侧下滑，力度与速度要轻柔适当。

脊椎两侧拇指按摩

手法：准爸爸以拇指指腹，沿着脊椎两侧，一节一节轻轻按压。

尾（骶）骨按摩

手法：以手掌贴住尾（骶）骨部位，原位轻轻画圆方式按摩。

大腿内侧按摩

手法：用手在大腿内侧画圆，可避免腿部痉挛，并能放松会阴。

腹部按摩

手法：孕妈妈帮忙由外向内画圆，顺着孕妈妈的腹部，轻轻慢慢地做环形按摩。

───/专家提示/ **孕期按摩好处多** ───────────────

在医生指导下进行按摩，不仅能让孕妈妈感到舒服与放松，而且，准爸爸在产前多多练习，等到待产时，还可以为爱妻减痛。

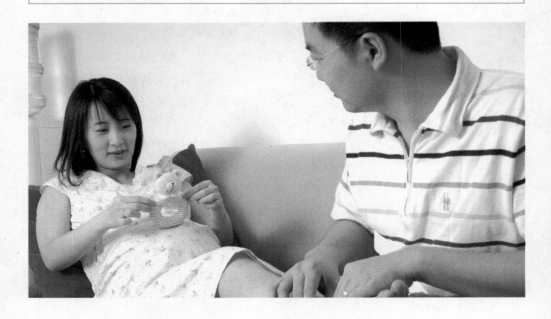

和妻子建立"统一战线"

宝宝还没出生，有时候孕妈妈就会和婆婆在育儿观上产生分歧。表面上不好和婆婆争执，孕妈妈却是一肚子的不痛快。

准爸爸很多时候在这个问题上保持中立，既不站在妻子一边，也不站在母亲一边，还有的索性站在母亲一边。

要知道，婆媳关系很微妙，丈夫在其中起着很重要的作用。如果他能恰到好处地担当一个协调员，婆媳间的很多棘手问题会迎刃而解；而如果他在哪一方面做得不到位，很可能导致双方的对立，最终影响小两口的感情。

小宝宝到来之前，很多问题容易引起家人的争执，比如给孩子起名字，为他准备什么样的小床以及养育观念的不同。面对异议，准爸爸要做的就是"维护和平"、保障你的"三口之家"的利益。在此，即便你与妻子有不同意见，也不要当场与她争执而应单独沟通。在家人面前你越支持她，私下里她就越容易采纳你的意见。

关注宝宝每一天的变化

不是有了孩子你就能升级为一个好爸爸。相应的知识储备是你"提升"自己的必要阶梯。而且，这还能让你的妻子有种幸福和踏实的感觉。多学习不同的东西，例如照顾孩子的科学方法，育儿的技能要点，早期教育的实施方法，会让妻子和宝宝都更健康快乐。

可不少准爸爸迫于自身发展和竞争的压力，本来就忙得团团转，现在又多了一重压力：为宝宝的出生打好物质基础，对育儿的充电还排不上日程。所以，每每妻子督促准爸爸"学习"，总说"你自己把这些事搞明白了就行了"。

宝宝出生之前，没有人会真正理解"做父亲"是一个怎样的概念，不过预习有关的知识、熟悉一些方法和道理，对宝宝的健康成长和日后适应爸爸的身份很有必要。

因此，准爸爸最好能见缝插针地读读育儿图书和杂志，了解胎儿的发育状况，弄明白在自己看不到的情况下，宝宝是怎么一天天长大的；陪妻子检查时一起听听胎心，感受宝宝强有力的心跳。这不仅能增进你和宝宝之间的感情、给妻子心理上的安慰，并且，在妻子遇到麻烦时，你也不至于不知所措。

孕6月（21～24周）胎儿要活动啦

➤➤ 孕妈妈身体的变化

腹痛

　　此时，子宫底高度被提高19～21厘米，而下腹隆起许多，支撑子宫的韧带被拉长，因此时常会感觉疼痛。呼吸变得急促，心脏负担变得比较大，还有可能出现腹胀、消化不良的状况。甲状腺的功能变得活跃，容易流汗、觉得热。

血液循环变差

　　由于血液量的增加，血管扩张，脸及手都容易变红，严重时还会出现淤血，不过通常生产过后便会消失。

皮肤瘙痒

　　由于胎盘中分泌的激素影响肝脏，所以这个时期的孕妈妈皮肤会出现瘙痒的感觉，严重时会长出水泡，甚至发展成湿疹。

➤➤ 胎儿的变化

胎儿长大了

　　身长约30厘米，重约600克。

胎脂增加

　　胎脂的分泌逐渐增多，它不仅是为了保护胎儿免受羊水的伤害，也是为分娩做准备。胎儿的皮肤呈红色，是因为皮下脂肪尚未形成，皮肤也很薄，微血管经光线照射，胎儿看起来就是红红的。

听觉继续发展

　　胎儿的手指甲已经可以完全覆盖手指末端。耳朵开始对外面的声音有所反应，能听得见妈妈血管内血液流动及胃消化食物的声音，当然，也听得见子宫外的声音。

小动作逐渐增多

胎儿能咳嗽、打嗝、皱眉、眯眼，在熟睡的时候会被外界的声音吵醒，会吸吮自己的大拇指。

在羊水中自由浮动

胎儿浮动在羊水中，借助羊水的保护，免受来自子宫壁上的任何外来压力的影响，羊水能够保持适当的温度，并使胎儿在羊膜腔内容易移动位置。

▶▶▶ 孕6月饮食原则

谷类食物是各种米、面等食品的总称，历来是人们餐桌上必不可少的食物。但由于近些年来生活水平的提高，生活节奏加快，很多家庭的早餐只有一杯牛奶、一个鸡蛋，早餐中不再有谷类食物，这种食谱是不利于健康的。

谷类的主要成分是淀粉，营养成分是糖类，糖类是最经济、产热最快的热量来源，它在体内分解快、耗氧少，最易消化吸收，为人体各种生理活动提供60%～70%的热量，是大脑热量的主要来源。

此外，糖类能增加蛋白质在体内的合成；糖在肝脏中转化为糖原，能增强肝细胞的再生，促进肝脏的代谢和解毒作用，有利于保护肝脏。如果食物中缺乏谷类，糖类供给就会缺乏，容易导致疲劳、头晕、体重减轻。同时，如果仅进食牛奶、鸡蛋这种高脂肪高蛋白质食物，会加重孕妈妈肝、肾的负担。

谷类还是膳食中B族维生素的重要来源，这些成分中的泛酸（维生素B_3）、尼克酸、硫胺素（维生素B_1）及少量的核黄素(维生素B_2)等，是胎儿神经系统发育所必需的。谷类食物也含有一定的植物固醇和卵磷脂，可促进胎儿神经发育。B族维生素对孕期反应如妊娠剧吐，具有很好的减轻作用，能够促进消化液的分泌，增进食欲。

如果早餐无谷类食品，孕妈妈要靠脂肪或蛋白质提供热量。脂肪虽能产热，但其代谢产物对人体是有害的。因此，为了增进健康和舒适的感觉，孕妈妈早餐应有一定量的谷类食品。

▶▶▶ 注意摄取营养要多样化

此时，由于胎儿生长发育迅速，对各种营养物质的需求也会相应增加，所以孕妈妈要注意多种营养的摄取。

蛋白质。如果孕妈妈缺乏蛋白质，除了容易造成流产外，还会影响胎儿脑细胞的正常发育，造成婴儿发育障碍。世界卫生组织建议，女性妊娠后半期应该每日至少增加9克优质蛋白质。瘦肉、禽、鱼、蛋、豆制品等都富含蛋白质。

钙和磷。如果孕妈妈的钙磷摄入不足，可导致孕妈妈骨质软化和婴儿先天性佝偻病或低钙性惊厥，也将严重地影响婴幼儿的身体与智力的发育。牛奶、蛋黄、豆制品、虾仁、虾皮等含钙较多，而磷存在于麦片、大豆、羊肉、鸡肉等食物中。

碘。孕妈妈缺碘会使胎儿生长迟缓，造成婴幼儿智力低下甚至痴呆，还可诱发先天性克汀病。因此，孕妈妈应该注意经常吃一些含碘的海产品，如海带、紫菜、虾等。

维生素。孕妈妈还应该注意补充多种维生素。孕妈妈如果缺乏叶酸，易发生贫血，严重者可引起流产；维生素C如果供应不足，可诱发孕妈妈患缺铁性贫血，维生素C还对胎儿的骨骼、牙齿的正常发育，造血系统的健全和增强机体抵抗力有促进作用；维生素D有调节钙磷代谢的作用，可防治佝偻病；维生素A能帮助胎儿正常生长发育，防止新生儿出现角膜软化症。除此，也要注意补充B族维生素。

▶▶▶ 孕妈妈冬天的注意事项

冬季气候寒冷，且常有寒潮侵袭，孕妈妈和宝宝怎样平安过冬，是个重要问题。

注意保暖

整个冬季气温很低，常有大风、降雪和寒潮侵袭。寒冷对孕妈妈和胎儿的健康很不利，因此，做好保暖十分重要。同时，要注意室内空气新鲜流通；室内温度以21℃～24℃为宜，并力求恒定；每天收听天气预报，根据气温变化，适时增减衣服，要穿得暖和一些；天气晴好时可到室外散步。大风、降雪、寒潮天气不要出门。

加强营养

孕期营养对胎儿的发育至关重要。在冬季，孕妈妈应比其他季节吃得更好些，适当多吃些富含蛋白质、碳水化合物、维生素和微量元素的食物，如瘦肉、鸡、鱼、蛋类、牛奶、豆制品、绿叶蔬菜和水果等。

常晒太阳

孕妈妈对钙质的需求量比一般人要多，以保障胎儿骨骼的正常成分。钙在体内吸收与利用离不开维生素D，而维生素D需要在阳光紫外线的参与下在体内进行合成。孕妈妈常晒太阳有益于钙的吸收和利用。天气晴好时应到室外晒太阳，大风天气时可在室内有阳光的地方接受日光照射，每天至少晒太阳半小时。

严防病毒感染

冬季气温低，温差变化大，呼吸道抵抗力降低，容易患病毒性传染病，孕早期如感染风疹、巨细胞病毒、水痘、流行性腮腺炎和流感病毒，会对胎儿发育产生影响，甚至会导致胎儿畸形。因此，在冬季，孕妈妈应尽量不去商场、影剧院等公共场所，避免传染上流感等疾病。如患病应在医生指导下合理用药，不可擅自用药，避免对胎儿造成危害。

▶▶▶ 外出就餐时应注意的事项

避免单一的饮食，最好选择套餐。单一饮食营养不够丰富，容易引起营养失衡。为了摄取均衡的营养素，最好选择菜肴种类多样的套餐，并尽可能选择蔬菜多的食物。

尽量避免西餐，选用中餐。西餐与中餐相比，常用的油或黄油过多，会导致热量超标。但在选择中餐时应注意避免盐分较多的菜肴。

不要摄入过咸的食物。妊娠过程必须小心谨慎，不要摄取过量盐分。尽量少吃泡菜，避免煎制食品和酱制食品。

尽可能节制快餐。汉堡、比萨、鸡排等快餐一方面热量过高，另一方面营养价值较差。同时，快餐和色拉、饮料一起食用的时候，往往一顿饭会吃两顿的分量，因此最好避免。

用白开水取代冷饮。与冷饮或含糖量较高的果汁相比，饮用白开水对身体更有益处。

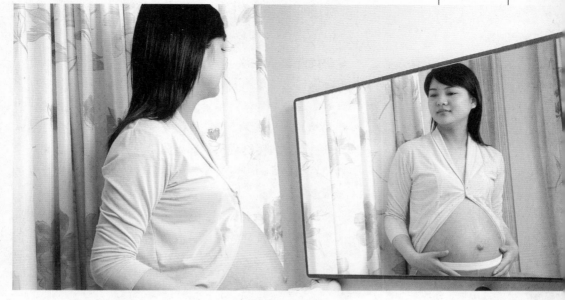

▶▶▶ 孕期洗澡讲究多

怀孕后孕妈妈体内发生了许多特殊的生理变化，如汗腺和皮脂腺分泌旺盛，表现为容易出汗、头部的油脂分泌增多，如不经常洗头、洗澡，皮肤及头部的污垢可影响毛孔的排泄功能，易招致感染而发生痒肿或其他皮肤病。因此孕妈妈应经常洗头、洗澡，勤换衣服，保持自身清洁卫生，防止感染，减少皮肤疾病。经常洗头还能保持头发柔软、光亮、美观舒适，有利于孕妈妈身心健康。洗浴时应注意以下几点。

洗澡水温不宜过高

据有关专家研究，孕妈妈洗澡水温过高会影响胎儿大脑发育。当热水使孕妈妈体温较正常体温升高1.5℃时，胎儿脑细胞发育就有可能停滞，当升高3℃时，胎儿脑细胞就有被杀伤的危险，因此，孕妈妈洗澡水温不宜过高，以28℃～30℃为宜。

洗澡时间不宜过长

洗澡时，浴室内由于通风不良，空气混浊，湿度大，就会降低空气中的氧气含量，再加上热水的刺激，会使人体内的血管扩张，这样血液流入人体躯干、四肢较多，而进入大脑和胎盘的血液就要相对暂时减少，氧气的含量也必然减少，且人的脑细胞对缺氧的耐力很低，容易洗澡时昏倒还会造成胎儿缺氧。如果胎儿脑缺氧时间很短，一般不会造成什么不良后果，如果时间过长，就会影响神经系统的生长发育。因此，专家提示，一般孕妈妈一次洗澡时间不宜超过15分钟。

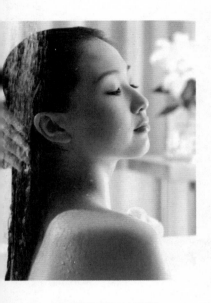

孕妈妈洗澡忌坐浴

女性坐浴是不利健康的，妊娠期洗澡更不应坐浴，尤其妊娠后期绝对禁止坐浴，以防引起早产。这是因为：在正常情况下，女性阴道需保持一定的酸度，以防止病菌的繁殖。这种生理现象与卵巢分泌的雌激素和孕激素有密切关系。妊娠时，尤其是妊娠后期，胎盘绒毛产生大量的雌激素和孕激素，而孕激素的产生量大于雌激素。所以，在这阶段，阴道上皮细胞的脱落大于增生，会使阴道内乳酸量降低，从而对外来病菌的杀伤力降低。如果坐浴，浴后的脏水有可能进入阴道，而阴道的防病力减弱，就容易引起宫颈炎、附件炎，甚至发生宫内或外阴感染而引起早产。因此，孕妈妈不要坐浴，更不要到公共浴池去洗澡。

饭前饭后不可洗澡

空腹洗澡，易诱发低血糖、虚脱；饭后马上洗澡，因血液过多流向体表，会影响食物的消化。

▶▶▶ 选择床上用品不能马虎

怀孕后，孕妈妈的身体会发生很大的变化，对睡眠用品要求更讲究，尽管是怀孕早期，很多变化还不明显，但肯定的是从前不科学的习惯应该改变，不适合的床品应该换掉。

不睡软床

软床会影响孕妈妈的身体和睡眠质量。

1.易致脊柱的位置失常。孕妈妈的脊柱较正常人腰部前曲更大，睡软床后，会对腰椎产生严重影响。仰卧时，其脊柱呈弧形，使已经前曲的腰椎小关节摩擦增加；侧卧时，脊柱也向侧面弯曲，长期下去，脊柱的位置会发生变化，增加腰肌的负担，不利于生理功能的发挥，可引起腰痛。

2.软床会使孕妈妈深陷床中，不易翻身，加重疲劳感。随着孕期的增加，孕妈妈将更适合左侧卧姿势，但是，软床使孕妈妈沉睡时总保持一个姿势，压迫脏器。因此，选择易于翻身活动的床，最好是硬床。木板床因为过硬，缺乏缓冲力，最好在上面铺9厘米左右厚的棉垫。夏天，孕妈妈还可以睡棕棚床。棕棚床透气好，利于散热，但下面也要铺上一层薄棉垫。

枕头不要过高

枕头应以10厘米左右高为宜。枕头过高容易落枕，而且会影响大脑的供血。同样，枕头过低或不用枕头也不利于孕妈妈健康，枕头过低会影响呼吸，侧卧时也会造成落枕。此外，孕妈妈选择枕头也要软硬适度。

被子以全棉为佳

孕妈妈选择被子宜选全棉布面，内包优质棉花絮。被套和床单也是纯棉的，不宜选化纤混纺织品，因为化纤布容易刺激皮肤，且不利于吸汗。被子的颜色、花色的选择可根据孕妈妈的喜好，但最好是浅色、柔和、淡雅的。

▶▶▶ 可以使用托腹带了

孕6个月时，变大的子宫使得孕妈妈的腹部越来越突出，腰部和下肢承担了很大的重量，长时间坐、站立或走动都会加重孕妈妈腰部的负担，所以，我们经常会看到有些孕妈妈在走路的时候用双手托着自己的腹部，这时候孕妈妈可以考虑使用托腹带了。

托腹带就是对腹部起承托作用的，它是一条有弹性的宽带，使用时围在孕妈妈的腰腹部，可以从下腹部微微倾斜地托起增大的腹部，具有阻止子宫下垂、保护胎位的作用，并且还能帮助减轻腰部的压力。

如果一切正常的话，孕6个月时可以考虑使用托腹带。有些情况可以提早使用，比如多胞胎或胎儿过大，有非常明显的骨盆或腰部酸痛等，腹带能起到一些帮助作用。

/专家提示/ **如何选购托腹带**

托腹带对孕妈妈来说有很多好处，但是只有选对了，用好了才能发挥效用，否则有可能影响胎儿的发育。在使用和选购托腹带时，要注意以下几点：

使用托腹带时不可过紧，晚上睡觉时应该解开。

尽量选择穿戴方便的，最好选择那种能够随着腹部增大而自行调整长度和松紧度的。

最好挑选透气性好的面料，这样在夏季不会过度闷热，否则容易引起疾病或过敏。

市场上有些前腹加护的内裤，也在腹部增加了弹性，这种内衣非常适合孕妈妈，不过因为它的厚度和弹性有限，并不能真正替代托腹带。

▶▶▶ 皮肤瘙痒要重视

皮肤瘙痒与妊娠肝内胆汁淤积综合征（ICP）

一些孕妈妈在怀孕中晚期出现皮肤瘙痒，甚至去医院就诊，以为是皮肤病或认为是对某些物品过敏而未引起重视。当出现宫内胎儿突然缺氧、窒息甚至死亡时，也未弄清其原因何在。

其实，当孕妈妈在怀孕中晚期出现皮肤瘙痒时应引起足够的重视，因为在排除引起瘙痒其他原因后，应想到ICP的可能。ICP是一种妊娠期出现的以瘙痒和黄疸为特征的并发症，可引起早产、胎儿宫内窘迫、死胎、新生儿死亡及产后出血，使围产儿患病率和死亡率增加。

目前ICP病因不清，一般认为是在遗传易感性的基础上，与体内的雌激素增高有关。皮肤瘙痒常为首先出现的症状，其部位以躯干、手脚掌、下肢为主，并随着妊娠进展而逐渐加重（全身瘙痒），持续至分娩，产后迅速消退。部分重症患者在瘙痒发生1~2周后出现黄疸，当出现上述症状时，应立即去医院就诊，临床上以查血清胆汁酸作为ICP早期诊断方法。

当确诊为ICP后，首先应加强对胎儿监测，如胎监、脐血流、孕期常规吸氧、自数胎动，严重者收治入院、定期监测血清胆汁酸等。其次为药物治疗，以达到改善母体症状的目的。

加强日常护理，缓解皮肤瘙痒

注意饮食，少吃辣椒、生姜、生蒜等刺激性食物。海鲜的摄入要适量，因为海鲜能加重皮肤瘙痒。

尽量减少或避免流汗。一旦流汗后，尽快擦干。衣着应宽松舒适，尽量穿棉质吸汗的内衣。

洗澡时不要用温度过高的水或使用碱性肥皂使劲擦洗，因为这样会加重皮肤瘙痒。可以使用乳液改善由于皮肤干燥所带来的瘙痒感。

不要用指甲抓挠搔痒，以免刮伤皮肤，造成感染。

保持心情轻松愉快也很重要。因为精神紧张、情绪激动、焦虑烦躁都会使症状加重。

─ /专家提示/ **适当地跳舞** ─────────────

专家认为慢步交谊舞是孕妈妈的一项很好的活动，有利于身心的调节和健康，并且整个孕期孕妈妈都可以跳舞。只是注意不要弄得过于劳累，跳舞场所如果空气不好最好不要参与，孕妈妈如果觉得身体有不适也最好不要跳。

▶▶▶ 怎样判断腹部大小是否正常

　　孕妈妈都非常关心自己腹部的大小。孕期腹部是随体形和腹部形状的不同而出现差异的。孕妈妈的体态越娇小，腹部显得越鼓、越大；体形较丰满的孕妈妈由于腹部原本脂肪就较多，即使胎儿不大，腹部看起来也比一般人大。同时，腹部的形状也决定着其视觉上的大小。腹部向两边延伸的孕妈妈肚子看起来越小，腹部向前方凸出的孕妈妈看上去较大。一般来说，体形瘦的人腹部更圆。

　　孕妈妈如果觉得自己的腹部比同孕龄的孕妈妈腹部偏大或偏小，也不要太过担心，只要按时接受定期检查，医生通过测量子宫底的高度，即可发现胎儿有无异常。

　　子宫底高度是指从耻骨（位于骨盆的前方下部的骨头）到子宫底（子宫的最高部位）之间的长度。可以通过子宫底的高度，测定胎儿的大小。

　　正常的子宫底高度随妊娠月份的不同，标准也不尽相同。但是标准值并不一定适合所有胎儿。由于胎儿的位置、羊水量、孕妈妈的脂肪状态等多种因素的影响，即使胎儿发育正常，其子宫底高度的数值也可能比标准数值稍微偏高或偏低。只要子宫底的高度在标准值的±2厘米范围以内，就可以视为胎儿处在顺利成长中。

　　子宫底的高度不但反映胎儿的大小，它还是衡量胎儿发育速度的标准。例如，妊娠第7个月时子宫底的高度是26厘米，但如果到了第8个月还是26厘米，那么就说明胎儿的发育速度比较缓慢。

　　所以说，腹部的大小和形状在标准数值允许的范围内稳步变化是最理想的状态。

　／专家提示／　**子宫底高度随孕月在变化**

　　怀孕2～3个月时，子宫底在耻骨联合上方便可摸到。正常情况下，在怀孕5～6个月时，子宫底高度每周上升1厘米；到第9个月后，由于胎头下降或入骨盆，子宫底高度开始上升缓慢甚至下降了。

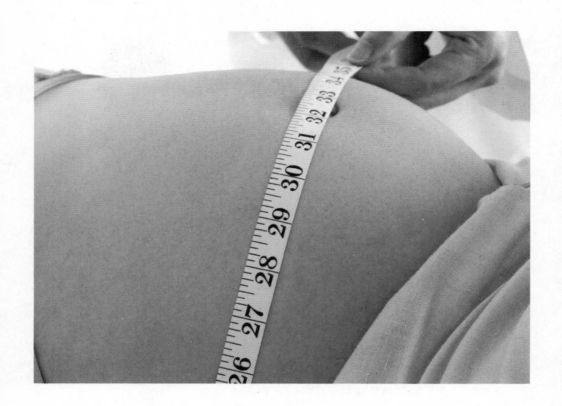

▶▶▶ 孕妈妈被宠物咬伤怎么办

　　现在城市里养宠物的人越来越多，孕妈妈出门时，经常会遇到猫和狗，它们有时候会伤害人。

　　如果被猫抓到或咬到，要立即用水冲洗伤口，然后用肥皂水浸泡，避免使用碘酒或其他消毒液，因为这些东西会加重疼痛，并且要马上到医院就诊。

　　一旦被狗咬伤，如果伤口流血很严重，用手按压出血的区域5分钟，直到流血减少，立即打电话求助。如果此时伤口已经不流血，用清水和肥皂把伤口冲洗干净，记住不要包扎伤口。最重要的一点是，尽量在第一时间去医院就诊。

▶▶▶ 音乐胎教：给胎儿听音乐

　　到这个月，胎儿听力继续发展，已能听得见子宫外的声音，孕妈妈可以让胎儿听音乐了，从而以音波刺激胎儿听觉器官。音乐胎教应选择在胎儿觉醒时，即有胎动的时候进行，也可固定在临睡前。每日1~2次，每次15~20分钟。

可以通过收录机直接播放，收录机应距离孕妈妈1米左右，音响强度在65~70分贝为度。千万不要将收录机直接放到腹壁上给胎儿听，噪声可损害胎儿听神经。

也可以使用市售的胎教传声器，直接放在孕妈妈腹壁胎儿头部的相应部位，音量的大小可以根据成人隔着手掌听到传声器中的音响强度，亦即相当于胎儿在子宫内所能听到的音响强度来调试。腹壁厚的孕妈妈，音量稍大一些；腹壁薄的孕妈妈，音量应适当小一些。

胎教音乐的节奏宜平缓、流畅，不带歌词，乐曲的情调应温柔、甜美。不要有低音炮和架子鼓的声音。

在胎儿收听音乐的同时，孕妈妈应与胎儿一起进入到音乐的世界中，在宝宝听的同时，孕妈妈也要主动感受音乐的意境，不能心不在焉、胡思乱想或是做一些与音乐胎教无关的事，若是这样，是不能收到预期效果的。

➤ 胎教小课堂

《百鸟朝凤》欣赏提示

《百鸟朝凤》是唢呐曲，它以热情欢快的旋律，生动描绘了百鸟和鸣、气象万千的自然景象，表现出人们对大自然的赞美和热爱之情。全曲共分8段，是一首循环体结构的乐曲。

第一段：山雀啼晓。乐曲开始是一段散板。在唢呐奏出清新、悠扬的乐句之后，随即模仿鸟叫声，由伴奏乐器笛子与之对答呼应，互相竞赛，展现出山雀啼晓的意境。

第二段：春回大地。这是一段具有浓郁乡土气息和北方民间音乐粗犷、爽朗风格的曲调，优美而流畅。这段音乐的特点是造成一种欢乐的情绪和变化多端的气氛，为下一段落模拟音调的出现提供了心理上的准备。

第三段：莺歌燕舞。唢呐自由地模拟各种鸟儿的鸣叫声，伴奏声部以舒展的节奏和优美如歌的旋律作陪衬，加强了音乐的美感。

第四段：林间嬉戏。短句替代前面悠长的乐句，音乐显得活跃起来，犹如人们在山林中嬉戏的欢快情景。

第五段：百鸟朝凤。这是第2次出现的模拟各种禽鸟的叫声，充分发挥了唢呐所特有的演奏技巧，惟妙惟肖地表现了百鸟争鸣的情景。

第六段：欢乐歌舞。随着速度的转快，乐曲的情绪不断向前推进。当乐队戛然停止之后，唢呐出人意料地用花舌音发出蝉鸣声，非常真切喜人。特别有趣的是模拟蝉

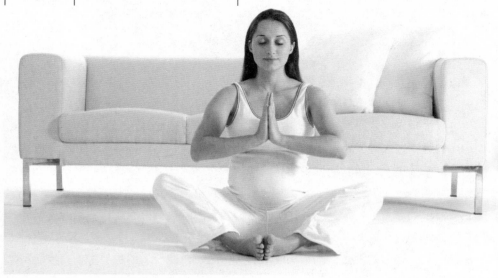

被捉住时，发出的阵阵挣扎声和最后长鸣一声远飞而去的一段，绘声绘色，充满了欢快热烈的气氛，令人顿感心情畅然。

第七段：凤凰展翅。随着乐曲速度的加快和短小音型的反复推进，音乐进入了高潮，之后又出现了唢呐的华彩段，它使得欢腾的情绪达到极点。

第八段：并翅凌空。这是高潮段落的继续，音乐情绪越加热烈，再次出现百鸟齐鸣的场面。最后以一个短小的尾声结束全曲。

这是一首特别适合孕妈妈在怀孕中、晚期给胎儿听的乐曲，因为它不仅描绘了大自然中百鸟和鸣的景象，有助于孕妈妈舒缓不良情绪，还模拟了林中各种禽鸟的叫声，仿佛把人带入了大自然中。

这种原声的模拟给胎儿听，能直接刺激胎儿的听觉，有助于胎儿的智力发育。

孕妈妈在与胎儿共同欣赏这首乐曲时，若能一边听一边给胎儿描述林中百禽的叫声和欢快的场面，则对胎儿的智力发展更有利。

/专家提示/ **音乐胎教须注意**

为了预防高频声音损伤胎儿的听力，在进行音乐胎教时，请注意以下几点：

尽量不使用传声器。

最好请专业人员帮助选购CD，以确保质量。

每次听的时间都不要过长。

对于适合的胎教音乐，最好能经常聆听，因为声波经过反复，不断地得到强化，可以促进胎儿的右脑发育。

▶▶▶ 给胎宝宝唱儿歌

澳大利亚一位妇产科医生的研究结果显示，优美悦耳的歌声对宝宝听力系统的发育非常有好处。这位医生让36位孕妈妈每天按时来医院接受音乐胎教，即欣赏音乐。经检查，这些胎儿降生后神经系统发育良好、体格健壮、智力优良、反应也特别敏捷。10年后追踪观察发现，有7名儿童获得音乐奖，有2名儿童成为舞蹈演员，其他的孩子学习成绩均良好。因此，音乐作为胎教的一种，显然是一种提升胎儿智力、促进身体健康的有效方法。

在音乐胎教中，除了给胎儿听音乐外，孕妈妈可以不定期地用柔和的声调唱轻松的歌曲，或有意识地教胎宝宝唱一些儿歌。孕妈妈可以一边做家务，一边哼唱曲调欢快、朗朗上口的儿歌，哼唱时，声音不宜过大，以小声说话的音量为标准。

▶▶▶ 语言胎教：胎儿喜欢妈妈的声音

进行语言胎教，首先可从给宝宝起乳名开始，怀孕5~6个月时，胎儿有了听觉，父母可给腹中的胎儿取乳名，父母经常呼唤胎儿的乳名，胎儿会记忆深刻。胎儿出生后，当呼唤其乳名时，他听到曾经熟悉的名字时，可有一种特殊的安全感，烦躁、哭闹明显减少，有时会露出高兴的表情。

进行语言胎教时，准爸妈应该用诗一样的语言、童话般的境地，向腹中的小宝宝描述大自然的秀丽景色、人间的真善美、父母的一片爱心。美丽的语言会激发他的生长，培养他的美感，使他出生后更加聪明、可爱。

对话的内容不限，可以问候，可以聊天，可以讲故事，朗诵诗词，唱歌等，但应以简单、轻松、明快为原则。在开始的时候，准爸妈可以向胎儿重复一些简单的字，如奶、干、湿、尿、口、手等。以后，除了重复单字练习外，还可以对胎儿进行系统性的语言诱导，例如早晨起床前轻抚腹部，说声："早上好，宝宝。"洗脸、刷牙、梳头、换衣服时都可以不厌其烦地向胎儿解说。吃早餐时先深呼吸几次说："宝宝，真香，这是牛奶啊！"

散步时，可以把眼前的景色生动地讲解给胎儿听："瞧，青青的草，红红的花，多美啊！"淋浴时随着冲洗的动作轻柔地介绍："听，这是流水声，妈妈洗澡啦！"对话可从4~5个月开始，每天定时刺激胎儿，每次时间不宜过长，1~3分钟即可。不要讲太复杂的句子，最好每次都以相同的词句开头和结尾，以加深记忆，这样循环发展，不断强化，效果会很好。

／专家提示／ 一个有趣的胎教实验

　　各国的胎教研究似乎都从不同的角度证实了一个有趣的事实，即父母在孕期经常喜欢与胎儿"聊天"，子女出生后语言乃至智力发育往往都好于一般孩子。

　　有人做过一个有趣的实验：当胎儿满5个月时，丈夫每天早晨开始亲切地对着妻子腹部说："宝宝，我是你爸爸，正在跟你说话呢。"说也奇怪，出生后，婴儿听到这种声音马上便停止哭啼，并四处张望找人。孕期经常与胎儿对话，能给婴儿留下深刻的印象。

▶▶▶ 光照胎教：让胎儿不再害怕

　　光照胎教是在胎儿期适时地给予光刺激，促进胎儿视网膜光感受细胞的功能尽早完善。光刺激对胎儿的视网膜以及视神经有没有损害呢？有实验结果证明，光照对视网膜以及视神经有益无害。光照对胎儿无害，那么胎儿是否能看到光？利用彩色超声波观察，光照后胎儿立即出现转头避光动作，同时心率略有增加，脐动脉和脑动脉血流量亦均有所增加。这表明胎儿可以看到射入子宫内的光亮。

　　光照胎教具体方法：怀孕6个月以后，可以每天用手电筒（4节1号电池的手电筒）紧贴孕妈妈腹壁照射胎头部位，每次持续5分钟左右。结束时，可以反复关闭、开启手电筒数次。

　　胎教实施中，孕妈妈应注意把自身的感受详细地记录下来，如胎动的变化是增加还是减少，是大动还是小动，是肢体动还是躯体动。通过一段时间的训练和记录，孕妈妈可以总结一下胎儿对刺激是否建立起特定的反应或规律。不要在胎儿睡眠时施行胎教，这样会影响胎儿正常的生理周期，必须在有胎动的时候进行胎教。光照时可以配合对话，综合的良性刺激可能对胎儿更有益。

▶▶▶ 合格准爸爸必修课

学会听胎心音

　　到了孕中期，准爸爸应学会听胎心，用胎心仪是最简单有效并且最准确的方法。在妊娠24周之前，胎心音多在脐与耻骨联合之间。24周之后，胎心随胎位不同而不同，可在孕妈妈脐的左下或右下方。听胎心不是一下就能掌握的，要学会分辨胎心音与肠鸣音，母体主动脉音和母体心音的区别是：胎心音是有规律的，肠鸣音没规律；胎心跳动快，母体的心率慢。

　　每次听胎心至少1分钟，正常胎心率为120～160次/分。在某些情况下，如孕妈妈情绪激动，大运动过后，饥饿血糖低时，胎动过后，胎心率可大于160次/分。安静的情况下，如果10分钟内发现胎心率总是低于120次/分或高于160次/分，应及时去医院就诊。

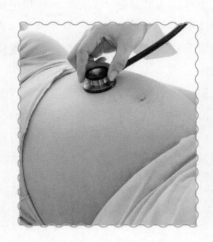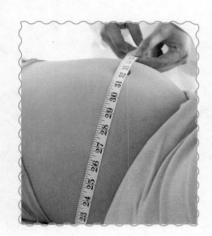

学一学测量宫高的方法

　　孕5月时，医生常常会通过腹壁触摸，测量出耻骨上缘到子宫底的长度，就是在测量宫高。

　　通过宫底高度的变化，可以推测胎儿的生长情况。例如，当胎儿由纵产式变为横位时，宫高会有所降低，胎儿臀位端坐在宫腔内，宫高会显得高一些，怀孕末期时，胎儿的入盆会让宫高降低。准爸爸可以学一学怎样测量宫高，这样在家的时候也可以帮助孕妈妈测量，随时了解孕妈妈子宫的情况，从而推测出胎儿的生长情况。

　　宫高的测量方法是：每次测量前，孕妈妈先去排空膀胱，否则影响对子宫底高度测量的准确性。然后，仰卧在床上，双腿蜷曲，由准爸爸帮助测量阴部上端（即耻骨联合上缘）子宫底的距离。子宫底的变化情况为：

　　胎儿5个月末时，在脐下1横指。

　　胎儿6个月末时，在脐上1横指。

　　胎儿7个月末时，在脐上3横指。

　　胎儿8个月末时，在脐与剑突（胸骨下端）之间。

　　胎儿9个月末时，在剑突下2横指。

　　胎儿10个月末时，在脐与剑突之间。

做好妻子的后勤工作

妻子怀孕后，不论从身体上还是心理上，都需要丈夫的体贴与关怀，这时的准爸爸应尽量推掉不必要的应酬，多在家里陪陪妻子。除了做好家庭营养师等后勤工作外，还应陪妻子一同去做产前检查，毕竟宝宝是爱情的结晶，胎儿的生长状况如何，准爸爸也是非常关心的。如果有空，最好能够陪妻子一起去参加"孕期课堂"，学习一些怀孕和分娩知识，这能有效提高后勤保障工作的质量，也能让孕妈妈感受到你对宝宝和她的爱护。

如果有些应酬是必需的，那准爸爸要尽量少喝酒或不喝酒，因为喝酒不仅会影响自己的身体健康，还可能给怀孕妻子带来不必要的麻烦。孕期是个比较特殊的时期，如果平日，妻子能好好照顾醉酒的丈夫，但在怀孕期间，妻子则没有更多精力和体力照顾醉酒的丈夫，因为她和腹中的宝宝才是需要被照顾的对象。从这点看，为了母婴身心健康，准爸爸还是少喝酒为好。

通过对话传递父爱

睡觉前准爸爸可以在孕妈妈的腹部轻轻地抚摸腹中的胎儿，并实施对话："哦，小宝宝，爸爸来听，这是小脚丫，这是小手，让爸爸摸摸。啊！会蹬腿了，再来一个……再见。"胎儿特别喜欢父亲的声音，因为男性的声音低沉、浑厚。心理学家特别指出，让父亲多对胎儿讲话，这样不仅增加夫妻间的恩爱，共享天伦之乐，还能将父母的爱传到胎儿那里，这对胎儿的情感发育有很大的好处。

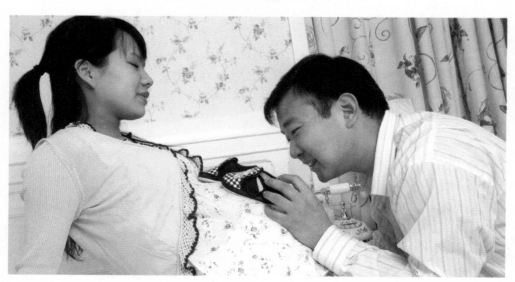

孕7月（25～28周）困惑较多的月份

▶▶▶ 孕妈妈身体的变化

腹部更大了

到了本月，孕妈妈的腹部更大了，向前高高隆起，必须保持胸部向后、颈部向前、肩部下垂、脊柱前凸，身体才能维持平衡，这会引起背部一些肌肉的过度劳累，而感到明显的腰背酸痛。

子宫相对敏感了许多

子宫肌肉对外界的刺激越来越敏感，如用手稍用力刺激腹部，可能会出现较微弱的收缩。收缩时子宫内的压力一般不超过2千帕，所以不会引起疼痛，也不会使子宫颈扩张，一般持续数秒即会消失，不必紧张。

大量出现妊娠纹

孕妈妈怀孕7个月左右时，受增大的子宫影响，皮肤弹性纤维与腹部肌肉开始伸长，当超过一定限度时，皮肤弹性纤维发生断裂，于是，在腹部会出现粉红色或紫红色的不规则纵形裂纹。产后虽然断裂的弹性纤维能逐渐修复，却难以恢复到以前的状态，而原先皮肤上的裂纹渐渐褪色，最后变成银白色，这就是妊娠纹。除腹部外，它还可延伸到胸部、大腿、背部及臀部等处。这些妊娠纹一旦形成，就不会消失。但适当的预防可以从一定程度上淡化产后妊娠纹的程度，并可缓解由此带来的皮肤瘙痒等状况。

▶▶▶ 胎儿的变化

胎儿长大了

身长约35厘米，重约1000克。

大脑皮质发达

此阶段胎儿的大脑皮质变得相当发达与成熟，能以自己的意志改变身体的方向，因此会有伸展、收缩身体与抓握手脚等肢体动作产生。此外，胎儿的思考、记忆及各种情感发展也开始萌芽。

视力继续发展

在怀孕第7个月末，胎儿的眼睛开始会张开，之后就会有睁眼与闭眼的行为产生，眼球也开始能转动。视网膜层完全形成，能够区分光亮与黑暗。

像个小老头

胎儿皮肤的厚度大致已发育完成，脂肪的分泌较为旺盛，全身被胎脂覆盖着。皮肤呈粉红色，有皱纹，头发约长5毫米，样子像个小老头，身体比例已较为匀称。

听力继续发展

在怀孕第25周以后，胎儿的听力已逐渐发育成熟，除了可以听到孕妈妈心脏跳动的声音之外，也可以听到孕妈妈身体以外的其他声音。

▶▶▶ 孕7月饮食原则

这个时期，孕妈妈的各方面情况与前一个月相差不大，但是本月已经面临可能的妊娠高血压综合征，所以在饮食方面需要额外小心。

不宜多吃动物性脂肪，减少盐的摄入量，日常饮食以清淡为佳，忌吃咸菜、咸蛋等盐分高的食品。水肿明显者要控制每日盐的摄取量，限制在2~4克。同时，要保证充足、均衡的营养，必须充分摄取蛋白质，适宜吃鱼、瘦肉、牛奶、鸡蛋、豆类等。忌用辛辣调料，多吃新鲜蔬菜和水果，适当补充钙元素。

另外，要注意增加植物油的摄入。此时，胎儿机体和大脑发育速度加快，对脂质及必需脂肪酸的需要增加，必须及时补充。因此，增加烹调所用植物油（如豆油、花生油、菜油等）的量，既可保证孕中期所需的供给，又提供了丰富的必需脂肪酸。孕妈妈还可吃些花生仁、核桃仁、葵花子仁、芝麻等油脂含量较高的食物，并控制每周体重的增加在350克左右，以不超过500克为宜。

┌─ **/专家提示/** **孕期不宜多吃高脂食物** ─────────────────

英国医学专家通过研究发现，如果孕妈妈在孕期经常摄入高脂食物，那么宝宝在日后易发生代谢和心血管方面的异常。

尽管这些宝贝在出生后，父母一直注意给他们进食健康食品，但他们在成年后患高血脂和高血压的概率仍然比其他人要大。因此，专家们向孕妈妈提出建议，孕期每天摄入脂肪的量，不要超出当天食物总热量的30%。

▶▶▶ 孕妈妈要谨防食用过敏性食物

孕妈妈食用过敏食物不仅会导致流产或胎儿畸形，还可导致婴儿患病。有过敏体质的孕妈妈可能对某些食物过敏，这些过敏食物经消化吸收后，可从胎盘进入胎儿血液循环中，妨碍胎儿的生长发育，或直接损害某些器官，如肺、支气管等，从而导致胎儿畸形或患病。

可从以下几方面进行预防：

如果以往吃某些食物发生过过敏现象，在怀孕期间应禁止食用这类食物。

不要吃过去从未吃过的食物或霉变食物。

在食用某些食物后，如曾出现过全身发痒、出荨麻疹、心慌、气喘、腹痛、腹泻等现象，应注意不要再食用这些食物。

不吃易过敏的食物，如虾、蟹、贝壳类食物及辛辣刺激性食物。

▶▶▶ 肥胖孕妈妈怎样安排饮食

孕妈妈肥胖可导致分娩巨大胎儿，并造成妊娠糖尿病、妊娠期高血压病、产后出血情况增多等。因此妊娠期一定要合理营养，平衡膳食，不可暴食，注意防止肥胖。已经肥胖的孕妈妈，不能通过药物来减肥，可在医生的指导下，通过调节饮食来控制体重。肥胖孕妈妈摄取营养时要注意以下几方面。

控制高糖类、高脂肪食物的摄取量。米饭、面食等粮食均不宜超过每日标准供给量。动物性食物中可多选择含脂肪相对较低的鸡、鱼、蛋、奶，少选择含脂肪量相对较高的猪、牛、羊肉，并可适当增加一些豆类，这样可以保证蛋白质的供给，又能控制脂肪量。少吃油炸食物、坚果、植物种子类的食物，这类食物含脂肪量也较高。

多吃蔬菜和水果。主食和脂肪进食量减少后，往往饥饿感较严重，可多吃一些蔬菜和水果，注意要选择含糖分少的水果，既可缓解饥饿感，又可增加维生素和有机物的摄入。

养成良好的膳食习惯。肥胖孕妈妈要注意饮食有规律，按时进餐。不要选择饼干、糖果、油炸土豆片等热量比较高的食物作零食。

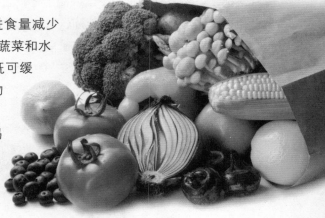

▶▶▶ 适合孕7月的运动

孕7个月时，孕妈妈的运动量比以前应减少一些，但运动安全性比孕9、10月要强很多。因此，除了每天坚持散步以外，广播体操、孕妈妈操、太极拳等都是不错的选择。

广播体操。广播体操对于孕妈妈来说是较适宜的锻炼方法。可以在通风很好的家中做，也可以在环境宜人的公园做。怀孕4~8个月，可做全套，但弯腰和跳跃不要做，而且动作要轻缓，每次不要做到很累，做20分钟左右，微微出汗时就可以停止了。注意，练习广播体操时，最好穿宽大的适合运动的衣服，以便四肢伸展。

孕妈妈操。为孕妈妈量身定做的孕妈妈操，对于孕妈妈来说是一种保健运动。能够防止由于体重增加和重心变化引起的腰腿疼痛；能够松弛腰部和骨盆的肌肉，为将来分娩时胎儿顺利通过产道做好准备；还可以增强孕妈妈的自信心，能够更从容地应对分娩阵痛，配合医生，使胎儿平安降生。注意，做孕妈妈操时动作要轻柔，以不感疲劳为宜，并且要每天坚持做。

太极拳。太极拳是我们中国人的国粹，它要求人的精神处于放松和虚灵状态，动作柔和、气脉连贯，又比较轻松，没有突兀和剧烈的硬性动作，追求身体内气血的和畅融通，很适合孕妈妈锻炼，对孕妈妈、胎儿极为有利。

/专家提示/ **孕妈妈多做运动，可提升宝宝的智商**

美国心理学家最新研究发现：怀孕的女性如果在孕期适当多做些运动，宝宝的智商会更高。研究发现，那些每天做30分钟运动的孕妈妈，所生出的宝宝要比每天都坐着的孕妈妈所生出的宝宝智商高出8个百分点。这可能与运动能够加快神经元的生长，增强脑部血液供给有关。

▶▶▶ 孕期的皮肤护理

腹部的妊娠纹

由于激素的变化，有些孕妈妈的皮肤会变得很脆弱，出现干燥粗糙、失去弹性、增长皱纹等现象。而随着腹部的增大，腹部的妊娠纹也会越来越多。妊娠纹出现以后，要想完全祛除是不可能的，但孕妈妈完全可以通过控制体重、腹部按摩、均衡营养等方法减轻妊娠纹的程度，并可缓解由此带来的皮肤瘙痒等状况。

专家建议，女性从孕前开始就要注意锻炼身体，经常做按摩，并坚持经常用温水沐浴，以增强皮肤的弹性，同时还要注意营养均衡。

另外，也可每天早晚取适量的抗妊娠纹乳液，涂抹在腹部、髋部、大腿根部和乳房四周，并用手按摩，促进乳液完全吸收，减小皮肤张力，增加皮肤的弹性，来有效预防和减少妊娠纹。

> /专家提示/ **选择安全的抗妊娠纹乳液**
>
> 孕妈妈在选择抗妊娠纹乳液时要注意，绝对要保证孕妈妈和胎儿的安全，原料要优质和纯净，不污染衣服，对超声检查无影响。

面部长斑

妊娠期间，有人脸上会长黄褐斑或雀斑，还有蝴蝶形的蝴蝶斑。这些在怀孕期间长的斑又被称为"妊娠斑"，如果怀孕之前就有斑点的，现在无疑会加重。

这些都是由于激素变化促进了色素沉着造成的，和乳头及乳晕变黑是同样的道理，不必太过担心。一般分娩后，颜色会逐渐变淡，但彻底消失是比较难的。如果想消斑的话，千万不要在孕期进行，这些工作都留给分娩以后。孕期可以做的有以下几点。

1.注意防晒，尽量要避免阳光直射，外出时戴帽子和遮阳伞，随时涂防晒霜。

2.不要用碱性肥皂，以防皮肤干燥。

3.睡眠充足，心情轻松愉快。

4.多吃优质蛋白质、B族维生素和维生素C丰富的食物。

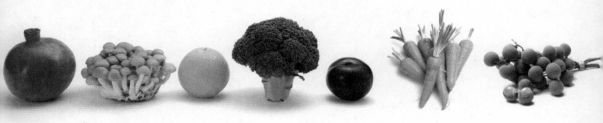

皮肤发炎

由于妊娠期间的皮肤敏感，肾脏及肝脏的功能都降低了，所以会产生发炎或发痒等问题。此时不要乱涂药膏，用药一定要请教医生。

平时应注意身体清洁，保持大便畅通，选择温和的护肤品和纯棉的贴身衣物。由于分泌物增多，特别要注意外阴部的清洁，如果持续发痒，最好检查一下是否有阴道炎。

/专家提示/ **四大抗斑食物**

番茄。番茄中富含的番茄红素、维生素C是抑制黑素形成的武器，因此番茄具有保养皮肤、消除雀斑的功效。

带谷皮类食物。谷皮类食物中富含的维生素E，能有效抑制过氧化脂质产生，从而起到干扰黑素沉淀的作用。

柠檬。柠檬中的枸橼酸能有效防止皮肤色素沉着。使用柠檬制成的沐浴剂洗澡能使皮肤滋润光滑。但柠檬极酸，吃过多会损伤牙齿。

牛奶。牛奶具有改善皮肤细胞活性，延缓皮肤衰老，增强皮肤张力，刺激皮肤新陈代谢，保持皮肤润泽细嫩的作用。

▶▶▶ 心脏病孕妈妈应注意些什么

心脏病孕妈妈因怀孕而使心脏负荷增加，可造成胎儿慢性缺氧，影响胎儿的生长发育，而且心脏病孕妈妈发生心力衰竭的概率也会明显增加，一旦发生心力衰竭，会引起心脏病孕妈妈死亡、胎儿早产甚至死胎。

要避免上述情况的发生，除用药物治疗外，科学安排饮食也十分重要。心脏病孕妈妈的饮食应以清淡、易消化而富有营养为原则，控制饮食量，防止因过胖而增加心脏负担。应多食富含B族维生素、维生素C、钙、镁及纤维素的食物，如蔬菜、水果等，并限制脂肪类食物的摄入。如有水肿，应控制食盐摄入量，不可大量饮水。

当消化不良、肠胃胀满时应忌食产气类食物，如葱、蒜、薯类等。心悸、失眠时，应忌喝浓茶及食用辛辣刺激性食物。

除了上述饮食上的注意事项外，还要做好以下几方面：

心情要舒畅，情绪要稳定，避免愤怒、激动。

注意休息，避免劳累，每天卧床应在10小时以上，在妊娠中、后期最好停止工作。

定期做产前检查，观察心脏变化，预防贫血。

预防感冒，如患感冒，应及时治疗。

/专家提示/ **心脏病孕妈妈如有不适及时送医院**

心脏病孕妈妈最危险的时期是妊娠28～34周及分娩至产后1周，在这期间，孕妈妈及家属应该特别当心，如有不适，应及时送医院检查治疗。

▶▶ 预防妊娠高血压综合征

什么是妊娠高血压综合征

妊娠高血压综合征（简称妊高征）是仅在妊娠时发生的一种特殊疾病，发病时间一般是在妊娠20周以后，尤其在妊娠32周以后最为多见，其发病过程多由轻到重，随着妊娠终止将自愈。妊高征以高血压、水肿、蛋白尿、抽搐、昏迷、心肾功能衰竭，甚至发生母子死亡为临床特点，按严重程度分为轻度、中度和重度，重度妊娠高血压综合征又称先兆子痫和子痫，子痫即在高血压基础上有抽搐。

什么人易患妊娠高血压综合征

1.大龄初产妇。

2.体型肥胖者，尤其是矮胖者。

3.营养不良、特别是伴有严重贫血者。

4.患有原发性高血压、慢性肾炎、糖尿病合并妊娠者，其发病率较高，病情可能更为复杂。

5.双胎、羊水过多及葡萄胎的孕妈妈，发病率亦较高，冬季与初春寒冷季节和气压升高的条件下，易于发病。

6.有家族史，如孕妈妈的母亲有妊高征病史者，孕妈妈发病的可能性较高。

妊娠高血压综合征对母体和胎儿的影响

妊高征是威胁母婴健康最常见、最严重的一种疾病。如不及时控制和治疗，孕妈妈可能并发心力衰竭、肾衰竭、脑水肿、脑溢血、脑栓塞和凝血功能障碍等，胎儿出现发育迟缓、早产，甚至造成孕妈妈及胎儿死亡。

造成妊高征的原因仍不清楚，目前认为是一连串疾病的衍生过程，所幸大部分妊娠高血压只需观察，不会有太大的后遗症。但严重的供血并发症，包括脑内出血、肾衰竭、肝衰竭、呼吸衰竭等，孕妈妈的死亡率会较高。如果无法以药物控制好患者的血压，终止怀孕就是唯一的治疗方法。此外，充足的卧床休息可以预防疾病恶化。

如何防治妊娠高血压综合征

1.坚持做适量运动。经常散步、游泳或森林浴，增强抗病力，但同时要注意掌握运动后感到舒适的原则，运动量过大或过小都不适宜。

2.生活规律化并加强自我护理，注意休息和营养，保持心情愉快、放松，睡眠充足。

3.实行产前检查，做好孕期保健工作。妊娠早期应测量1次血压，作为孕期的基础血压，以后定期检查，尤其是在妊娠36周以后，应每周观察血压及体重的变化、有无蛋白尿及头晕等症状和体征。

4.加强孕期营养及休息。加强妊娠中、晚期营养，尤其是蛋白质、多种维生素、叶酸、铁剂的补充，对预防妊娠高血压综合征有一定作用。因为母体营养缺乏、低蛋白血症或严重贫血者，其妊高征发生率增高。

5.控制体重。身体过胖容易引起妊娠高血压综合征。一般在孕28周后每周增重500克，因此每周体重增加应控制在500克以内。体重增加过快可能是合并妊娠水肿，必须马上看医生。

6.限制盐的摄入量，钠盐在高血压中起非常重要的作用，每天食入过多的钠，周围血管阻力增大，会导致血压上升。每天摄入盐应限制在3～5克。

7.重视诱发因素，治疗原发病。仔细想一想家族史，孕妈妈的外祖母、母亲或姐妹间是否曾经患妊高征，如果有这种情况，就要考虑遗传因素了。孕妈妈如果患过原发性高血压、慢性肾炎及糖尿病等均易发生妊高征。妊娠如果发生在寒冷的冬天，更应加强产前检查，及早处理。

▶▶▶ 防治孕期腿脚抽筋

腿脚抽筋的起因

缺钙。怀孕后对钙的需求量明显增加，尤其在孕中期、晚期，每天对钙的需求量增为1200毫克。如果膳食中钙及维生素D含量不足或缺乏日照，会加重钙的缺乏，从而增加肌肉及神经的兴奋性。夜间血钙水平比较低，所以腿脚抽筋，常常会在晚上睡觉时发作。

久坐或久站。妊娠后期子宫增大，身体下肢血液循环不良，长时间坐、站会导致血液流通更加不畅，也是导致腿脚抽筋的原因之一。

受寒和疲劳。腿部和脚部受寒会引发或加重抽筋现象，这个时期孕妈妈的疲劳感会加重，所以，保暖和休息对预防腿脚抽筋很重要。

腿脚抽筋的防治方法

饮食补钙。补钙食品首选牛奶及酸奶、奶酪、奶片等乳制品，每天早、晚喝牛奶各250毫升。其他含钙量高的食品还有虾皮、瘦肉、骨头汤、动物内脏、豆制品、坚果、芝麻和鱼、大虾、牡蛎等海产品。饮食中还要少加味精，以免影响对钙的吸收。

晒太阳。多到户外活动，阳光充足时要多晒太阳，以合成维生素D，促进对钙的吸收。必要时，可在医生指导下适度加服钙剂和维生素D，不可滥补钙，以免过量对人体产生危害。

不要走路太多或站得过久，使腿部的肌肉过度疲劳，也不要穿高跟鞋。

温水泡脚。每天临睡前用温水泡脚，可以缓解疲劳，促进下肢血液循环，祛除寒气，也可配合按摩小腿及脚，是预防抽筋的好方法。

按摩。当小腿抽筋时，可先由下向上轻轻地按摩小腿肚，再按摩脚趾及整条腿。有脚趾抽筋时要先轻轻回扳足部，按摩脚趾，再按摩腿部。

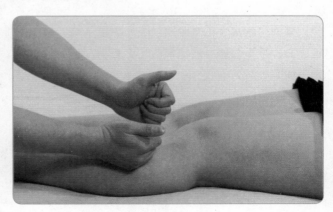

睡觉时保持下肢温暖，不要使脚部受凉，采取左侧卧姿势，也可以预防腿脚抽筋的发生。

➤➤➤ 孕妈妈要防肾结石

妊娠期肾结石发病率很高，这是因为妊娠期女性内分泌发生很大变化，代谢加快，这使肾盂、输尿管的正常排尿功能出现异常变化，主要是收缩蠕动作用减退，随即发生一定程度的扩张，使尿流变滞、变缓。这样，就很容易诱发肾结石。另外，增大了的子宫压迫输尿管，使输尿管发生一定程度的扩张和积水，也很容易诱发结石。妊娠期肾结石，以右侧为多，这与右肾位置稍低等原因有关。在妊娠期发生肾结石尽量采用非手术治疗，如果没有反复发作，可以等待分娩后再进行排石治疗。为预防肾结石，孕妈妈应注意：

孕中期每天要有一定量的活动。要多散步、做操，这样可以促进肾盂及输尿管的蠕动，防止子宫长时间压迫输尿管。

要多喝水。孕妈妈应养成多喝水的习惯，喝水多排尿也多，特别是晚间要注意喝水。因为在夜间，输尿管的蠕动会减慢，再加上尿液分泌少，尿液中的结晶物质很容易沉淀变为结石。

在妊娠期，不要偏食，特别注意不要过多进食某些容易诱发肾结石的食物，例如菠菜、红薯等。

➤➤➤ 孕妈妈患痔疮宜保守治疗

怀孕女性特别容易患痔疮。这是因为妊娠可引起腹压增高，随着子宫体逐渐增大，下腔静脉受压日益加重，特别是胎位不正时，压迫更为明显，直接影响直肠下端、肛管的静脉回流，致使痔静脉充血、扩张，更加重了痔静脉的回流障碍，从而诱发痔疮。

另一方面，怀孕期一般活动量较少，胃肠蠕动减慢，粪便在肠腔内停留时间较长，粪便内的水分被重吸收，引起大便干燥，排便困难。干硬的粪便会擦破痔黏膜而致出血，甚至使原有的痔核脱出于肛门外，而致水肿、坏死，造成肛门剧烈疼痛、行走不便等一系列症状。

/专家提示/ **尽量避免妊娠期进行痔疮手术**

妊娠期女性患痔疮后，一般不主张立刻手术治疗，可选用一些保守疗法，等到产后再行进一步治疗。这是因为产后随腹压的降低，静脉回流障碍的解除，体内孕激素含量的降低，痔核一般会在4个月内缩小或萎缩。此时若症状消失，可免手术之苦。若仍有痔核存在，再进行手术治疗，因这时痔核已较妊娠时明显变小。手术痛苦就会相对减小，疗程亦会明显缩短，所以应尽量避免妊娠期手术治疗。

▶▶▶ 瘦弱型孕妈妈如何进行自我护理

瘦弱的孕妈妈孕期发生贫血、低钙和营养不良的倾向会明显增加，而对胎儿的危害更为严重，流产、早产、胎儿发育不良乃至畸形者，均多于正常孕妈妈。因此，瘦弱孕妈妈自怀孕前应该先对自己的健康状况进行一次全面、系统的检查，如瘦弱是由疾病引起，必须认真治疗，治愈后方可怀孕。如是瘦弱型体质，应加强营养和坚持锻炼。怀孕后要比一般孕妈妈更重视营养的补充，除了保证食物的质量，满足机体对优质蛋白质、钙、磷、铁等矿物质和多种维生素需求外，还要经常变换食品花样，尽量增加自己的食欲。体形过于瘦弱者，应请医生指导，辅以一些营养药物和适当的补品。

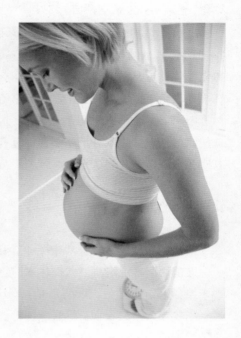

选择食补还是服用制剂

食补最易吸收。孕妈妈是特殊人群，对某些营养素有特别的需要。但这些营养完全可以通过日常饮食来提供，只要各种天然食物搭配得当，种类多样，就能做到营养全面均衡。天然食物中的营养素才是人体最容易吸收和利用的。只有在以下情况时，才考虑在医生指导下服用制剂补充。

1.食物种类不够丰富。

2.孕妈妈在饮食上调整后，仍不能满足身体需求。

3.孕妈妈营养素缺乏严重。

──/专家提示/ **摄入过量反而有害** ──────

市场上有许多维生素或孕妈妈钙、铁、锌的强化补充剂，有单一的，也有复合的。如果乱补，很容易出现摄入过量的问题，反而对孕妈妈和胎儿造成损害。日常饮食中很少会出现维生素或矿物质摄入过量的问题，但如果服用制剂就很难判断了，容易出现摄入过多、积存体内而中毒的现象。

▶▶▶ 孕妈妈腿部水肿的调理

据统计，约有75%的孕妈妈在怀孕期间或多或少会有水肿情形发生，且在怀孕7~8个月后，症状会更加明显，这主要是由于子宫越来越大，压迫到下腔静脉，造成血液循环回流不畅而引起的。孕妈妈久站或久坐后也可能发生下肢水肿，一般多发生在脚踝或膝盖以下处，通常这是正常的生理现象，一般经卧床休息后即能消退。如果休息6小时以上水肿不消退，且有加重并向全身发展的趋势，就要考虑是否为妊娠高血压综合征。如果水肿严重，并伴随有心悸、气短、四肢无力、尿少等不适症状，要及时去医院检查，确认是否为营养不良、贫血或妊娠心脏病等其他病症。

减轻水肿的方法

日常起居消肿法

要避免久坐久站，经常变换一下姿势，活动活动双腿。

睡前用温水泡泡脚，或在休息时将脚适当抬高。

给自己选一双好鞋，浮肿的脚，最好选择柔软天然材质的软皮或布鞋，鞋要舒适；不要穿太紧的衣物，尽量穿纯棉舒适的衣物。

要调整好工作和日常生活节奏，不能过于紧张和劳累，保证充足的休息和睡眠时间，防止情绪激动，避免较剧烈或长时间的体力劳动。

运动消肿法

1.先平躺在床上，双脚合拢伸直，将所有脚趾向内抓紧。抓紧数秒后，将所有脚趾放松。

2.躺卧在床上，双脚伸直分开，双脚脚掌先向内打圈，再向外打圈。

3.先躺卧在床上，双脚合拢伸直，慢慢将双脚提高。提高后稍停一会，将双脚慢慢放下。

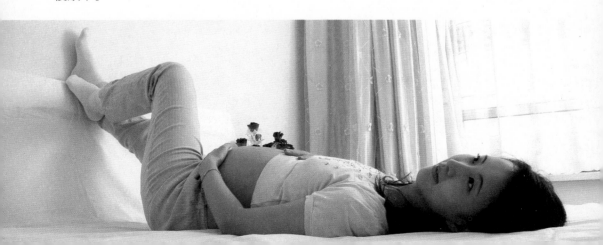

饮食消肿法

多吃鲤鱼、冬瓜、老鸭、红豆、黑豆等食物。冬瓜汤不仅有利消水肿，也适合通利乳汁。老鸭煲具有滋阴清热、利水消肿的作用，很适合体质燥热、容易水肿的孕妈妈。

水肿时宜吃清淡的食物，少加盐，不要吃过咸的食物，尤其是咸菜、咸鸭蛋，以防水肿加重。水肿较严重的孕妈妈应控制水分的摄入，每天不要超过1000毫升，同时，汤、饮料都要限量。

▶▶ 抚摸胎教：推动散步法

孕6～7个月时，孕妈妈可以在腹部明显地触摸到胎儿的头、背和肢体，这时就可以增加推动散步的练习。

孕妈妈平躺在床上，全身放松，轻轻地来回抚摸、按压、拍打腹部，同时也用手轻轻地推动胎儿，让胎儿在宫内"散一散步，做一做操"。

做推动散步时最好能在医生的指导下进行，以避免因用力不当或过度而造成腹部疼痛、子宫收缩，甚至引发早产。每次5～10分钟，动作要轻柔自然，用力均匀适当，切忌粗暴。如果胎儿用力来回扭动身体，孕妈妈应立即停止推动，可用手轻轻抚摸腹部，胎儿就会慢慢地平静下来。

▶▶ 选择适合自己的胎教音乐

每个人各自都有不同的性格特点，不同性格特点的孕妈妈，进行音乐胎教时则应选择曲调、节奏、旋律、响度不同的乐曲。

孕妈妈情绪不稳，性情急躁，胎动频繁不安者，则宜选择一些缓慢柔和、轻盈安详的乐曲。如二胡曲《二泉映月》、筝曲《渔舟唱晚》、民族管弦乐曲《春江花月夜》、琴曲《平沙落雁》等。这些柔和平缓，并带有诗情画意的乐曲，可以使孕妈妈及胎儿逐渐趋于安定状态，并有益于母儿的身心朝着健康的方面发展。

如果孕妈妈性格内向，胎动也比较弱，则宜选择一些轻松活泼、节奏感强的乐曲。如《春天来了》、《江南好》、《步步高》及《春之声圆舞曲》等。这些乐曲旋律轻盈优雅，曲调优美酣畅，起伏跳跃，节奏感强，既可以使孕妈妈振奋精神，解除忧虑，也能给腹中的胎儿增添生命的活力。

对于音乐胎教来说，就和中医治病讲究"辨证论治"一样要因人制宜，绝不可用恒定的胎教乐曲，让所有的孕妈妈去聆听。

▶▶▶ **胎教小课堂**

《渔舟唱晚》欣赏提示

古筝独奏曲《渔舟唱晚》是一首著名的北派筝曲。《渔舟唱晚》的曲名取自唐代诗人王勃在《滕王阁序》里"渔舟唱晚，响穷彭蠡之滨"中的"渔舟唱晚"四个字。《渔舟唱晚》形象地描绘了夕阳西下，晚霞斑斓，渔歌四起，渔夫满载丰收的喜悦欢乐情景，表现了作者对祖国河山的赞美和热爱。

全曲大致可分为三段：

第一段音乐悠扬如歌、平稳流畅，展示了优美的湖光山色——渐渐西沉的夕阳、缓缓移动的帆影、轻轻歌唱的渔民……给人以"唱晚"之意，抒发了作者内心的感受和对景色的赞赏。

第二段旋律从前一段音乐发展而来，这段音乐形象地表现了渔夫荡桨归舟、乘风破浪前进的欢乐情绪。

第三段在旋律的进行中，形象地刻画了荡桨声、摇橹声和浪花飞溅声。随着音乐的发展，速度渐次加快，力度不断增强，展现出渔舟近岸、渔歌飞扬的热烈景象。

《春天来了》欣赏提示

《春天来了》由雷雨声根据福建民间歌舞《采茶灯》曲调编成。作者运用丰富多变的配器、变奏等手法，充分表现了采茶姑娘欢快的劳动和对春天到来时喜悦、赞美之情。这首三重奏曲形式新颖、曲调华丽。

此曲的引子是节奏自由的散板，好似春回大地，万物苏醒。主部：以福建民歌《采茶扑蝶》为主部的、轻快活泼的旋律，歌唱春天的到来。第1插部：转为抒情的慢板，抒发了采茶姑娘们怡然自得的喜悦之情；接着是主部的第1次再现，更增添了音乐的欢快气氛。第2插部：与主部的对比更强烈，它以云南民歌《小河淌水》的音调为主题，鲜明地刻画了春回大地的动人意境。尾声中速度不断加快，力度不断加强，最后在高潮中结束全曲。

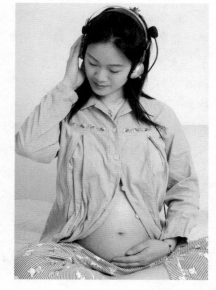

孕妈妈在倾听这首音色丰富、配器多样、色彩华丽、形式新颖的乐曲时，要努力营造出自己内心的欢快喜悦之情，排解忧郁。

▶▶▶ 语言胎教：胎儿不再寂寞了

胎儿在妊娠7个月起，听力基础已初步形成，能听到周围世界的声音，所以准爸妈每天都应与胎儿谈话。清晨，孕妈妈可一边拍着肚子，轻轻抚摸着，一边唤着胎儿的名字："宝宝，你睡得好不好？天亮了，我们起床了。宝宝，起来活动活动，看今天的天气多么好。"孕妈妈每天都重复这些话，反复地强化，可给胎儿留下记忆。

受孕7个月后，就可以开始正规"上课"了。先以信号提示胎儿，可用手轻压三下胎儿肢体或轻拍胎儿告诉胎儿现在开始上课，宝宝要静静地听。一般早上醒来以讲话的形式为主，下班回家和晚上临睡前则采用文字训练或音乐训练的形式。这样的训练一般5～10分钟一次，每天进行3次。对话时要选择一个舒适的环境、有固定的胎教时间。

▶▶▶ 和胎儿一起"看"画册

通过与胎儿一起看画册，可以培养胎儿丰富的想象力、独创性及进取精神。孕妈妈看画册时，可选那些色彩丰富、富于幻想的图画，用富于想象力的语言以讲故事的形式表达出来。讲述时，要努力把感情倾注于故事的情节中，通过语气、声调的变化使胎儿了解故事情节是怎样展开的。

要知道，单调和毫无生气的声音是不能唤起胎儿的感觉的。一切喜怒哀乐都将通过富有感情的声调传递给胎儿。不要只是朗读，对这些语言要通过你的五官感觉使它形象化，以便更具体地传递给胎儿，因为胎儿对你的语言不是用耳而是用脑来接受的。

▶▶▶ 光照胎教：有助于胎儿的发育

选择胎儿觉醒、活跃的时候，一边进行光照胎教，一边可播放音乐，还可与宝宝对话。如："现在是中午时间，外面的天气很好，微微的风很舒服，宝贝你感觉到了吗？"妈妈一边用手电筒的微光照射腹部，一边告诉胎儿："这是手电筒发出的光，它好玩儿吗？你可以去抓住它"等。

坚持光照胎教一个月后宝宝会记住这个时间段，每到这个时间段宝宝会非常高兴。

需要注意的是，光照胎教要配合宝宝的作息时间，要在宝宝醒着的时候（即在胎动明显时）做光照胎教。经过这么长时间和宝宝的相处，孕妈妈也应基本知道宝宝的作息规律。当然也有作息不太规律的宝宝，这就需要孕妈妈细心体察宝宝的情况了。

▶▶▶ 合格准爸爸必修课

和妻子一起接受产前培训

从这个月开始，孕妈妈可能要参加各种产前培训班了，为了更好地了解分娩和育儿知识，准爸爸应陪妻子一起去，一是因为妻子挺着大肚子，行动越来越不方便，非常需要陪伴和保护；二是作为孩子的爸爸，也应了解分娩和育儿知识，以便在妻子分娩和将来照顾宝宝的时候能派上用场。

有些医院可以陪产的前提是与妻子一起上产前班。准爸爸虽然工作忙碌，未必能抽身参加所有的课程，但是与孕妈妈一起上产前班，确实会对孕妈妈的怀孕及生产提供莫大的帮助。这是因为，医护人员都会在准爸爸出席时，提醒他在怀孕期间如何去协助、关爱、体谅孕妈妈，生活中的各种细节，如做家务、搬重物、行房，还有饮食、作息时间等，这些都需要重新调整，孕妈妈和家人都要重新适应。除此之外，准爸爸还会看到产房的环境，并学习分娩时可能遇到的各种情况和分娩时呼吸、动作如何配合等。准爸爸在日常生活中可以陪准妈妈练习，而且到分娩时，他也可以适时提醒妻子如何做，使妻子得到鼓励，以便顺利分娩。

体谅妻子的冷淡

孕妈妈在妊娠中后期也许会表现出情绪的相对平淡，这是一种自我保护性心理状态，此时她对周围事物表现相对迟钝，较少关心他人活动，以一种看似漠然的姿态出现在人们面前。她注意力减低，甚至动作迟缓、懒惰。她经常将主要精力集中于留心周围可能潜在的危险，尽量不受外界干扰，以保护胎儿的健康成长。她对丈夫的兴趣明显降低，性欲减弱，性生活减少。对于这些，丈夫应给予理解和体谅。

给妻子提供适宜的衣着

无论是孕妈妈还是产妇，新陈代谢都十分旺盛，每天要流许多汗，特别在炎炎夏日里比其他人更为明显，加之夏天的衣服要直接与皮肤接触，所以准爸爸必须懂得为孕妈妈选用衣着之道。宜以质地轻柔、薄爽、吸汗、透气为佳；款式宽松一些，通常穿裙比穿裤更清爽。这样不但可预防皮肤长汗疹及疖肿，还可使孕妈妈因自己的衣着舒适得体而心情愉快。

孕妈妈在选购鞋时必须要注意鞋跟要低，鞋头要宽，这样不仅舒服，还有利于孕妈妈脚部的血液回流到心脏，从而可预防下肢发生水肿；准爸爸还须留意鞋底是否防滑，由于孕妈妈的身体日渐沉重，很容易失去平衡而摔倒。

准爸爸要避免买尼龙丝袜给孕妈妈穿，因为这种袜子一点也不吸汗，会使孕妈妈脚部变得又湿又热，容易导致皮肤的敏感性增高。如果孕妈妈不慎患上拖鞋皮炎，除了及时换掉拖鞋外，可用硼酸水浸泡患处，然后在患处涂抹红霉素软膏，即可逐渐好转。

给胎儿适度的刺激与锻炼

胎儿发育需要适宜的环境，也需要各种刺激和锻炼。胎儿除生理需要外，还需要一些与精神活动有关的刺激和锻炼。例如，丈夫可与妻子开适度的玩笑，幽默风趣的话会使妻子的感情更丰富；陪妻子观看喜欢的影剧；让妻子与久别的亲人重逢；让妻子参与社交并和邻里接触；陪妻子作短途旅游等。总之，让她的情绪出现短暂的、适度的变化，为未出世的孩子提供丰富的精神刺激和锻炼。

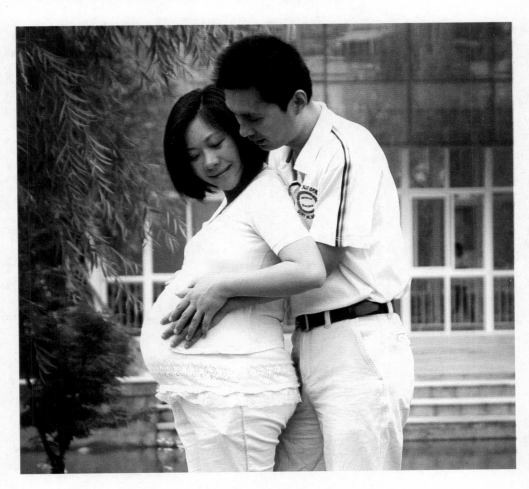

Part 4

孕晚期——
快乐养胎每一天

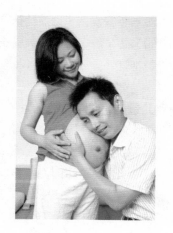

在漫长的十月旅程中，还只剩下短短的三个月了，现在你要更加多关心自己的身体啦！每天要进行适度的锻炼和生活调养，还要认真地进行胎教，所以千万不要太累哦！

省时阅读

　　孕晚期胎儿、孕妈妈会有哪些身体变化？此时应如何做好安胎、养胎和胎教工作呢？合格准爸爸应该做些什么呢？这些内容在本章中都有详细的讲述。

　　这一时期孕妈妈的营养需求达到了最高峰，身体越发笨重，又因逐渐接近分娩，大多初产妇不免有些担心。针对这些生理、心理特点，本章除了对此时期在饮食、日常起居、运动等方面需注意的细节进行介绍外，还对初产妇最为关注的有关分娩前的相关疑问做了科学解读。

　　同前面一样，对此时期孕妈妈容易出现的不适及疾病，提出了防治措施，尤其要注意预防早产的发生。

　　这一时期各种胎教方法继续适度进行，且越接近分娩越不能忽视。

孕8月（29～32周）快乐孕育进行时

▶▶▶ 孕妈妈身体的变化

孕期不适加重

子宫迅速增大，宫高达到25～28厘米，腹部隆起极为明显，随着腹部隆起，肚脐突出，动作越来越迟钝，孕妈妈特别容易感到疲劳和各种不适，如腰酸背痛、便秘、水肿等在本月都可能加重。

阴道分泌物不断增加

到了孕8月，子宫颈腺体的分泌会变得较为旺盛，许多孕妈妈会有真菌感染的困扰。若有感染的症状，并感到不舒服时，应尽快就医诊治。

小腿抽筋情况增多

孕晚期的孕妈妈睡觉时常有小腿抽筋的困扰，主要是因为腹部变大导致下半身的血液循环变差及钙质不足。除了补钙外，可多散步、做缓和的体操运动及简单的下肢按摩来促进下半身血液循环，预防抽筋症状的发生。

▶▶▶ 胎儿的变化

胎儿长大了

身长约40厘米，重1500～1700克。

胎位相对比较固定

由于胎儿身长、体重的增加，在子宫内的活动余地相对减少了，胎儿在子宫内的活动显得较为迟缓，胎位较为固定，大多数胎儿的头朝下，头部位于孕妈妈的骨盆入口处。少数胎儿的臀部位于孕妈妈的骨盆入口处，形成臀位，这是一种异常的胎位。

五感发育基本完成

怀孕过了第7个月后，胎儿5种感觉器官（听觉、视觉、触觉、味觉与嗅觉）大致都已经发育完成。因此，此阶段可以好好地通过胎教和腹中的胎儿一同互动，以增进母婴间的情感交流。

胎动减少

由于胎儿越来越大，在母体内的空间就相对变小，所以胎动也会逐渐减弱。

▶▶▶ 孕8月饮食原则

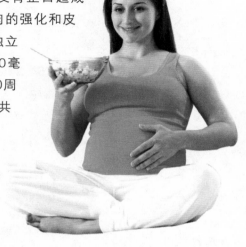

　　孕晚期时，胎儿的骨骼、肌肉和肺部发育正日趋成熟，对营养的需求达到了最高峰。骨骼肌肉的强化和皮下脂肪的蓄积，都是在为出生以及之后的独立存活做最后的准备，如胎儿每天需要约200毫克钙用于骨骼发育。尤其在出生前的最后10周内，胎儿的体重猛增，其增长的体重是此前共增体重的一半还要多。

　　为了满足胎儿的需要，也为了给分娩补充体力，为哺乳做好准备，准孕妈妈的体重也在猛增，大约每周增加250克。这些都要求孕妈妈通过饮食来增强营养，满足母体和胎儿的需求。孕妈妈在饮食上要注意。

　　1.增加蛋白质的供给，要注意以优质植物性（大豆）蛋白质为主。

　　2.供给充足的必需脂肪酸，以利于胎儿神经纤维髓鞘的形成。

　　3.增加钙与铁的供给，保证胎儿的骨骼发育，也为分娩时的失血做准备。

　　4.注意各种维生素的补充。

　　5.适当增加餐次和食量，饮食要多样化。

▶▶▶ 多吃一些有助于顺产的食物

　　孕妈妈的分娩方式与怀孕后期饮食中锌的含量有关，每天摄取锌越多，自然分娩的机会越大。这主要是因为锌可加强子宫酶的活性，促进子宫肌收缩，进而在分娩时能把胎儿娩出子宫腔。当孕妈妈体内缺锌时，子宫肌的收缩程度就会减弱，就不能自行娩出胎儿，因而需要借助产钳、吸引等外力帮助。若孕妈妈严重缺锌，只能采用剖宫产娩出胎儿了。

　　可见，锌是人体内十分重要的微量元素，对人体的正常生理功能发挥着重要的作用。而对于大多数孕妈妈来说，通过食物补充锌是最有效的也是最安全的。因此，孕妈妈在日常饮食中一定要注意补充锌元素。

　　孕妈妈可以经常吃些动物肝脏、肉、蛋、鱼以及粗粮、干豆，这些都是含锌比较丰富的食物。另外，像核桃、瓜子、花生都是含锌较多的小零食，每天最好都吃些，这样能起到较好的补锌作用。

苹果是补充锌非常好的来源，它不仅富含锌等微量元素，还富含脂质、碳水化合物、多种维生素等营养成分，尤其是细纤维含量高，有助于胎儿大脑皮质边缘部海马区的发育，同时对胎儿后天的记忆力也有所帮助。孕妈妈每天吃1~2个苹果就可以满足锌的需要量。

还有一点孕妈妈要注意：要尽量少吃或不吃过于精制的米、面，因为，小麦磨去了麦芽和麦麸，成为精面粉时，锌元素已大量损失，只剩下1/5了。

/专家提示/ **孕晚期少食用高糖饮食**

孕妈妈在怀孕晚期应尽量避免食用高糖饮食。高糖饮食除糖类外，还包括蛋糕、水果派、饼干、果酱、加糖的起泡饮料、加糖的水果汁、巧克力、冰淇淋等，这些食品只含糖，营养成分不多，吃了以后还容易发胖，增加分娩的难度。

▶▶▶ 孕妈妈腰酸背痛怎么办

在孕中后期，腰酸背痛是孕妈妈的常见现象。这是由于胎儿不断长大而且逐渐下降，孕妈妈的腹部越发突出，身体重心前移，只有上身后仰才能保持平衡，这就使背部及腰部的肌肉常处在紧张状态。此外，孕期脊柱、骨关节的韧带松弛，增大的子宫对腰背部神经的压迫，或骨盆关节松弛，也是造成腰酸背痛的原因。

腰酸背痛的防治

要注意控制体重，避免身体过胖，肥胖会加重腰酸背痛。

注意饮食均衡全面。怀孕中后期，胎儿生长发育加快，需要从母体内吸取各种营养，如果孕妈妈体内缺乏某些营养素，特别是钙、维生素和铁等，就很容易引起腰痛。

适当活动。最好从孕中期就开始做孕期体操、散步等运动，以加强腰背部的柔韧度。感到酸痛时，也可伸开双臂做深呼吸，可减轻疼痛感。

避免不良姿势。尽量避免提重物，不要长时间保持某一姿势，特别是弯腰、久站或久坐。

按摩。经常按摩可以放松肌肉，缓解疲劳，减轻疼痛感。

注意保暖。要避免身体受寒，以免加重疼痛。

▶▶ 学会分辨真假宫缩

从孕8个月起，孕妈妈可能会偶尔觉得肚子一阵阵发硬发紧，这就是假宫缩。

如果孕妈妈长时间用同一个姿势站或坐，会容易发生假宫缩，临产前，子宫下段受牵拉刺激，假宫缩的情况会越来越频繁。可能10多分钟一次，也可能1小时以上一次，没有规律，每次持续的时间也不尽相同，几秒到十几秒都有可能。但它与真正的产前有规律的宫缩不同。

只有伴有疼痛的宫缩，才是分娩的先兆，这是真正的宫缩。开始是不规则的，强度较弱，逐渐变得有规律，强度越来越强，持续时间延长，间隔时间缩短，如间隔时间在2～3分钟，持续50～60秒。

在孕妈妈感觉疲劳或兴奋时，尤其容易出现假宫缩，这是临近分娩的征兆之一。

/专家提示/ **临产前有规律的宫缩**

如果宫缩变成有规律的，4～5分钟1次，持续30～40秒，可能是真正的临产了，应该到医院去检查。

▶▶ 孕妈妈谨防早产

在怀孕24～37周，胎儿就分娩出来的就是早产。和流产不同的是，早产的婴儿还是有存活和成长的可能性，尤其是32周以上的婴儿。但是，32周之前，胎儿各器官的功能还相当弱，养育护理也更加困难，与足月儿相比，出生体重轻（出生时体重在2500克以下的叫未成熟儿），死亡率较高，身体也可能会差一些。所以，为了宝宝的健康，一定要注意养胎，避免早产的发生。

引发早产的原因可归结为孕妈妈和胎儿胎盘两个方面。

孕妈妈方面的原因

合并子宫畸形（如双角子宫、纵隔子宫）、子宫颈松弛、子宫肌瘤；并发急性或慢性疾病（如病毒性肝炎、急性肾炎或肾盂肾炎、急性阑尾炎、病毒性肺炎、高热、风疹等急性疾病，心脏病、糖尿病、严重贫血、甲状腺功能亢进、高血压病等慢性疾病）；并发妊娠高血压综合征；吸烟、吸毒、酒精中毒、重度营养不良；其他如长途旅行、气候变换、居住高原地带、家庭迁移、情绪剧烈波动等精神、体力负担及腹部直接撞击、创伤、性交或手术操作刺激等。

胎儿胎盘方面的原因

前置胎盘和胎盘早期剥离；羊水过多或过少、多胎妊娠；胎儿畸形、胎死宫内、胎位异常；胎膜早破、绒毛膜羊膜炎。

如何预防早产

早产在很大程度上是孕妈妈身体的原因，尤其是患有妊娠高血压综合征的孕妈妈，早产的可能性比较高，要特别注意预防。

如果出现早产迹象，最好住进医院，保持安静，采取保胎措施，让胎儿尽量多长大些、发育成熟些，以提高新生儿的存活率，保证婴儿的健康。

/专家提示/ **出现早产征兆应立即去医院**

如果还未到38周，就出现规律性的宫缩，或者有阴道出血的状况，应怀疑有早产可能，一定要立即去医院检查。

安胎方法

孕妈妈要绝对卧床休息，减少活动，避免疲劳。

放松心情，让情绪平稳，避免紧张以及受到惊吓和刺激。

切忌食用薏仁、山楂、螃蟹等滑胎的食物。

控制饮水量和盐分摄入，预防出现水肿，小心妊娠高血压综合征。

如果由于活动不足引起血液循环不良，不妨请人为孕妈妈做适度的肌肉按摩。

要防止腹泻和便秘，如果连续腹泻或便秘，排便时的刺激会使子宫收缩，造成早产。

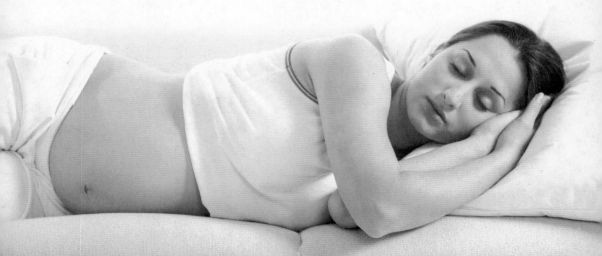

关于安胎药

一般安胎药的主要作用是使子宫平滑肌松弛，降低宫缩，减少早产的发生。但安胎药物对孕妈妈也会有一些不良反应，常见的有心跳加快、恶心、呕吐、心悸、血糖升高、电解质不平衡等。如果孕妈妈出现以上的不良反应时，可半坐卧休息，并通过吸氧缓解。一般的安胎药物对宝宝是不会有影响的。

▶▶ 孕妈妈孕晚期忌远行

怀孕晚期，孕妈妈的生理变化很大，适应环境的能力远不如平时，长时间的车船颠簸，常使孕妈妈难以入睡，精神烦躁，身体疲惫，而且旅途中孕妈妈免不了要经常受到碰撞、拥挤。车船上的人密度大，空气一般都很污浊，各种致病菌也比其他环境多，很容易使孕妈妈感染疾病。在这种条件下，孕妈妈往往会发生早产、急产等意外。孕妈妈分娩绝非小事，稍有不慎，将会危及孕妈妈和胎儿生命。因此，孕妈妈在怀孕晚期，不要离家远行。

如果孕妈妈必须远行，应从以下几方面做好长途旅行的准备。

不要临近预产期时才开始动身，最好提前1~2个月动身，以防途中早产。出发前最好随身带些临产用的东西，如纱布、酒精、止血药品等。若有医护人员护送，最为理想。

外出最好乘火车，并购买卧铺票，以利孕妈妈中途休息，尽量不要乘汽车。

应事先考虑目的地的气候条件，带好必要的衣物，以防受凉受寒。

有晕车、晕船现象的孕妈妈应带上一些防晕车的药物，必要时遵医嘱服用。因为晕车晕船造成的恶心、呕吐易诱发子宫收缩，导致早产。

／专家提示／ 孕妈妈能坐飞机吗

出于安全考虑，我国航空公司规定孕妈妈32周后不能乘飞机，怀孕不足28周的孕妈妈登机时应该携带县级以上医院开的健康证明。

搭机前，应避免食用会产生气体的食物或饮料，因为高空环境会使气体更加膨胀，容易造成肠胃不适。最好穿着宽松、棉质的衣服，有水肿现象的孕妈妈，建议不要保持同一坐姿，可以穿弹性袜让腿部血液循环通畅，而且最好选择靠走道的座位，可方便随时起来走动、活动下肢。如果有晕机现象，可以服用医师开的可供孕妈妈安全使用的止吐药。

▶▶▶ 孕晚期腹痛的鉴别

孕晚期时，随着胎儿不断长大，孕妈妈的腹部以及全身负担也逐渐增加，再加之接近临产，出现腹痛的次数会比孕中期明显增加。

生理性腹痛

随着宝宝长大，孕妈妈的子宫也在逐渐增大。增大的子宫不断刺激肋骨下缘，可引起孕妈妈肋骨钝痛。一般来说这属于生理性的，不需要特殊治疗，左侧卧位有利于疼痛缓解。

在孕晚期，孕妈妈夜间休息时，有时会因假宫缩而出现下腹阵痛，通常持续仅数秒，间歇时间长达数小时，不伴下坠感，白天症状即可缓解。

病理性腹痛

胎盘早剥多发生在孕晚期，孕妈妈可能有妊娠高血压综合征、慢性高血压病、腹部外伤。下腹部撕裂样疼痛是典型症状，多伴有阴道流血。腹痛的程度受早剥面积的大小、血量多少以及子宫内部压力的高低和子宫肌层是否破损等综合因素的影响，严重者腹痛难忍、腹部变硬、胎动消失甚至休克等。

──／专家提示／ 孕晚期高血压孕妈妈腹痛不可马虎 ──

孕晚期，患有高血压的孕妈妈或腹部受到外伤时，应及时到医院就诊，以防出现意外。如果孕妈妈忽然感到下腹持续剧痛，有可能是早产或子宫先兆破裂。应及时到医院就诊，切不可拖延时间。

▶▶▶ 练习做分娩呼吸操

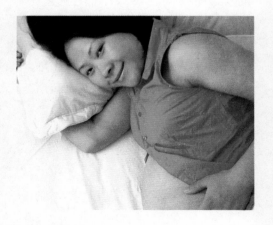

分娩呼吸操主要是为了配合分娩而进行的一些呼吸动作。分娩过程中，如果孕妈妈呼吸方法正确，用气也合时宜，可使阵痛减轻，不会白白浪费体力，进而达到缩短产程、顺利分娩的目的。呼吸法一般在孕32周就应该开始练习了。根据分娩不同情况和进程，可采用以下几种呼吸法。

胸式呼吸法

此法用于阵痛开始发作后，这时孕妈妈精神往往比较紧张，全身肌肉绷得很紧，如果医生或助产人员一边安慰孕妈妈，一边让孕妈妈配合进行胸式呼吸法，很快就能起到放松和缓解疼痛的效果，使分娩顺利进行。具体操作方法是：孕妈妈在床上仰卧，双手放在胸前，用鼻子深吸一口气，吸满后，胸部鼓起，然后张开嘴，慢慢呼出，如此不断交替。注意掌握节奏，既不可太快，也不要太慢。

轻快呼吸法

此法用于出现强烈宫缩、宫口已经开大时。这意味着分娩马上就要开始了。由于此时宫缩间隔时间很短，这就需要有节奏地快速进行吸气、呼气交替，这样可减轻分娩阵痛。但需注意的是，吸气不必太深，大约每2秒1次即可。

屏气法

此法用于分娩进行当中，胎儿正在产出时。先深深地吸气，然后屏住气，屏气时间尽可能长，最好30秒左右，之后再吐气。这对胎儿是否能一鼓作气产出有很重要的作用。

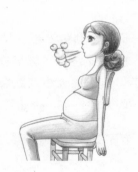

哈气法

此法用于胎儿将要产出但还没有完全产出时。这对控制胎儿产出速度，防止产道撕裂非常有帮助。此方法是半张嘴，大约1秒呼吸1次。

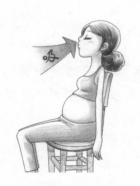

孕妈妈在学会上述四种呼吸方法后，可在怀孕第8个月末进行分娩时的实际练习。经过实际操练，做到心中有数，既能熟练地运用，又能很好地与医生配合，从而达到顺利分娩的目的。

▶▶ 孕晚期性生活注意事项

怀孕后期，孕妈妈腹部明显膨隆，子宫很容易发生收缩，此时过性生活，易早产。尤其是在产前的1个月，更应严格禁止性生活。

在妊娠晚期，阴道壁非常柔软，极易损伤，若性交时动作剧烈，就有可能损伤阴道壁，造成阴道破裂出血。

▶▶ 自我矫正胎位异常

孕晚期进行产前检查时医生会格外关注胎儿的位置，胎位是否正常直接关系到是否能正常分娩。

正常的胎位是头位，即胎儿头朝下、屁股朝上。与之相反的叫臀位（也叫立生），即胎儿头朝上、屁股朝下。臀位分娩常会引起早期破膜、胎儿假死、头部堵塞难产等问题，增加剖宫产的概率。除了臀位，常见的异常胎位还有横位、足位等，其原因可能是子宫发育不良、骨盆狭小、胎儿发育失常等引起。在孕28周前胎儿尚小，羊水相对较多，即使胎位不正大多也能自行转正。但若在孕30周后仍胎位不正，就要在医生指导下进行自我矫正了。异常胎位的矫正方法如下。

胸膝卧位法

适用于孕30周后胎位仍为臀位或横位。具体操作为：孕妈妈于饭前、进食后2小时或早晨起床及晚上睡前，先去排空尿液，然后放开腰带，双膝稍分开（与肩同宽），平卧在床上，胸肩贴在床上，头歪向一侧，大腿与小腿成90°角，双手下垂于床两旁或者放在头两侧，形成臀高头低位，以使胎头顶到母体的横膈处，借重心的改变来使胎儿由臀位或横位转变为头位。每天做2～3次，每次10～15分钟，1周后进行胎位复查。

> ┌ /专家提示/ **练习胸膝卧位法要适可而止**
>
> 这个动作可能会不太舒服，所以不要勉强做，如果肚子感觉发胀就要马上停止。临产的孕妈妈就更不要做了。

艾灸至阴穴

可配合胸膝卧位法一同做。具体操作是：孕妈妈采取坐位，脚踩在小凳上，松开腰带，用点燃的艾卷熏至阴穴（双侧脚小趾外缘）。这样，可兴奋大脑的内分泌系统，使雌激素和前列激素分泌增多，促使子宫活动，从而使胎儿转位。每天1次，每次15～20分钟，1周后进行胎位复查。

侧卧位法

适宜于横位和枕后位。具体操作是：侧卧时可同时向侧卧方向轻轻抚摩腹壁，每天做2次，每次10～15分钟。

如果经过以上方法矫正仍不能转为头位，需由医生采取外倒转术。若至临产前还不能正常就难以自然分娩，要提前住院，由医生选择恰当的分娩方式。

▶▶▶ 远离孕期抑郁症

将近10%的女性在孕期会感觉到不同程度的抑郁。如果没有得到充分重视和及时治疗，孕期患上抑郁症也是相当危险的，它会使孕妈妈照料自己和胎儿的能力受到影响，并给母婴带来不良后果。

抑郁症的临床表现

如果在一段时间（至少两周）内有不能集中注意力、焦虑、睡眠不好、极端易怒、非常容易疲劳或有持续的疲劳感、持续的情绪低落、想哭、情绪起伏很大、喜怒无常、对什么都不感兴趣、总是提不起精神、不停地想吃东西或者毫无食欲等症状，那么你可能已经患上孕期抑郁症。如果其中的一种或两种情况近期特别困扰你，则必须引起你的高度重视。

解决方法

尽量使自己放松。放弃那种想要在婴儿出生以前把一切打点周全的想法。试着看看小说，吃可口的早餐，去散散步，尽量多做一些使自己感觉愉快的事情。照顾好自己，是孕育一个健康可爱宝宝的首要前提。

和压力作斗争。不要让自己的生活充满挫败感，时时注意调整你的情绪。深呼吸，保证充足的睡眠，多做运动，注意营养。

和准爸爸多多交流。保证每天有足够的时间和准爸爸在一起，并保持亲昵的交流。尽自己所能来使夫妻之间的关系更加牢不可破，这样当孩子降生时，孕妈妈会有坚强的后盾，可以放心依靠。

▶▶▶ 教胎儿学习汉语拼音

可使用汉语拼音彩色卡片教胎儿学习汉语拼音。首先从韵母a、o、e、i、u开始，每天教4～5个，如果父母想从小发掘胎儿的外语天赋，也可教胎儿26个英文字母，然后教一些简单的单词。

怎么教呢？如教"a"这个汉语拼音时，一边反复地发好这个音，一边用手指写它的笔画。这时最重要的是，通过视觉将"a"的形状和颜色深深地印在脑海里。因为这样一来你发出的"a"这一字母信息，就会以最佳状态传递给胎儿，从而有利胎儿用脑去理解并记住它。

汉语拼音韵母教完后，可以接着教声母。在教胎儿学习时，母亲要有真挚的感情和耐心，切忌急躁，敷衍了事。

▶▶▶ 教胎儿认识动物

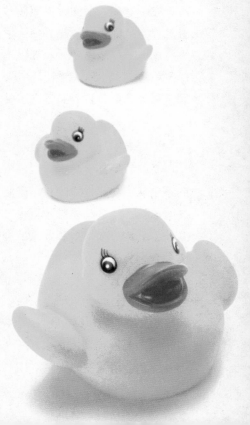

制作一些彩色动物卡片，拿着卡片，一边抚摸着宝宝一边告诉宝宝动物的名字，然后再给宝宝模仿动物的叫声。可以给宝宝唱一些有关小动物的儿歌。

小青蛙：小青蛙，学游泳，头儿高抬两腿儿蹬，蝉儿唱歌把它夸，荷叶为它把伞撑。

小蜻蜓：河面上，蜻蜓飞，小小蜻蜓爱点水，我问蜻蜓在干啥？"我在这里生宝宝"。

大奶牛：大奶牛呀真叫棒，走起路来晃呀晃，吃进青草啊变出奶，娃娃喝了长得壮。（更多动物儿歌请参阅附录2）。

常见动物的叫声：哞哞——牛、唧唧——小鸡、咯咯嗒——母鸡、呱呱——青蛙、喵喵——猫、汪汪——狗、喔喔——公鸡、哼——猪、吱——鼠、嘎嘎——鸭子、嗡嗡——飞虫等。

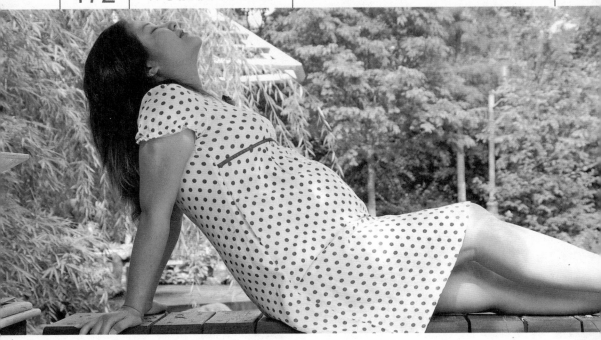

▶▶▶ 通过光照胎教调整胎儿作息

　　在孕晚期可以通过光照胎教调整胎儿的作息，这可以使胎儿在出生后仍然保持良好的作息，即夜晚睡觉，白天活跃。当胎儿觉醒时，用手电筒的微光照射孕妈妈腹部训练胎儿的昼夜节律，从而促进胎儿视觉功能的健康发育。孕妈妈可定于每日照射腹部3次，同时告诉小宝宝现在是早晨或中午为你数胎动的时间。特别应该注意的是切忌用强光照射，且时间不宜过长。

▶▶▶ 和胎儿一起做"体操"

　　孕妈妈仰卧在床上，头部不要垫高，全身尽量放松。然后用双手抚摸胎儿，从上向下，从左向右抚摸胎儿，反复10次；然后再用食指或中指轻轻触摸胎儿，再放松。

　　这些胎儿运动体操也可由准爸爸进行，准爸爸做胎儿体操有双重意义，一是使胎儿体会到男性的力量和父亲的爱抚，二是可以体现丈夫对妻子的爱护及关心，融洽夫妻关系。

　　在头2周里，胎儿一般不会有明显反应，但当胎儿体会到这种体操的意义之后，就会与父母配合，作出明显反应。胎儿若有轻柔的动作，这种胎儿体操可以继续进行。如果胎儿剧烈蹬、踢、挥拳，表示胎儿不高兴、不舒服，孕妈妈可以暂时停止锻炼。

　　如果能摸清胎儿的头部，当胎儿不高兴发脾气时，孕妈妈可以轻轻抚摸胎儿头部，胎儿会很快安静下来。

早期对胎儿进行训练可以培育出心灵手巧、体格健壮的孩子。有人曾对腹中的胎儿进行长期的体操训练，当孩子出生后2～3个月便可以顺利地完成各种动作（有些动作则是1周岁以后的婴儿才能完成的），如：翻身、抓握、爬，还可以自己转动袖珍收音机的旋钮，捡起床上的瓜子皮，抓住小奶瓶自己喝奶等，这种超前的运动能力实在令人惊讶，据专家们观察这样的孩子身体健康，精力充沛，智力发育良好。

需要注意的是，给胎儿做体操应该定时，比较理想的时间是在傍晚胎动频繁时，也可以在夜晚10时左右。但不可太晚，以免胎儿兴奋起来，手舞足蹈，使母亲久久不能入睡。每次的时间也不可过长，5～10分钟为宜。但有早期宫缩者不宜用这种办法。

▶▶▶ 语言胎教：给胎儿讲故事

准爸妈要常给胎儿讲故事，讲小白兔、金鱼、小猫、鲜花、森林、大海，尽管胎儿听不懂，但清晰的话语和声调，可使胎儿感受到美妙和谐的意境、美丽多彩的世界，可以提高胎儿的想象力、创造力，使胎儿的心智得到启迪。

给胎儿讲故事时，孕妈妈要把腹中的胎儿当成一个大孩子，用亲切的语言将信息传递给胎儿，使胎儿接受客观环境的影响，在文化氛围中发育成长。喜欢听故事是孩子的天性，讲故事的方式一是由母亲任意发挥，另一种是找来图文并茂的儿童读物。内容宜短，轻快平和。不要讲那些容易引起恐惧和伤感，压抑感情的故事。讲故事时母亲应取一个自己感到舒服的姿势，精力集中，吐字清楚，声音要和缓，既要避免高声尖叫，又要防止平淡乏味的读书。此外，还可以给胎儿朗读一些活泼的儿歌、诗歌、散文以及顺口溜等。

▶▶▶ 注意胎教音乐的频率、节奏及力度

优美的音乐并非都适合胎教。有关专家指出，胎教音乐如果运用不当，反而会给孩子带来负面影响。胎教音乐要求在频率、节奏等方面，应尽可能与宫内胎音合拍。专家指出，若频率过高会损害胎儿内耳螺旋器基底膜，使其出生后听不到高频声音；节奏过强、力度过大的音乐，会导致听力下降。

因此，胎教音乐应先经医学、声学测试，符合听觉生理学的要求。选购胎教音乐时，不是听一听音乐是否好听，而是看它是否经过了医学、声学的测试，只有完全符合听觉生理要求的胎教音乐，才能真正起到开发智力、促进健康的作用。

▶▶▶ 胎教小课堂

《渔樵问答》欣赏提示

《渔樵问答》是一首古琴曲，描述的是一个渔夫和一个樵夫聊天的情景，充满了自然的趣味。乐曲开始曲调悠然自得，表现出一种飘逸洒脱的格调，上下句的呼应造成渔樵对答的情趣。主题音调的变化发展，并不断加入新的音调，刻画出隐士豪放不羁、潇洒自得的情状。使人仿佛看到高山巍巍，听到樵夫"咚咚"的伐木声。

《宝宝，妈妈的最爱》欣赏提示

这首《宝宝，妈妈的最爱》无论旋律或演奏乐器的编排，都是特别针对胎儿尚未发育完全的听觉神经量身定做。曲子柔美恬静，充满爱的活力，能深深表达一种纯净而悠远的母爱之情。当你收听这首曲子时，一时间仿佛置身于森林中最幽静的小溪边，感受着只有你和胎儿的二人世界。

▶▶▶ 合格准爸爸必修课

妊娠晚期准爸爸要做的事情

妊娠晚期，做妻子的从精神上、体力上更需要丈夫的支持和关心。这也是做丈夫的义不容辞的责任。

妻子面临分娩，可能有些思想压力，有些烦躁不安的情绪，丈夫除了给予宽容、理解外，还要给予关心和照顾。

帮助妻子学习有关分娩的知识，了解分娩也是一个自然生理的过程，不必过分担忧。

为妻子分娩、为小宝宝的到来做好经济上、物质上、环境上的准备。可以和妻子共同学习哺育抚养婴儿的知识，检查宝宝出生后用具是否准备齐全。

在生活上多关心妻子，保证妻子的营养和休息，让妻子为分娩积蓄热量。注意保护好妻子的安全。做好家庭自我监护，以防早产。

为妻子做臀部和大腿按摩

按摩能促进血液循环、减少不适感觉、舒缓压力以及增强抵抗能力，丈夫为妻子按摩还能让孕妈妈直接享受到丈夫的关爱。下面就来介绍一下丈夫为妻子做臀部和大腿按摩的具体方法。

臀部按摩。孕妈妈先躺下，取左侧卧位，背向丈夫，然后丈夫的左手在孕妈妈的臀部打圈揉按。

大腿按摩。孕妈妈平躺于床上，面向上，双腿平放。然后丈夫双手环扣在膝盖以上位置，由下向上推按，可以有效缓解腿部水肿。

帮助妻子克服惰性心理

妻子怀孕后，难免有惰性心理，而丈夫的责任就是千方百计地把这种惰性心理加以转化。比如可以陪妻子观赏摄影、画展、养花、养鱼、画画、观看艺术表演，以提高艺术修养。同时，丈夫应鼓励妻子多学习孕育知识，培养妻子多方面的兴趣。特别是在妊娠后期，丈夫还可以督促妻子和胎儿一起学习，如看儿童读物、读外语等。

照顾睡眠不好的妻子

对于孕晚期的孕妈妈来说，睡觉可不是件舒服的事。翻身变得越来越有难度，要么是身子先过去，再把肚子挪过去；要么是肚子先过去，身子再跟过去；甚至干脆翻不过去。这时，准爸爸就要牺牲一点自己的睡眠了，警醒一些，多留意身边的妻子，适时帮她翻个身。

大部分孕妈妈到了孕晚期，睡眠会不好，一夜醒好几次。还容易多梦，这些梦总与怀孕、孩子性别、是否健康有关。当孕妈妈睡不着而心情烦躁时，准爸爸可以陪她聊聊天，听会儿音乐。切不可无视孕妈妈的感受，哪怕再困，对孕妈妈的诉说也要积极回应。

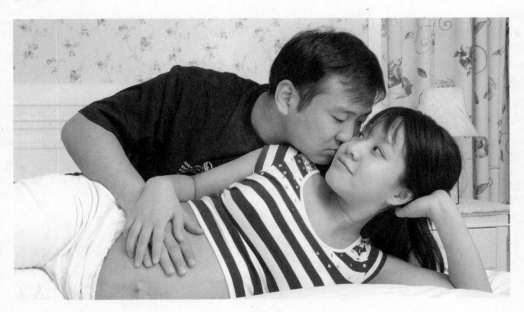

孕9月（33～36周）紧张却很期待

▶▶▶ 孕妈妈身体的变化

不适症状较上个月严重

子宫上移影响到胸腔中的肺、心脏等器官，导致呼吸变得短而急促。子宫太大，压迫到胃，会让孕妈妈有胃痛的现象产生，偶尔还会有食物堵在食管下不去的感觉。

水肿情况加剧

在怀孕后期，不仅腹部增大，手臂、腿、脚踝也都可能出现肿胀发麻的情况。每个孕妈妈在孕期中，都会出现水肿的现象，尤其在夜晚比较严重，但若是早晨醒来情况还是很严重，一整天都没有消退，且有加重并向全身发展的趋势，就要考虑是否为妊娠高血压综合征，建议孕妈妈及时就医检查。

尿失禁现象初露端倪

此时，由于胎头已进入骨盆腔，压迫到膀胱，不仅让孕妈妈尿频，还会出现尿失禁。一般在怀孕30周后，开始会出现这样的情况，孕妈妈不用太担心，这是正常现象，在生产后便会消失。

▶▶▶ 胎儿的变化

胎儿长大了

身长约45厘米，重约2500克。

头开始转向

胎儿从现在开始会把头慢慢转向骨盆下方，但也有胎儿在最后1个月才转向的。羊水量在这时增加到最多，胎儿可以自己呼吸和调节体温了。

脂肪不断沉积

胎儿皮下脂肪快速沉积，身体各部位都比较丰满了，看起来全身圆滚滚的，很可爱。脸、胸、腹、手、足的胎毛逐渐消退，皮肤呈粉红色，面部皱纹消失，柔软的指（趾）甲已经达到手指及脚趾的顶端。

大脑快速发育

这个时期，最大的特征是胎儿大脑组织迅速发育，胎儿的大脑成长很快，大脑组织的数量也急剧增加，形成大脑特有的皱褶和沟回。

此时出生胎儿也能存活

此时的胎儿发育虽然尚未完全成熟，但由于机体内脏的功能已趋于完善，可适应子宫外的生活条件。出生后能够啼哭和吸吮，能够较好地存活。

▶▶▶ 孕9月饮食原则

孕后期逐渐增大的胎儿给孕妈妈带来负担，孕妈妈很容易发生便秘。孕妈妈应该注意摄取足够量的膳食纤维，以促进肠道蠕动。全麦面包、芹菜、胡萝卜、红薯、土豆、豆芽、菜花等，各种新鲜蔬菜水果中都含有丰富的膳食纤维。孕妈妈还应该适当进行户外运动，并养成每日定时排便的习惯。

孕妈妈要多吃粗制谷物、豆类食品来补充维生素B_1，如果维生素B_1补充不足，容易引起呕吐、倦怠、体乏，还可能影响分娩时子宫收缩，使产程延长，分娩困难。还要注意适当摄入动物肝脏及绿叶蔬菜等，补充维生素K。如果缺乏维生素K，会造成新生儿在出生时或满月前后出现颅内出血。

孕妈妈要保证每天75～100克蛋白质的摄入量。可以多吃一些海产品，比如味道鲜美的干贝，蛋白质含量丰富，还含有脂肪、糖类、钙、磷、铁等营养元素。与鸡肉、蛋类一起烹调食用，能更好地发挥补益作用。

这个月胎儿的肝脏以每天5毫克的速度储存铁，直到储存量达到240毫克。如果此时铁摄入不足，可影响胎儿体内铁的存储，出生后易患缺铁性贫血，动物肝脏、绿叶蔬菜是最佳的铁质来源。

孕妈妈要保证每天60克脂肪的摄入量，来补充足够的体力。可以适量食用一些南瓜、红薯、土豆、藕来代替米面等作为主食，它们不仅含淀粉、糖，还含有纤维素和一些微量元素，能提供更全面的营养，而且热量较低。

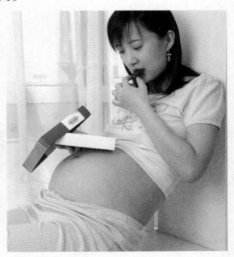

玉米很适合孕后期的孕妈妈食用。因为玉米是低热量高营养食物，每100克含热量819.3千焦（196千卡），而粗纤维却比精米、精面高4~10倍。还含有大量镁，可加强肠蠕动，促进机体废物的排泄，有利尿、降脂、降压、降糖的作用。

/专家提示/ **不宜长期吃高蛋白质饮食**

医学专家认为，蛋白质供应不足，易使孕妈妈体力衰弱，胎儿生长缓慢，产后恢复健康迟缓，乳汁分泌稀少。所以孕妈妈每日需要增加一定量的蛋白质。但是，孕期长期吃高蛋白质饮食，则可影响孕妈妈的食欲，增加胃肠道的负担，并影响其他营养物质的摄入，使饮食营养失去平衡。研究证实，过多地摄入蛋白质，人体内可产生大量的含氮有害物质，容易引起孕妈妈腹胀、食欲减退、头晕、疲倦等现象，同时，蛋白质摄入过量，不仅可造成孕妈妈血中的氮质增高，而且也易导致胆固醇增高，加重肾脏的肾小球过滤的压力。

▶▶▶ 孕妈妈要注意补充"脑黄金"

二十二碳六烯酸（DHA）俗称"脑黄金"，是一种多元不饱和脂肪酸，为胎儿脑神经细胞发育所必需。脑营养学家研究发现，DHA、胆碱、磷脂等是构成大脑皮质神经膜的重要物质，是贮存与处理信息的重要结构。DHA是人脑营养必不可少的高不饱和脂肪酸，能维护大脑细胞膜完整性，并有促进脑发育、提高记忆力的作用。

DHA并不神秘，富含天然亚油酸、亚麻酸的核桃仁等坚果摄入后经肝脏处理能合成DHA，此外海鱼、鱼油、甲鱼等也含有DHA物质，可供选食。当然，必要时可以补充些DHA制剂。

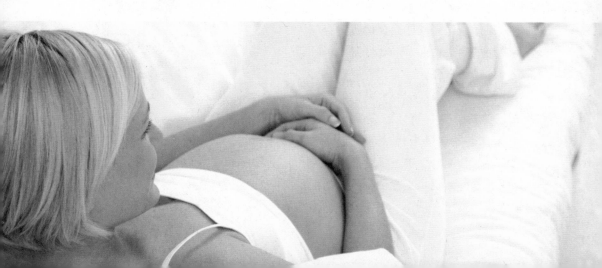

核桃适合在什么时间吃

核桃能让宝宝更聪明，古往今来都有这种说法。但是，什么时候吃核桃才能充分发挥核桃中益脑成分的作用呢？

因为核桃中含有一种叫做α-亚麻酸的物质，这种物质在人的肝脏中可以转变成大脑发育所需要的脑黄金——DHA，但α-亚麻酸更需要在碳链加长酶和减饱和化酶的作用下才能转变成DHA，不是所有的时候我们体内都有这两种酶，只有在怀孕的最后3个月，孕妈妈体内才有这样的酶。

所以想通过吃核桃来促进胎儿大脑发育，从孕7月开始就可以多吃点核桃或者开心果等坚果和硬果，以便为孕晚期做准备。

▶▶▶ 多吃蔬菜好处多

蔬菜是身体正常发育和维持生命所不可缺少的。蔬菜中含有人体所需要的蛋白质、脂肪、碳水化合物、各种矿物质，特别是含有丰富的多种维生素。人们赞誉蔬菜是"维生素的仓库"。

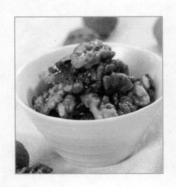
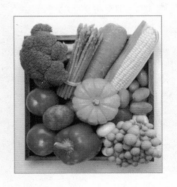

通便导肠，防治痔疮

蔬菜中的纤维素不能被人体的肠胃所吸收，但它会吸收大量的水分，增加粪便形成的软度，有益排便。多吃纤维素可以促进身体的代谢功能，达到控制体重的目的。

保持人体健康，增强抗病能力

蔬菜含有丰富的维生素，其中以维生素C和维生素A最为重要，不过维生素C在烹调时会大量流失。蔬菜颜色越深绿或深黄，含有的维生素A和维生素C就越多。另外，有一些蔬菜含有丰富的钾、钙、钠、铁质等碱性矿物质，不仅能平稳血液中的酸碱值，也是孕妈妈必需营养素的重要来源。

整肠健胃，调整体质

蔬菜中的纤维素能有效促进肠与胃的蠕动，所以能降低食物在肠道停留的时间，减少营养素被吸收，并及早协助排出对人体无益的废物。现代人的饮食，摄取加工制品太多，因此更应该多吃蔬菜，除了可延缓食物消化吸收的速度，更能健胃整肠，调整血液品质及身体体质。

蔬菜能提高宝宝的智商

人的先天智力条件好坏，与胎儿期从母体吸取的营养有密切关系。科学家们经过长期研究后指出，蔬菜的营养与儿童的智力密切相关。

科学家做了这样的试验，将一些智力迟钝的儿童分成两组，第一组食用含有维生素A、维生素C和叶酸、B族维生素的蔬菜及一些矿物质，第二组使用安慰剂。经一段时期后，食用富含维生素蔬菜的第一组的智商要比后者显著提高。当给服安慰剂的第二组也补食含有大量维生素的蔬菜后，其智商也有明显的上升。

人的大脑主要由脂肪、蛋白质、糖类、维生素等七种营养成分构成。其中B族维生素、维生素C和维生素E极为丰富，这些维生素与儿童的智力关系很大。在新鲜蔬菜中，存在着大脑正常发育所需要的B族维生素、维生素C和维生素E，它们不但质量高，而且容易被吸收利用。

▶▶▶ 孕妈妈不宜过量吃的水果

各种新鲜水果都含有丰富的维生素、无机盐和微量元素等多种人体必需的营养成分。如果孕妈妈经常适量吃些水果，可以帮助调整机体酸碱平衡，增强消化功能，促进食欲，对身体健康大有益处。但是，以下这些水果，孕妈妈如果吃得过量，不仅无益，反而有害。

梨。梨有止咳、润肺、利尿、通便的功效，梨属凉性水果，如果孕妈妈吃梨过多，会损伤脾胃。

柿子。柿子具有降压止血、清热解渴等功效，但其性寒，孕妈妈不宜过量食用。若空腹大量食用，因其含有单宁、果胶，与胃酸、未被消化的纤维遇到一起，在胃里易形成结石。

/专家提示/ **孕妈妈饭后不宜马上吃水果**

　　因为水果中含有大量的单糖类物质，很容易被小肠吸收。如果水果吃进后被饭菜堵塞在胃中，很快就会因为腐烂而形成胀气，出现屁多、胃部不适等症状。

　　更重要的是普通膳食中铜元素偏低。如果饭后马上吃富含维生素C的水果，就会阻碍铜元素的吸收。铜元素不仅是保护心血管的功臣，而且也是胎儿大脑发育必需的元素。因此，水果最好在饭前1小时或者饭后2小时吃。

▶▶▶ 孕妈妈胃灼痛如何应对

　　到了孕晚期，孕妈妈虽然摆脱了恼人的早孕反应，胃口好了，吃东西也香了，但是每餐吃完后，总觉得胃部有烧灼感，有时烧灼感逐渐加重而成为烧灼痛。尤其在晚上，胃灼感很难受，甚至影响睡眠。这种胃灼感通常在妊娠后期出现，分娩后消失。

　　造成孕妈妈胃灼感的主要原因是体内激素的分泌逐渐增多，食管下段控制胃酸反流的肌肉变得松弛起来，加之增大的子宫挤压胃部，导致胃液反流到食管下段，刺激食管下段黏膜。因而，到了妊娠晚期很多孕妈妈都会出现"烧心"，也就是感到心口窝有灼热感。

　　为了缓解和预防胃灼感，在日常饮食中应少量多餐，不宜过于饱食，避免在太饥饿时才去吃东西，特别是身体肥胖的孕妈妈；同时进食后不要立即躺在床上，也不宜大量喝水或饮料，特别是浓茶及含咖啡、巧克力的饮料。这些食物会促使食管肌肉松弛，刺激食管黏膜，加重烧心感。另外，也要少食用高脂肪食物等，不要吃口味重或油煎的食品，这些都会加重胃的负担。临睡前喝一杯热牛奶，也有很好的效果。

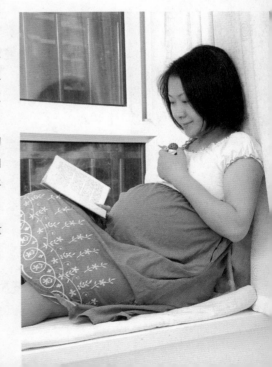

　　为了有效减少胃液反流，可在睡觉时尽量以枕头垫高头部15厘米。如果烧心症状较重，可在医生指导下服用一些缓解药物。

▶▶▶ 孕妈妈怎样应对妊娠期鼻炎

有些平素体健的女性，一旦怀孕后，鼻涕增多，鼻孔堵塞。严重者常用口呼吸，以致口干舌燥，影响睡眠。

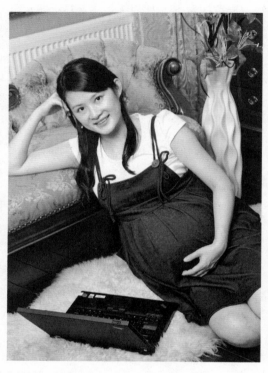

为什么孕后易患鼻炎呢？这是因为女性鼻黏膜对雌激素反应较敏感。怀孕后雌激素水平增高，引起鼻黏膜超过敏反应，导致小血管扩张、鼻腔细胞水肿、腺体分泌旺盛，从而出现鼻塞、打喷嚏、流涕等症状。由于这种症状发生在妊娠期，分娩后又能自行缓解，所以叫"妊娠期鼻炎"。

对妊娠期鼻炎，尚无有效的预防性措施，但可对症处理。针对鼻塞、流涕症状，可滴1%麻黄素液。不过，不能长期使用，以免失效，还能引起药物性鼻炎。若有脓性鼻涕，可使用抗生素。不过，最好不要使用链霉素、庆大霉素和卡那霉素等对听神经有损害的抗生素。经上述处理仍无效者，在清除鼻腔分泌物后，可用鼻腔喷雾剂以减轻局部充血、水肿程度，从而减轻症状。

▶▶▶ 怀孕后期生活备忘录

越是到孕晚期，孕妈妈在生活上更是要注重一些小细节，不要因为自己的一次小疏忽就使前面所有的努力付之东流。

一次进食不要太多，少食多餐，把吃零食也算作饮食的一部分。

随着腹部的膨大，消化功能继续减退，更加容易引起便秘。多吃些薯类、海藻类及含纤维素多的蔬菜。

沉重的身体加重了腿部肌肉的负担，会发生抽筋和疼痛，孕妈妈睡觉前可以按摩腿部或将脚垫高。

由于精神上的疲劳和不安，以及胎动、睡眠姿势受限制等因素，孕妈妈可能会经常失眠。不必为此烦恼，如果睡不着，干脆看一会儿书，心平气和自然能够入睡了。

离预产期还远，如果多次出现宫缩般的疼痛或者出血，很可能是早产的症状，应立刻到医院检查。

就要到冲刺的时候了，不要以怀孕为借口放纵饮食习惯，适量运动才有助于孕妈妈顺利分娩。

/专家提示/ **切记不要盲目地大量补钙**

孕晚期钙需要量虽然较多，但孕妈妈不能因此而盲目地大量补钙。食物中的钙稍多，其他营养吸收率就会下降，但如果是过量地加服钙片、维生素D等药物，就较有可能造成钙过量吸收，孕妈妈易患肾、输尿管结石；对胎儿也可能产生危害，甚至影响大脑发育。

▶▶▶ 胎儿什么时候入盆

在怀孕第9个月的头2周，胎儿的头部就能入盆了。不过，胎儿的入盆时间也因人而异，可能会在37~38周才入盆，还可能直到生产前都不会入盆。

胎头入盆的时候，由于胎头下降，压迫到了膀胱，孕妈妈会觉得尿意频繁，还会感到骨盆和耻骨联合处酸疼不适，不规则宫缩的次数也在增多，孕妈妈此时常常会感到下腹部坠胀难受，这些都表明胎儿在子宫中正逐渐下降。

如果孕妈妈身体还不错，那么不妨放松肚子上的肌肉，尽量让腹部向前挺，这样可以减轻胎儿入盆的困难；如果孕妈妈坐着的时间比较长，那么一定要向前倾斜着就座，让膝盖低于臀部，这会有助于胎儿向下移动。

孕妈妈也不必过于担心胎儿入盆时间太早，因为这并不意味着会提前生产。

▶▶▶ 顺产需具备哪些条件

子宫收缩。子宫收缩的强度越好，生产进程就会越快。

骨盆大小。骨盆大有助于顺产，但是在现实生活中，这并不是决定因素，有时骨盆足够大也会出现分娩困难，有时骨盆不很大由于胎儿小，也会顺利分娩。

胎儿体重。足月胎儿的平均体重为2.8~4千克，在这个范围内分娩，产程会相对缩短，容易顺产；如果胎儿体重超过4千克，则有可能发生难产的情况。

精神因素。焦虑紧张不仅可以影响临产妈妈的情绪，还会消耗她们的体力，使其对疼痛的敏感性增加。

当然，这四个条件之间也是相互影响的，例如子宫收缩强度也会受到孕妈妈情绪和胎儿体重等多方面条件的制约。

▶▶ 提前了解一些分娩知识

对于分娩，不少孕妈妈感到恐惧，犹如大难临头，烦躁不安，甚至惊慌，无所适从。这些情绪既容易消耗分娩体力，造成宫缩无力，产程延长，也对胎儿的情绪带来较大的刺激。

其实，分娩过程几乎是每个女性的本能，是一种十分正常的自然生理过程，是每个母亲终生难忘的幸福时刻。

胎儿在母亲肚子里已9个多月了，由一个微小的细胞发育成3000克左右的成熟胎儿，他不可能永远生活在母亲的子宫内，他要勇敢地穿过产道投奔到外面精彩的世界来。所谓"瓜熟蒂落"就是这个道理。

在分娩过程中，子宫一阵阵收缩，产道才能一点点地松开，孩子才能由此生下来。

这个过程中，母体产道产生的阻力和子宫收缩帮助胎儿前进的动力相互作用，给产妇带来一些不适，这是十分自然的现象，不用害怕、紧张。母亲的承受能力、勇敢性格，也会传递给胎儿，是婴儿性格形成的最早期的教育。

生产时应尽量做到心理放松，这样全身也会放松，同时配合医生的指导，为孩子的顺利出生创造条件。

正确认识产痛

分娩时的阵痛是自然现象，是不可避免的。疼痛也因人而异，有人并不感到很痛，大部分人都认为是可以忍受的。

据研究，孕妈妈产前的精神状况与产痛有很大的关系，感到剧痛可以说是自身造成的。比如严重的紧张、恐惧心理会加重疼痛的感觉。对于人体来说，心情舒展，肌肉也会放松，心情越紧张，肌肉就会绷得越紧，可导致原发或继发宫缩乏力、产程延长等异常分娩，不仅疼痛加剧，还会造成难产、滞产，更严重的还会发生产后大出血的现象，甚至使本来可以顺产下来的正常发育的婴儿，由于紧张的心理，产道不能撑开，致使婴儿突然窒息死亡，酿成了更大的痛苦。

所以，孕妈妈必须从思想上消除对分娩的恐惧不安的心理障碍，保持平静的心情，分娩时也就不会感觉太疼痛了。

▶▶▶ 做有助于顺产的体操

　　如果在分娩前用心练习助产体操、身体放松和呼吸技巧等，那么当产痛来临时会帮助孕妈妈减轻疼痛、转移疼痛，使其在产痛和分娩过程中保持镇定，达到加快产程并让婴儿顺利出生的目的。

骨盆体操

　　1.左右运动骨盆。站立，双腿与肩同宽，膝盖自然弯曲。手叉在腰部，一边呼气一边左右运动骨盆。

　　2.前后运动骨盆。两腿最大限度地张开，双臂向体侧伸展，整个身体向前倾，然后向后仰，如此反复，前后运动骨盆。

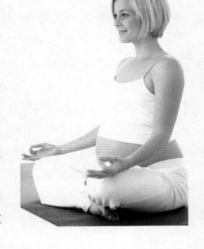

　　3.拓宽骨盆动作一。坐下，端正身体，一条腿向旁边伸直，另一条腿向另一方向弯曲，手自然地握住腿，上身慢慢向下弯曲，以能弯曲的最大限度为限。

　　4.拓宽骨盆动作二。坐在球上，张开双腿，将球向后推，同时身体向前倾，以不压迫腹部为度。

分娩促进运动

　　1.马步站立。张开双腿，膝盖自然弯曲，坐下去（以不压迫腹部为宜）再慢慢伸直站起。

　　2.青蛙姿势。蹲下，双腿张开与肩同宽，然后用手撑在地上，将臀部往上提，直到胳膊完全伸直。

　　3.抬腿运动。自然站立，将一条腿用力提至45°，腿腕稍微向上翻。换腿，重复该动作。

▶▶▶ 妊娠晚期需警惕的几种异常情况

　　在妊娠晚期，孕妈妈如果出现以下几种异常情况，一定要引起重视，及早就医。

　　阴道流血。一旦出现阴道流血，要警惕前置胎盘和胎盘早剥的发生，应立即去医院就诊。

　　阴道流水。临产前发生胎膜破裂，称胎膜早破，表现为阴道流水。胎膜破裂后，胎儿就失去了完整的羊膜保护，受感染的机会较多，同时脐带也容易脱垂，会造成胎儿死亡。因此，一旦出现阴道流水的情况，要立即去医院检查。

面部和四肢水肿现象迅速加重。当孕妈妈发生妊娠高血压综合征时，就会出现这种情况。严重者因水肿1周内体重会增加500克以上。如属此病，胎盘血管也会发生痉挛，容易造成胎儿的血液和营养供应不良，严重时，胎儿血压可减少2/3，胎儿发育就会明显迟缓，出生时常属低出生体重儿。

胎动过多或过少。如胎儿缺氧、胎盘功能不佳，都易造成胎动过多或过少，胎动消失意味胎儿已经濒临死亡或已经死亡。

▶▶▶ 触摸胎教：感受到胎儿动静

妊娠9个月后由于胎儿的进一步发育，用手在孕妈妈的腹壁上便能清楚地触到胎儿头部、背部和四肢，在此时可进行触摸胎教了。触摸方法为：孕妈妈或准爸爸可以轻轻地抚摸胎儿的头部，有规律地来回抚摸宝宝的背部，也可以轻轻地抚摸胎儿的四肢。当胎儿可以感受到触摸的刺激后，会作出相应的反应。触摸顺序可由头部开始，然后沿背部到臀部再到肢体，要轻柔有序，这有利于胎儿感觉系统、神经系统及大脑的发育。

触摸胎教最好定时，可选择在晚间9时左右进行，每次5～10分钟。在触摸时要注意胎儿的反应，如果胎儿是轻轻地蠕动，说明可以继续进行；如胎儿用力蹬腿，说明你抚摸得不舒服，胎儿不高兴，就要停下来。

▶▶▶ 胎教音乐也要适度

专家强调，孩子的智力与父母的遗传基因关系很大，并非像人们所想象的那样，让胎儿听听音乐，就会超限度地发展。有许多人认为既然胎儿已有眨眼、蹬腿、吸吮等活动，也具有听觉和记忆，只要实施胎教就能促使孩子的智力发育，却不知这可能只是一厢情愿。

虽说胎儿的大脑已能发出脑电波，还具有视、听、味、触的感觉能力，但胎儿毕竟是生活在宫内，不可能像出生后的婴幼儿那样，接触外面多姿多彩的世界，受到各式各样的刺激。

所以，年轻准爸妈们不要过度迷信胎教音乐，除了适当选择音乐，还要注意其他方面的科学胎教，包括保持心情愉悦、生活环境舒适、起居有常、睡眠充足、膳食结构平衡合理等。

▶▶▶ 胎教小课堂

《高山流水》欣赏提示

传说先秦的琴师伯牙一次在荒山野地弹琴，樵夫钟子期能领悟到这是描绘"巍峨乎志在高山"和"洋洋乎志在流水"。伯牙惊曰："善哉，子之心与吾同。"子期死后，伯牙痛失知音，摔琴断弦，终身不操，故有高山流水之曲。

欣赏提示

第一段：引子部分。旋律时隐时现，犹见高山之巅，云雾缭绕，飘忽不定。

第二、三段：清澈的泛音，活泼的节奏，犹如"淙淙铮铮，幽间之寒流；清清冷冷，松根之细流"。息心静听，愉悦之情油然而生。

第四、五段：如歌的旋律，"其韵扬扬悠悠，俨若行云流水"。

第六段：先是跌宕起伏的旋律，接着连续的"猛滚、慢拂"作流水声，并在其上方又奏出一个递升递降的音调，两者巧妙地结合，真似"极腾沸澎湃之观，具蛟龙怒吼之象"。

第七段：如"轻舟已过，势就徜徉，时而余波激石，时而悬浮，洋洋乎"。

第八段：音乐充满着热情，段末流水之声复起，令人回味。

第九段：颂歌般的旋律由低向上引发，富于激情。

▶▶▶ 语言胎教：文学熏陶

在孕晚期，孕妈妈们不能忽视文学语言对胎教的作用。

文学和音乐一样，容易对人的情绪产生影响，将优雅的文学作品以柔和的语言形式传达给胎儿，是培养孩子的想象力、独创性以及进取精神最好的教材。让胎儿与母亲一起感受文学的趣味，培养艺术的情感，增进大脑的发育。常言道"言为心声"，孕期生活中应避免讲脏话、粗话和吵架。应增加语言、文学的修养，以优美的语言充实、丰富、美化自己的生活。

父母在与胎儿的对话中，应充分体现关心和爱抚。告诉胎儿大自然的风景变化和眼前的美好景观以及父母对未来生活的憧憬，讲愉快优美的童话故事。让胎儿静静地聆听，使他感到安全、舒适。

▶▶▶ 与胎儿说话也要讲究分寸

对话胎教是胎儿十分喜欢的一种互动方式，也是与胎儿沟通感情的最佳时机，孕妈妈可以对胎儿说的话很多，既可以聊聊自己的心情及感受，又可以教宝宝一些生活常识。不过，在进行对话胎教时要注意以下两点：

用心和胎儿说话

如果在声波上载满情感，虽然音的波动相同，会产生几倍的能量。对胎儿说话时，最好带着"我想给宝宝讲这个故事，送给他特大的喜悦"或"宝宝，我们一起开心啊"的情绪。说话时应张大嘴，准确地发音。

从确切知道怀孕的消息开始，就经常将你的思绪用"心灵沟通"的方式传达给胎儿，并时常讲故事给他听，与他说话，让他习惯你和准爸爸的声音，等到胎儿完全习惯了父母的声音后，每当你们发出声音或在思考时，胎儿就能感觉到你的心情，听到你的话语。

语速缓慢

据研究，语速快的人的声音难以清楚地传达给对方，对胎儿说话时，尤其如此，应当慢条斯理，这是对话胎教的要点之一。

▶▶▶ 美育胎教：欣赏艺术作品

孕妈妈应尽量多欣赏艺术作品，如参观工艺美术展览、历史文物展览、美术展览等，也可买些画册，在休息时细细品读玩味。

／专家提示／ 坚持训练，巩固成果

怀孕晚期，孕妈妈常常动作笨拙、行动不便。许多孕妈妈因此放弃孕晚期的胎教训练，这样不仅影响前期训练对胎儿的效果，而且影响孕妈妈的身体与生产准备。

孕妈妈在孕晚期最好不要轻易放弃自己的运动以及对胎儿的胎教训练。因为，适当的运动可以给胎儿躯体和前庭感觉系统自然的刺激，可以促进胎儿的运动平衡功能。为了巩固胎儿在孕早期、孕中期对各种刺激已形成的条件反射，孕晚期更应坚持各项胎教内容。

始终坚持胎教对孕妈妈来说是件很不容易的事情。但有理由相信，每个计划要小孩的准爸爸和准妈妈，都会为了自己的孩子付出耐心与时间，别人能做到的事情，你们也一定能做到。

▶▶▶ 学习一些简单的剪纸艺术

剪纸是一种民间艺术，同时也是艺术胎教的必修课之一。通过剪纸可以锻炼孕妈妈的耐力和审美能力，对动手能力也有一定的提高。孕妈妈可以先勾轮廓，而后细细地剪。剪民间流传的图案，如"喜鹊登门""小放牛"，或者剪宝宝的属相，憨态可掬的小猪、活跃的小猴子、可爱的小白兔、忠于职守的小狗等。

开始进行剪纸时，可能会遇到很多麻烦，因为对于孕妈妈来说，这可是个新的项目，不过一定要有耐心，坚持下去，开始时剪得不像没有关系，甚至剪得不成功都没有关系，重要的是你在进行剪纸，这种心态和行为足以给子宫中胎儿以好的影响。

曾有专家研究发现，那些勤于动手动脑的孕妈妈所生的宝宝智力更加优秀，而过于慵懒的孕妈妈，宝宝出生后反应缓慢的比例要高于勤劳的孕妈妈。由此可见，孕妈妈经常做点利于身心发展的事情，对宝宝的有益影响还是很大的。

▶▶▶ 合格准爸爸必修课

坚持每天给妻子按摩

从孕晚期开始，准爸爸坚持每天给妻子按摩，使她感到放松，帮助她更好地适应分娩。

脊柱按摩：让妻子侧躺在床上，你用两手在她背部沿着脊柱由上而下地滑动。注意，力量应适中，太强的力度会使孕妈妈肌肉紧张，太弱又会使她感到酥痒。

腹部按摩：让妻子盘腿坐在地上或是垫子上，你坐在她身后，将手放在她的腹部，轻轻地绕着腹部画圆，用手指做腹部按摩。

大腿内侧按摩：让妻子放松平躺在床上，准爸爸用手指在妻子的大腿内侧画圆。此按摩可放松会阴，避免腿部痉挛。

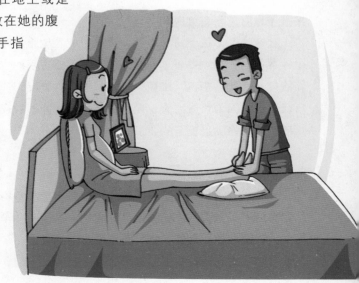

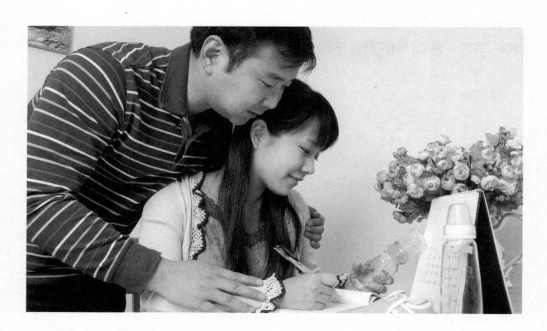

为孕妈妈把握胎教时间

　　孕妈妈对胎儿进行胎教，丈夫不能袖手旁观，应积极参与。当妻子过分热衷于此事时，丈夫可以适时制止，在时间上为妻子把握好，并随时提醒胎儿的感觉。如果发现胎儿烦躁，应立即让妻子停止胎教。孩子是在睡眠中长大的，胎儿需要更长时间的睡眠和休息。如果一味刺激胎儿，使胎儿得不到很好的休息，会影响到胎儿的生长发育。

按妻子意愿重新布置房间

　　妊娠晚期，孩子快降生了，妻子可能希望重新布置一下房间。过去的房间是为两个人准备的，如今要多了一个人，妻子希望在房间中安排一个舒适的位置。房间换成新的样式，新的格调，难免要移动一些大件物品。妻子可按自己的意愿布置，但不要自己动手。因为负重太大，用力过猛，都可能造成严重的后果。这时，丈夫不要感觉烦琐，应尽量满足妻子的要求。

准备宝宝专用品

　　大多数孕妈妈在怀孕中期时会想到替宝宝准备用品，闲来无事也会逛一些婴儿用品专卖店，买些婴儿需要的用品和衣物。甚至有些孕妈妈还希望知道腹中的宝宝是男是女，以便准备适合的衣物。随着预产期的临近，孕妈妈行动更加不便，这就需要准爸爸帮助孕妈妈备齐新生宝宝所需的用品。

孕10月（37～40周）分娩倒计时

▶▶▶ 孕妈妈身体的变化

胎儿的位置下降

由于胎儿的先露部开始下降至孕妈妈的骨盆入口处，孕妈妈对胎儿活动的次数及强度感觉不如以前明显。因胎儿位置的降低，胸部下方和上腹部变得轻松起来，对胃的压迫变小了，胃口也好了起来。

子宫为分娩做好准备

子宫逐渐变得潮湿柔软，且富有弹性，这是在为胎儿出生做准备。这一时期，子宫内的分泌物增多，有的孕妈妈会出现子宫口提前张开的现象。这时应该保持心神稳定，注意观察身体变化。

时常感到腹痛

随着预产期的临近，孕妈妈时常感到腹部收缩疼痛，有时，甚至会认为阵痛已经开始，如果是不规则的阵痛，那么这时的疼痛并不是阵痛，而是身体准备适应生产时的阵痛而出现的正常现象。

▶▶▶ 胎儿的变化

胎儿长大了

身长48～50厘米，重2500～3200克。

胎儿发育成熟

这个阶段的胎儿，全身都有皮下脂肪，形成胎儿圆滚滚的可爱体型。覆盖在胎儿身上的胎脂脱离，胎毛也逐渐消失，拥有美丽的玫瑰色肌肤，内脏、肌肉、神经系统也充分发育，已经做好出生后立即呼吸、调节体温与喝奶的准备。女婴乳房部能触及到乳腺组织结节，乳头突出，乳晕明显；男婴睾丸已经下降至阴囊，阴囊皮肤形成褶皱；女婴大阴唇覆盖小阴唇。此时，胎儿离开孕妈妈的子宫，在外界的生活能力极强。啼哭声音响亮，四肢运动活泼有力，肌肉相当发达，身体维持一定的张力，而非迟缓状态，并有强烈的吸吮、寻食反射。

头部进入骨盆

此时的胎儿头部开始或已经进入了孕妈妈的骨盆入口或骨盆中，周围有骨架保护，这样也腾出了更多的地方长小胳膊、小腿和小屁股。胎儿在子宫内的剧烈运动变少了，与妊娠9月相比，宫内活动的次数减少。

▶▶▶ 孕10月饮食原则

这个阶段孕妈妈应该吃一些富含蛋白质、糖类等热量较高的食品，为临产积聚热量。注意食物要易于消化，预防便秘和水肿。适当地吃些坚果、巧克力之类的食物，可增强体力，以应付随时可能来临的分娩。

除非有医生的建议，孕妈妈在产前不要再补充各类维生素制剂，以免引起代谢紊乱。

为了缓解水肿、下肢肿胀的情况，孕妈妈应该多吃一些低盐食物及米粥、红豆汤、绿豆汤来改善症状。

▶▶▶ 做好分娩前的营养储备

分娩前期必须充分进食，以摄取各种营养，积蓄体力，满足分娩时的各种消耗，同时为新生儿哺乳做好准备。

维生素C能保证新生宝宝的健康

从宝宝出生到3个月大，这期间的健康完全依靠在胎儿时期从妈妈那里得到的免疫功能和母乳中所含的免疫物质，最重要的是维生素C。维生素C有"天然的抗氧化剂"之称，对疾病的抵抗能力很强，尤其是有可减弱过敏原的作用及缓和特异性皮炎等作用。除此之外，还可防止婴幼儿的突发死亡。

孕妈妈要经常吃蔬菜水果以摄取维生素C，因为维生素C在体内只能存在2～3小时，很快就要排泄掉。以含维生素C丰富的柑橘为主，一点点摄取是最好的方法。

为了安全临产，充分摄取维生素E

由于维生素E的存在，氧气得以输送到身体各部位，从而解除了孕妈妈的疲劳，更重要的是缓解了孕妈妈临产前的紧张情绪，使紧张的肌肉得以放松。

含有维生素E多的食品是胚芽类、植物油、坚果类、黄绿色蔬菜等，这都是大家已熟知的食品。临近分娩时，要多吃这些食品。自己可以做一些可冷冻的食品，去医院时带上，尤其是初产的人，从阵痛开始到孩子出生需要时间较长，进分娩室之前可准备些方便食品，避免空腹没力气分娩。记住，充分摄取维生素E是顺利生产的重点。

▶▶▶ 行动不便，处处小心

到本月，孕妈妈的体重达到了最高峰，身体会越来越沉重，有些孕妈妈肚子大到连肚脐都翻出来，又大又突出。走路看不见脚底下，行动非常不便，因此更要注意小心活动。

走路时一定要站稳踩实每一步后再移动身体，避免长期站立和上下楼梯，洗澡的时候一定要注意安全，避免滑倒。为了顺利生产，必要的散步仍然要坚持，轻微的家务劳动也可以继续，但需要用力、下蹲、上伸的动作尽量避免。同时，动作要轻缓，不能用力过猛，更不可做危险动作。总之，好好休息，密切注意自己身体的变化，逐渐进入临产的准备状态。

▶▶▶ 孕晚期失眠的对策

孕晚期的睡眠往往会发生很多问题，一方面由于肚子太沉重，睡眠姿势受到限制，另一方面，各种不适症状引起孕妈妈精神上的疲劳与不安。这一时期孕妈妈容易疲劳，孕妈妈良好的睡眠对于恢复和保存体力以及胎儿的正常发育都十分重要，所以，应格外重视睡眠的质量。

睡觉姿势

孕晚期，最好的睡姿是向左侧卧，这样右旋的子宫可得到缓解，减少增大的子宫压迫腹主动脉及下腔静脉和输尿管。当然，整晚只保持一个睡眠姿势是不太可能的，不妨在你醒来时，采取左侧位，当感到不舒服时，就采取相对舒服的体位，但应尽量避免长时间仰卧。

精神放松

胎动一般在夜里比较频繁，孕妈妈越想睡，胎儿就越折腾。此外，腰背酸痛和腿脚抽筋等不适症状也困扰着孕妈妈，这些都会加重精神上的疲劳与不安。还有些孕妈妈总是担忧生产过程以及胎儿是否健康等问题，也会形成一定的心理压力，造成失眠。

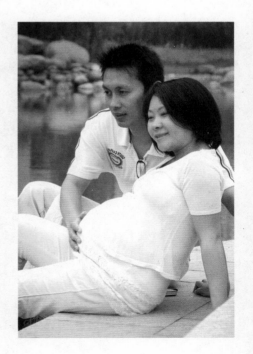

如果发生了这些现象，不要太烦恼。睡不着时，不妨起来看看书，听听音乐，或与丈夫聊聊天。此外，注意白天做些活动，增加一些疲劳感，睡前做个按摩或热水浴，哪怕只是泡泡脚，也会有助于睡眠。

饮食

临睡前喝一杯温热的牛奶，既有利于补钙、防抽筋，又有利于安眠，效果很好。在日常饮食上可以多吃黄花菜、百合、莲子、芹菜等食物，对于消除烦躁、平稳情绪十分有益，可以提高睡眠质量。

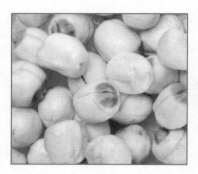
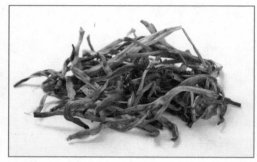

/专家提示/ **孕妈妈失眠对策**

1.千万不可自行服用安眠药物来对付失眠，因为这些精神镇定类的药物对胎儿会有不良作用。

2.若睡眠障碍属于心理层面问题，如压力过大，睡前精神仍然处于极度紧绷的状态，以下两个简单的放松法，可以帮助你安然入睡。

渐进式肌肉放松法。即集中身体某一处的肌肉，如肩膀，用力耸肩绷紧，达到最紧之后再以最慢的速度一点一点地放松，以达到完全放松。

调整呼吸法。在不紧张的状态下，一般人每分钟可能有8～12次的呼与吸。紧张或睡不着时通常呼吸较为急促，此时你可以以吸2秒、停1秒、吐2秒的节奏呼吸。

▶▶▶ 做好分娩前的准备

心理准备

孕妈妈应及早做好分娩前的知识准备，了解分娩是正常的生理过程，克服对分娩的恐惧心理。临产时，要放松心情，坚定信心，相信自己一定能在医生的帮助下顺利安全分娩。丈夫在妻子临产前，也要做好心理准备，多关心妻子，尽量减少外出及工作应酬。弄清家与医院的距离和所需时间，计划使用何种交通工具。

生活安排

　　临近预产期，孕妈妈应更加注意饮食，保证营养。选择营养丰富而容易消化吸收的食物，少吃多餐；保持充分的休息和睡眠，为分娩养精蓄锐；做些轻微的运动；保持个人清洁卫生，勤洗澡，勤换内衣内裤，每天用清水洗净乳头；临产前禁忌性生活，以免出现危险；尽量减少外出，即使外出也要有家人陪伴；同时，家中应准备好通风向阳的产后母婴休养房间。

物质准备

　　准爸妈要大概了解整个生产和住院所需的花费，把住院需要的钱准备好。整理好分娩前和分娩后所需的物品。此时容易发生早产，一旦出现临产征兆，要及时送孕妈妈去医院。一般在自然分娩的情况下，孕妈妈需住院3天；在实施剖宫产手术的情况下，孕妈妈需要住院5～7天，这期间的必需物品包括：入院分娩所需证件、孕妈妈用品、婴儿用品等，将其整理归置在一起，放在家人知道的地方，以免临产时匆忙慌乱。

▶▶▶ 选择自然分娩还是剖宫产

　　自然分娩是一个完美的生理过程，如同瓜熟蒂落，最有利于母亲和宝宝的健康。临床证实，产妇阴道分娩后，感染、大出血等并发症较少，产后体力恢复很快。

　　胎儿由子宫内依赖母体生活，到出生后的独立生活，是一个巨大的转变，这一转变必须有一个适应的过程。胎儿经阴道自然娩出，子宫有节奏地使胎儿胸部受到压缩和扩张，使出生后婴儿的肺泡富有弹性，容易扩张。当胎儿经过阴道时，胸部受压，娩出后，胸部突然扩大，有利于胎儿出生后的呼吸建立。

　　阴道自然分娩比剖宫产要有利得多，所以不可轻易采用剖宫产。产妇对自然分娩也不必害怕，万一发生难产，需采取剖宫产时，医生会作出正确决断的。

▶▶▶ 临产前身体会有哪些变化

　　当孕妈妈身体出现以下症状时，就说明产期越来越近了。

　　呼吸顺畅、食欲增加。胀大的子宫开始下降，减轻了对横膈膜的压迫，孕妈妈会感到呼吸困难缓解，胃的压迫感消失，食欲增加。

　　腹坠腰酸。胎头下降使骨盆受到的压力增加，腹坠腰酸的感觉会越来越明显。

大、小便次数增多。胎儿下降，压迫膀胱和直肠，即使小便之后仍有尿意，大便之后也不觉舒畅痛快。

体重停止增长。有些孕妈妈甚至出现体重减轻现象，这标志着胎儿已经发育成熟。

假宫缩频繁。临产前，由于子宫下段受胎头下降所致的牵拉刺激，假宫缩的情况会越来越频繁，出现的时间无规律，程度也时强时弱。

见红。从阴道排出含有血液的黏液白带称为"见红"。

▶▶▶ 预防静脉曲张

什么是静脉曲张

静脉负责将血从全身的肢端送回心脏，由于血液上行要克服重力，静脉内有瓣膜装置能够阻止血液反流。当这些瓣膜关闭不严或不能同步工作时，血液便会积聚在静脉内，出现疙疙瘩瘩的现象，这就是所说的静脉曲张。

妊娠期静脉曲张的成因

孕妈妈到了孕晚期，由于受增大的子宫压迫，腹腔大静脉血液回流受到影响，有一部分孕妈妈会出现静脉曲张现象，有的孕妈妈会发生在阴唇处，有的发生在肛门，也就是痔，而大约有一半的孕妈妈会发生在下肢，即腿部静脉曲张。静脉曲张往往有家族遗传倾向，有静脉曲张家族史的孕妈妈，可能更容易患此病。

静脉曲张症状轻微的孕妈妈几乎不会觉得疼痛，只有随着症状的加深，形成了疙瘩才会感到很疼痛，这时腿变得更沉重，走起路来步履蹒跚。

静脉曲张的预防方法

不要穿紧身衣裤和高跟鞋。

不要固定某一姿势太久。不要总是以某一姿势站着或坐着，经常变换动作，坐久了走一走，伸伸腿，时常活动活动下肢。

经常把膝关节抬高。坐着时，注意把腿搭在椅子和靠垫上，或在脚下放个小板凳，把膝关节抬高，超过臀部；躺下时，用枕头或靠垫放在脚和腿下，尽量把腿脚支高点。

平时注意多按摩腿部。休息时可以经常揉搓按摩下肢，睡觉前还可以让丈夫帮助热敷，以改善血液循环。

多帮助活动。每天坚持散步20～30分钟，改善腿部肌肉张力，增强腿部血液循环。

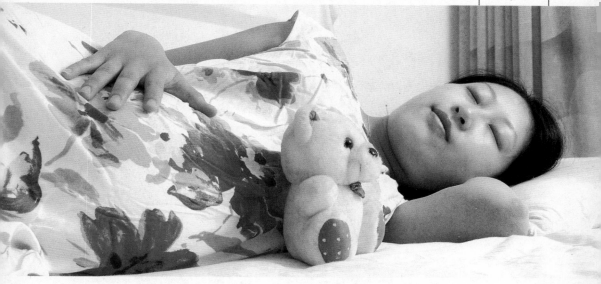

▶▶▶ 为母乳喂养做准备

母乳是新生宝宝最好的食物。母乳喂养除了可以给宝宝全部的营养和免疫力外，对促进母子感情、帮助产妇子宫恢复都有很大的益处，而且还兼有卫生、方便、经济的优点。孕妈妈在孕期就应下决心要用自己的乳汁喂养宝宝，而且从怀孕时开始就应该为将来的母乳喂养做好各方面的准备。

注意孕期营养。母亲营养不良会造成胎儿宫内发育不良，还可影响产后乳汁的分泌。在整个孕期和哺乳期都需要足够的营养，多吃含丰富蛋白质、维生素和矿物质类的食物，为产后泌乳做准备。

孕妈妈怀孕后应注意乳头、乳房的保养。乳房乳头的正常与否会直接影响产后哺乳。孕妈妈可以在清洁乳房后用羊脂油按摩乳头，增加乳头柔韧性；由外向内轻轻按摩乳房，以便疏通乳腺管；使用宽带、棉质乳罩支撑乳房。扁平乳头、凹陷乳头的孕妈妈，应在医生指导下，使用乳头矫正工具进行矫治。

定期进行产前检查，发现问题及时纠正，保证妊娠期身体健康及顺利分娩，是妈妈产后能够分泌充足乳汁的重要前提。

了解有关母乳喂养的知识，取得家人特别是丈夫的共识和支持，树立信心，下定决心，这样母乳喂养才容易成功。

/专家提示/ **如何护理乳头**

经常用温肥皂水擦洗乳晕和乳头皮肤，清除附在上面的乳痂，并将皮肤皱褶处擦洗干净，将乳头涂上油脂。这样，不仅可以保持乳房卫生，还会使乳头逐渐变得结实耐磨，日后经得起宝宝吸吮。

▶▶▶ 怎样安排临产饮食

分娩相当于一次重体力劳动，产妇必须有足够的热量供给，才能有良好的子宫收缩力，宫颈口开全后，才能将孩子娩出。如果产妇在产前不好好进食、饮水，就容易造成脱水，引起全身循环血容量不足，供给胎盘的血量也会减少，容易使胎儿在宫内缺氧。

第一产程中，由于不需要产妇用力，所以产妇可以尽可能多吃些东西，以备在第二产程时有力气分娩。所吃的食物应以碳水化合物性的食物为主，因为它们在体内的供能速度快，在胃中停留时间比蛋白质和脂肪短，不会在宫缩紧张时引起产妇的不适或恶心、呕吐。食物应稀软、清淡、易消化，如蛋糕、挂面、糖粥等。

第二产程中，多数产妇不愿进食，此时可适当喝点果汁或菜汤，以补充因出汗而丧失的水分。由于第二产程需要产妇不断用力，产妇应进食高热量、易消化的食物，如牛奶、糖粥、巧克力等。如果实在无法进食时，也可通过输入葡萄糖来补充热量。

▶▶▶ 孕妈妈分娩应谨记"五忌"

一忌怕。很多孕妈妈对分娩有恐惧感，害怕疼痛和危险，临产期越近，越是紧张。其实，这种害怕完全没有必要。分娩几乎是每个孕妈妈必经的一"关"，事到临头，人人都能承受。现代医学发达，分娩的安全系数大大提高，分娩手术的成功率也近于100%，一般不会出现意外。

二忌累。临产前，工作量、活动量都应适当减少，应该养精蓄锐，准备全力以赴地进入临产过程。

三忌粗心。妊娠末期不可粗心大意。要避免长途旅行和单独外出，以免突然临盆，措手不及。

四忌忧。临产前要精神振作，情绪饱满，摆脱一切外在因素的干扰，"轻装上阵"。尤其不应该顾虑即将诞生婴儿的性别，亲人也不应该给孕妈妈施加无形的压力，免得给孕妈妈带来沉重的心理负担，使分娩不顺。

五忌急。到了预产期并非就分娩，提前17天、过后10天都是正常的情况。孕妈妈既不要着急，也不用担心，因为这样都无济于事，只能是伤了自己的身体，影响了胎儿的发育。

▶▶▶ 何时入院合适

妊娠后期接近预产期的时候，夫妻都关心着分娩的到来。那么，怎样才能知道快要临产了呢？一般来说，孕妈妈在足月前后出现以下情况之一者，说明已近临产，应该住医院待产。

出现规则的子宫收缩

快到预产期时，产妇会感到腹部有比较频繁的子宫收缩的感觉，它的特点是收缩力弱，持续时间短而不规则，收缩的强度并不逐渐加强，没有阴道流血和流水，卧床休息后，子宫收缩可以完全停止，这种不规则的子宫收缩并不意味着临产。当出现有规律的子宫收缩，每隔10～15分钟1次，每次持续时间几十秒，即使卧床休息宫缩也不消失，而且间隔时间逐渐缩短，持续时间渐渐延长，收缩的强度不断增强，这才是临产的开始，应立即去医院待产。

阵痛

阵痛指周期性的子宫收缩。起初每30分钟或1小时，有10～20秒的腹部张力，然后间隔时间越来越短，反复地加强规则性的子宫收缩，到了每10分钟1次规则的阵痛，就是"分娩开始"，必须入院。不过，经产妇早点入院较安全。

见红

分娩开始之前24小时内，阴道会排出一些血性黏液，俗称"见红"。所以，当产妇"见红"时，表示24小时内即将临产，应该立即去医院待产。

破水

由于子宫收缩不断加强，子宫内羊水压力增加，羊膜囊破了，胞浆水流出，此时称为"破膜"。大多数产妇是在临产后才破膜，仅有少数产妇临产前破膜，称为"早破水"。这时，应立即平卧送医院待产，一般在24小时内临产。

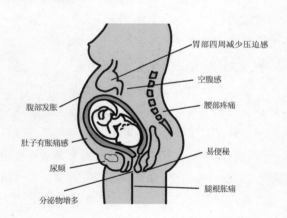

胃部四周减少压迫感
空腹感
腰部疼痛
腹部发胀
肚子有胀痛感
尿频
易便秘
腿根胀痛
分泌物增多

／专家提示／ 破水了，是否应该立即去医院

很多女性在整个怀孕期间都在考虑，当分娩前，羊水大量流失该怎么办。其实，破水的时候，羊水急泻是非常罕见的，因此不必对此过分担心。另外，妇产科大夫会在预产期前为你检查胎儿的头是否已经进入骨盆中了。当宝宝的小脑袋已经向下进入产道，羊膜囊破了，羊水流入产道时，就应该去医院了。

▶▶▶ 需提前入院待产的7种情况

无妊娠并发症的孕妈妈一般不需提前入院，以免待产时间太长，其间又受其他产妇的影响，思想顾虑重重，吃不好，睡不好，造成身心疲惫，影响产程，还额外地增加经济负担。

但如果孕妈妈有下列情况之一者，应适时提前入院待产，以防发生意外与急产伤。

1.离医院较远地区的孕妈妈应提前入院。

2.伴有内科疾病如心脏病、肺结核、高血压、重度贫血等疾病的患者，应提前住院，便于及时掌握病情，周密监护，及时进行处理。

3.经医生检查确定骨盆及阴道有明显异常者，不能经阴道分娩，应适时入院进行剖宫产。

4.中、重度妊娠高血压综合征，或突然出现头痛、眼花、恶心呕吐、胸闷或抽搐者，应立即住院，以控制病情恶化，待病情稳定后适时结束分娩。

5.胎位不正，如臀位、横位以及多胎妊娠，需随时做好剖宫产准备。

6.经产妇有急产史者，应提前入院，以防出现急产伤。

7.有前置胎盘、过期妊娠者等，应提前入院待产，加强监护。

总之，有并发症的孕妈妈，医生会根据病情决定入院时间，孕妈妈及其亲属应予以理解与配合，不可自作主张，以防发生意外。

▶▶▶ 胎教可以培养宝宝性格

性格是儿童心理发展的一个重要组成部分，它在人生的发展中起到了举足轻重的作用。人的性格早在胎儿期已经基本形成。因此，在怀孕期注意胎儿性格方面的培养就显得非常必要。胎儿性格的形成离不开生活环境的影响，母亲的子宫是胎儿的第一个环境，小生命在这个环境里的感受将直接影响到胎儿性格的形成和发展。

如果孕妈妈在孕期充满和谐、温暖、慈爱的气氛，那么胎儿幼小的心灵将受到同化，意识到等待自己的那个世界是美好的，进而可逐步形成热爱生活、果断自信、活泼外向等优良性格的基础。反之，倘若夫妻生活不和谐，充满矛盾，甚至孕妈妈不欢迎这个孩子，从心理上排斥、厌恶，那么胎儿就会痛苦地体验到周围这种冷漠、仇视的氛围，随之形成孤寂、自卑、多疑、懦弱、内向等性格。显然，这对胎儿的未来会产生不利的影响。

此外，孕妈妈的极度疲劳，情绪的过分紧张，腹部的过重压力及外界的强烈、持久的噪声，均可使胎儿躁动不安。这种强烈的运动反应并不是好征兆，它不但会引起流产、早产，而且能给出生后的孩子的性格、行为带来不良影响。

未来的父母为了让未来的宝宝具有一种良好的性格，应切切实实地做到：尽力为腹内的小生命创造一个充满温暖、慈爱的生活环境，使胎儿拥有一个健康美好的精神世界，促其良好性格的形成。

▶▶▶ 胎儿能识别妈妈的情绪

妇产科医院能以超声波诊断装置，容易地从母亲腹部外面，用肉眼去看以前所无法看出的胎儿形状或动作。

有个母亲在结婚后第10年终于怀孕。从超声波的装置上看到胎儿活动的情形，母亲忍不住感动得哭了！令人惊异的是，此时胎儿的动作并不会变得特别不规则，或出现手脚挣扎，而只是持续做着从容而较缓慢的动作，且有节奏，显得自由自在。

这表明，到了妊娠后期，胎儿不只是能表示快感或不快感，也有能力充分地了解到母亲的喜悦或情感。妊娠已过30周的母亲，要经常把慈爱的感情投注于胎儿，以此促进胎儿的"心"的发达与形成。

▶▶▶ 语言胎教：教胎儿认汉字

孕妈妈在舒畅愉悦的气氛中自己动手做一些字卡，边做边幻想胎儿看到妈妈亲手做的小字卡时的喜悦，让幸福蔓延……

用彩色硬纸片剪成边长3～4厘米大小的正方形或直径3～4厘米的圆形，用彩笔在上面写上汉字。汉字最好选择简单形象的，如日、月、山、口等象形字或者对胎儿来说富有特殊意义的汉字，如宝宝的乳名。

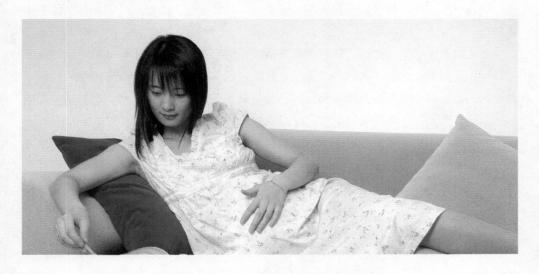

孕妈妈可以用几种颜色的笔将汉字描写得五颜六色，写出各种各样的花样。具体可模仿艺术字的写法。

拿着自己制作好的字卡，一边抚摸着腹中的宝宝，一边念卡片上的汉字，并将汉字的特色和所指的实物向宝宝做描述，如：宝宝这是"口"字，方方正正的一个小方块，它指的是宝宝的小嘴巴，宝宝用来吃奶的小嘴巴……

教胎儿认识汉字，最主要的不是教了多少个，教的方法有多经典，而最关键的是要用心去"教"，用心感受，用心与胎儿"沟通"。孕妈妈要在满怀愉悦与幸福的状态下教宝宝，而不是把它当成一种负担和责任。

/专家提示/ **孕妈妈心态要平和**

> 有些孕妈妈想把胎儿培育得更出色一些，这种心情是可以理解的，但任何事情都有个度，一旦过度结果就会适得其反，不仅达不到预定的目的，而且会导致不良结果。同样，胎教的每期内容都会使胎儿受益，如果不能适度地对胎儿实施，恐怕胎儿不但不能获益，还会受害。因此，孕妈妈对胎儿进行胎教，不能热情过度，也不能太急切。

临产前更需要音乐胎教

妊娠晚期，因接近临产，孕妈妈会有些急躁，这时期可多听些摇篮曲、幼儿歌曲，使孕妈妈感受到为人之母的幸福。例如勃拉姆斯的《摇篮曲》："安睡吧！小宝贝，你甜蜜地睡吧！睡在那绣着玫瑰花的被里，愿上帝保佑你，一直睡到天明。"这类歌充满母爱，充满做母亲的自豪感，语言优美，旋律轻柔，是孕妈妈和胎儿都能接受的。

音乐对于孕妈妈来说，可以放松紧张情绪，使心情舒畅。对于能欣赏音乐的人来说，可以得到美的体验、艺术的享受。有些孕妈妈认为自己没有"音乐细胞"，音乐对自己无益。其实，所谓的欣赏音乐并不光指贝多芬、莫扎特的乐曲，也包括孕妈妈喜欢听的轻音乐、民歌等通俗歌曲和地方戏曲，甚至包括孕妈妈童年时所喜爱的歌。

胎儿是一个活泼敏感的小生命，他的发育与母亲紧密相关，受母亲情绪影响更为明显。因此，孕妈妈若疼爱"腹中人"，就要为宝宝创设良好的宫内环境和精神世界，母亲豁达乐观的情绪有助小生命的健康发育，也有助于出生后活泼开朗性格的形成。

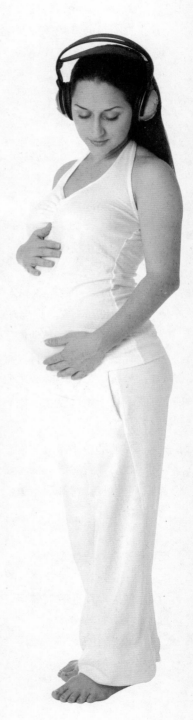

▶▶▶ 胎教小课堂

《摇篮曲》欣赏提示

睡吧，睡吧，我亲爱的宝贝，妈妈的双手轻轻摇着你，摇篮摇你，快快安睡，夜已安静，被里多温暖；

睡吧，睡吧，我亲爱的宝贝，妈妈的手臂永远保护你，世上一切美好的祝愿，一切幸福，全都属于你；

睡吧，睡吧，我亲爱的宝贝，妈妈爱你，妈妈喜欢你，一束百合一束玫瑰，等你醒来，妈妈都给你……

这首《摇篮曲》的旋律舒缓、深情。孕妈妈可以在睡觉之前听，随着轻柔的音乐，想象着腹中的宝宝，让胎儿在母爱的温暖下和妈妈一同进入梦乡，做一个天使般的梦。

当然，孕妈妈在心情烦躁的时候，也可以听一听，这首神奇的《摇篮曲》不仅能让宝宝安静地入睡，也可以让孕妈妈的心情变得平和。

《月光》欣赏提示

德彪西的钢琴曲《月光》描绘了月光的美丽与神秘，美丽的旋律暗示了对月光的印象，仿佛能让人看到月光的皎洁，把灵艳的月光泻洒下的冰一样的银辉展现得淋漓尽致。从这首《月光》里，我们可以欣赏到美丽的月夜景色，体会幽暗的月光透过轻轻浮动的云，影影绰绰地洒在平静的水面上的情景，就如同置身于晴朗而幽静的深夜氛围之中。

▶▶▶ 合格准爸爸必修课

为孕妈妈拟订产后计划

随着预产期的临近，夫妻不但要做好临产前的准备工作，还要制订出产后计划，如孕妈妈护理、婴儿护理、育儿计划等，以免在胎儿出生后手忙脚乱。

首先，要找好护理人选。让妈妈或婆婆照顾比较妥当，因为她们不但有经验，而且是真心关心孕妈妈和宝宝的健康，一家人住在一起也不会感觉别扭。如果没有老人照顾的条件，也可以花钱去请"月嫂"。但要注意，如果是请月嫂进行登门服务时，一定要通过正规渠道，并且有健康证明。要尽量挑选年龄大的、有实际育儿经验和丰富生活经验的。其次，月嫂确定之后，可根据孕妈妈及家里的实际情况，制定合理的服务时间及服务范围。

除此之外，准爸爸也要尽量学习如何照顾月子里的妻子和新生宝宝，以帮助妻子度过"多事之秋"的月子，使新生儿得到很好的照料。

和妻子共商陪产"人选"

通常，选择陪产人员时要考虑到以下条件：

自己的丈夫

他比别人更能支持你、安慰你和鼓励你。他知道你的生育计划并能帮助你做决定，能把你的想法传达给医护人员。但是，如果他不愿意陪伴你，有洁癖或看见血就晕，那你也会紧张和不安。你也许还会发现，他在场不但不能让你放松，反而感到拘谨。

妈妈或婆婆、其他做了妈妈的女性亲属或朋友

她自己经历过生育过程，她会凭直觉和经验了解你需要什么样的帮助，如背部按摩、告诉你如何呼吸或喝水等。但并不是所有有生育经验的女性都能胜任这个角色，主要取决于她的性格。她在紧要关头能否保持冷静？你是否愿意在她面前彻底袒露自己？

专业助产士

她能做到冷静客观。最新研究发现，有助产士在场能让产妇减少对止痛药品的依赖。但你也许想和更亲近的人分享自己的分娩经历，而且选择助产士会需要你支付额外的费用。

为妻子收拾好住院物品

一般来说，待产了，准爸爸即可开始为孕妈妈和胎儿准备一些必备的入院物品，以方便生产及住院时使用。

在孕7~8个月时，医护人员会提醒准爸爸和孕妈妈，可以开始准备一些育婴用品，并且在预产期的前一个月，告知孕妈妈入院生产时的必备物品，事前做好万全准备，才能避免胎儿提早来临，或遇上突发状况时的惊慌失措。下面列出待产物品清单，供参考。

孕妈妈所需物品

日常用品，包括换洗的衣物（包括哺乳时用的胸罩等）、拖鞋、洗漱用品、护肤品、分娩后用品（卫生纸、卫生巾、束腹绑带、卫生铺垫、溢乳垫、吸奶器等）、餐具、杯子、吸管。个人备用品，包括手机、笔、记事本、消闲看的书、随身听等。食物、饮料，包括饼干、牛奶、巧克力、葡萄干等。这些食品，有助于产妇分娩时补充体力。

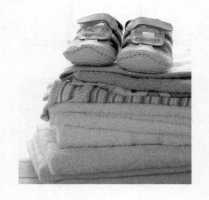

婴儿所需物品

湿纸巾、小杯小勺、纸尿片、润肤露等。婴儿衣服、帽子、婴儿包被、毛毯、纱巾等，出院时要用。

生产的必备证件

在必备证件方面，由于生产时必须办理住院手续，宝宝出生后又必须办理出生证明，因此，医护人员大都建议孕妈妈，事前就应该先把准爸爸的身份证、孕妈妈的身份证、保健卡、准生证和孕妈妈健康手册准备齐全，以方便入院生产。

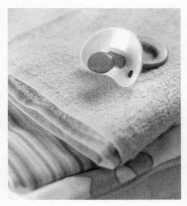

产妇住院和出院所需的物品、产妇和婴儿所需的物品都要分别整理放置在家里明显易见的地方，并告知家人，一旦临产，可以随时找到带往医院。

给妻子积极的心理暗示

在分娩前，作为妻子精神上的支持者，丈夫一定要经常给予妻子积极的心理暗示，让她积极地面对分娩这个自然的生理过程，而不要总是给她带来坏的消息，让她未战先怯。

孕妈妈认为生孩子是痛苦的，那么在临产前，她就会不自觉地想到疼，想到各种危险与不顺利，那么，痛苦就会被她扩大，无形中给分娩加大了难度。所以，丈夫要经常给妻子积极的心理暗示。事实上，哪怕是经历同一件事，不同人的感受也是不一样的，而且每个孕妈妈的忍痛能力也影响着她当时的真实感受。只要孕妈妈能认真了解分娩过程，做好各种准备，发生在个别人身上的痛苦经历就不会重现。

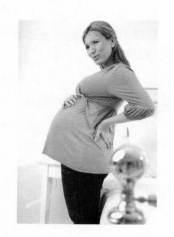

Part 5

分娩期——
幸福自豪的瞬间

令人期盼的时期快到了，分娩前你可能听到许多的人讲到分娩的痛苦了。其实，这样的感觉只要你切身体会到就会明白。当你开始感觉到这种痛苦的幸福意义后，你基本上就能接受分娩的挑战了，这样分娩就变得轻松和容易了。当然不要忘了产前的营养补充哦，为产前储备好热量吧！

省 时 阅 读

目前分娩方法都有哪些？为什么自然分娩是最好的？哪些产妇可以选用自然分娩？……这一章就如何正确选择分娩方法，顺利完成分娩，作出了最给力的指导。

目前常采用的分娩方法是自然分娩和剖宫产，故对这两种分娩方法作了详细讲解，不仅剖析了其分娩全程，还对产妇在分娩时应如何与医生配合、有哪些注意事项作了特别说明，从而使产妇克服分娩恐惧，轻松顺利地分娩。

此外，对待产中产妇如何应对突发情况，如何饮食与调适心情等给出了方法，还针对难产及过期产提出了防治措施。

另外，分娩时准爸爸的作用仍不容忽视，那么具体应该做些什么呢？在本章中亦作出了指导。

▶▶▶ 孕妈妈待产前精神须放松

产妇的情绪影响着分娩的顺利与否。如果产妇精神放松，可使子宫肌肉收缩规律协调，宫口容易开大，会使产程进展顺利。相反，如果产妇精神高度紧张，分娩时大喊大叫，往往会导致子宫收缩不规律，子宫颈很难张开，会延长产程，甚至导致危险。而且精神过度紧张的产妇往往不会利用宫缩间隙时间休息，如果休息不好，再加上吃不好，就会在分娩过程中得不到足够的热量和水分的补充，就不能满足分娩期消耗的需要，造成极度疲劳，同样不利于顺产。

/专家提示/ **给产妇心理上关怀，消除顾虑**

无论是医务人员，还是家属在分娩前和分娩过程中都要给产妇心理上的关怀，讲解分娩的知识和安全问题，给她以自信，消除顾虑，解除其精神负担。通过做细致的工作，要给产妇创造一个安静、轻松的临产环境。

▶▶▶ 临产前怎样吃

临产前，阵阵发作的宫缩常带来疼痛和疲倦，影响产妇的胃口，但不吃就没有力气分娩，所以要抓住宫缩间歇期，积极进食，为生产积蓄体力。

饮食以富于糖分、蛋白质、维生素、软烂易消化的为好。可根据自己的爱好，选择蛋糕、面汤、菜饭、稀饭、面条、肉粥、藕粉、点心、牛奶、果汁、苹果、西瓜等食品，少食多餐。

如果快进产房了，不妨带些巧克力，它携带方便、营养丰富，能在很短时间内被人体消化吸收，产生大量的热量。在生产过程中随时吃一些，还有放松心情、减缓疼痛的作用。

▶▶▶ 怎样预防难产

所谓的难产是泛指在分娩过程中出现某些情况，导致婴儿本身产生问题，或因产妇骨盆腔狭窄、子宫或阴道结构异常、子宫收缩无力或异常所导致。

难产危及母婴健康

发生难产时，由于漫长的产痛折磨，产妇大多已疲惫不堪，眼窝深陷，唇干舌燥，脉搏增快，腹部胀气，膀胱胀满，不能排尿。并发产前感染者，可有体温升高、阴道流脓症状。随着产妇的衰竭，胎儿会出现宫内窘迫症状。难产对产妇及胎儿都不利，应及时处理。

预防难产的方法

情绪放松，积极配合。临产入院后，产妇要注意休息和饮食，心理上不要过分紧张和恐惧；医护人员会仔细观察产程的情况，正确判断，及时处理，因此产妇要积极与医生配合。另外，正确处理难产，医护人员的经验，非常重要，所以孕妈妈在决定分娩医院时，要选择值得依赖的医院及经验丰富的医生为你服务。

定期做产前检查。产妇一定要根据医生嘱咐按期去医院检查。医务人员在做产前检查时，不仅要查胎位，还要注意检查产道是否异常，如发现骨盆狭窄，应该及早确定分娩方式。胎位不正时，还应根据具体情况确定是否要由医务人员帮助复位。

妇产医师叮嘱：决不能在生产过程中轻易使用催生针，特别是肌内注射催产素一类的催生针，在胎儿娩出前要绝对禁止。

▶▶▶ 阴道分娩好处多

女性生孩子是正常的繁衍后代的生理活动，从阴道分娩出婴儿是人类的自然本能，也是分娩最可靠的方式。尽管确实有一部分孕妈妈有难产的现象，但95%的孕妈妈都可以顺利地通过阴道分娩胎儿，难产率仅占3.5%。

对于产妇来讲，阴道分娩有利于产后各系统和生殖器官的恢复，如恶露的排出、子宫复原、减少产后出血等。

对于胎儿来讲，子宫有规律的收缩，迫使胎儿胸廓有节律的扩张和收缩，能促进胎肺发育，有利于出生后自主呼吸的建立。

阴道分娩胎头受压充血，刺激呼吸中枢，易激发新生儿呼吸和啼哭，很少发生窒息和呼吸窘迫综合征。在阴道分娩过程中，免疫球蛋白可以通过母体传给胎儿，使新生儿具有更强的抵抗力。

阴道分娩时间较长，并要经过母胎的共同努力，因此可增强胎儿对外界的适应能力，还能增进母子感情。

▶▶▶ 什么样的孕妈妈能阴道分娩

阴道分娩取决于产力、产道、胎儿、精神心理这4大基本要素。主要是前3个因素，如果其中一个因素发生异常，经过处理仍不能改善的，往往以剖宫产结束分娩。而国际上往往认为产妇的精神心理对产程的影响很大。总之，4个要素相互协调配合才能顺利完成分娩过程。

对于育龄期女性，年龄小于35岁，没有严重的内外科并发症，没有胎位、骨盆的异常，没有严重妊娠并发症，如中央性前置胎盘等，首选的分娩方式为阴道分娩。在

34周左右做骨盆的测量，没有阴道、子宫的严重畸形，非狭小骨盆或畸形骨盆，在37周左右估计胎儿大小，确定胎位，再次检查阴道和骨盆有无异常。骨盆测量正常、胎儿中等大小、胎位正常，都可能阴道分娩。

即使是高龄产妇也有阴道分娩的，另外一些内科合并症如甲状腺代谢异常，只要孕期控制平稳，都可以阴道试产。

▶▶▶ 阴道分娩的全过程

第一产程：从临产到宫口开全(10厘米)。临产是指子宫的规律宫缩，5~6分钟的一次宫缩，持续30秒开始。分为两个时期：潜伏期和活跃期。潜伏期约为8小时，这个阶段宫缩逐渐加强，直至宫口开大3厘米。从宫口开大3厘米至宫口开全的阶段被称为活跃期，约需4小时，此时胎头开始下降，进入骨盆，到了盆底压迫直肠会产生排便的感觉，有时会不自主地屏气往下用力，这时要及时告知医生，要做好接生的准备。

第二产程：从宫口开全到胎儿娩出。一般不超过2小时。宫缩时会不自主地屏气用力，这是胎头压迫直肠引起的，这种排便感会逐渐增强。宫缩间歇时产妇要停止用力，抓紧时间休息。胎头将娩出时要张嘴哈气，避免用力过猛造成会阴撕裂。这个时期接生者会协助胎儿娩出。产妇要注意不要使用过短过猛的力量，因为这不利于胎头下降和阴道扩张，而且还容易引起阴道血管破裂和胎儿颅内出血。胎头是胎儿肢体最大的部分，当胎头娩出后，胎儿肢体相继娩出。经过助产士清理呼吸道，吸尽口、鼻、咽部黏液和羊水，刺激新生儿就能听到宝宝的第一声啼哭了。

		第一产程		第二产程		第三产程
分娩时间	初产	13~14小时		2~3小时		15~30分钟
	经产	6~7小时		2小时		
胎儿的情况		胎儿逐渐下降。	阵痛增强，胎儿的头继续下沉。	拨露，以俯视的姿势被分娩出来。	护士助产。	阵痛减轻，排除胎盘。
母体的情况	子宫口的大小 阵痛加腹压	全开大小 10厘米 破水 腹压				
		隔3~5分钟	隔3~5分钟	隔2~3分钟	隔1~2分钟	
呼吸法与辅助动作		腹式呼吸	短促呼吸	用力呼吸	短促呼吸	用力呼吸

第三产程：自胎儿娩出到胎盘娩出。需5～15分钟，一般不超过30分钟。胎儿娩出后子宫收缩胎盘会逐渐剥离，出现少量的阴道流血。在医护人员的指导下屏气用力，协助胎盘娩出。

现在，有人主张把产后2小时称为"第四产程"。因产后出血大多发生在这2小时内，在这段时间里产妇仍需留在产房观察。如一切正常，2小时后产妇被送到休息室，分娩过程真正结束。

/专家提示/ **分娩需要多长时间**

统计数据表明，女性在分娩第一胎的时候平均花费大约12小时，第二胎平均需要8.5个小时。但是这并不意味着女性在这10多个小时里要一直没有间断的疼痛。每个人的情况也不尽相同。总的来说，在熟悉的环境中、在信赖的人的陪伴下分娩会更快一些。

分娩究竟需要多长时间因人而异，而且是可以遗传的。因此，你不妨询问你的母亲，看看她的分娩经历如何，也可以了解一下你的姨妈和外祖母的生产过程，多少对你会有帮助。

▶▶▶ 产妇应如何配合接生

在胎儿娩出过程中不仅需要医护人员接生，而且需要产妇的密切配合。分娩是需要消耗体力的，产妇应抓紧宫缩间隔时间补充热量。

调整呼吸

第二产程的呼吸特点为屏气呼吸。宫缩前吸气，宫缩高峰时屏气用力，闭口不要漏气。呼吸的频率不宜过快，应控制在每分钟10～15次。快而深的呼吸虽增加每分钟通气量，但易出现过度通气状态，血中二氧化碳急剧排出，引起一过性脑血管痉缩、脑出血，导致不适、头晕，甚至四肢麻木。

正确用力

胎儿娩出前，由于胎头压迫盆底肌肉，产妇有排便感觉，并不由自主地向下用力。产妇正确地用力，增加腹压对分娩至关重要。孕妈妈要在宫缩时用力。有时因会阴部撕裂的疼痛影响产妇用力，这时产妇要精神放松，接生人员已做好接生准备，会尽量保护会阴，帮助胎儿顺利娩出。

▶▶▶ 阴道分娩时注意事项

第一产程

1.打消顾虑，稳定情绪，保持安静，切忌大喊大叫，消耗体力。

2.吃好、喝好、睡好。可以吃些易消化的食物，如稀粥、鸡蛋、青菜、鱼和瘦肉等清淡的饮食，可多喝些糖水，以保证有充沛的精力。

3.经常排便。膀胱充盈会影响胎头下降和子宫收缩，所以要经常小便，排空膀胱，至少2～4小时排尿1次。

4.主动向医生提供信息，如阴道流血、流水与否，宫缩时是否有屏气感等。

5.医生许可才能用力。在第一产程快要结束时，为了度过子宫强烈收缩的痛苦，在腹式深呼吸之间可轻微用力，但是不可刻意用力，必须获得医生或助产士的许可才行。所谓"轻微用力"是指能度过收缩程度的用力，而非全使劲、真正的用力。

6.宫缩时可采取一些辅助动作，可以斜靠床旁，轻轻按摩下腹部，深吸气时将两手移向腹部中央，呼气时双手移向外腹。腰骶部胀痛较重时，用手或拳头压迫胀痛处，直至疼痛减轻。

第二产程

1.用力之间做腹式深呼吸。当子宫收缩暂停时，可趁机做两三次的腹式深呼吸，为下次收缩时的用力做准备。

2.短促呼吸时不可发出声音。胎儿头部最大的部分要出来时，不可用力，只要反复做短促呼吸即可。此时，医生或助产士会教你怎么做，当你获得指示后，应立刻将手交叉放在胸上，无论如何都不可用力，只要"哈！哈！"地做短促呼吸。即使是轻微地用力或发出声音，都可能使胎儿的头部顺势迅速飞出，对会阴部造成意想不到的重大伤害，有时甚至会伤及肛门。

3.解渴仅止于润喉的程度，产妇开始用力后，特别容易口渴。此时，可用吸饮的方式喝些不甜的茶、果汁等，但仅止于润喉的程度。

4.开始消毒。外阴部消毒过后，产妇必须仰卧，双脚尽量张开，膝盖弯曲。由于胎儿即将出生，为了方便医生或助产士协助分娩，即使再难受，也要保持这个姿势，与医生充分地合作。

第三产程

1.两脚要尽量张开。胎盘娩出后，在外阴部消毒干净之前，两脚要尽量张开，以方便医生和助产士工作。

2.不可用手碰触下腹部，以免刺激子宫。在胎盘娩出之前，如果用手碰触，刺激下腹部，尤其是子宫的部分，会造成反射性的子宫口收缩，从而阻碍了胎盘的娩出。

3.因分娩而使会阴部、外阴部或子宫颈管部出现伤口时，必须将伤口缝合。此时，要继续忍耐，并采取医生所指示的姿势，与医生充分合作，以方便医生缝合阴道壁及阴道入口的伤痕，才不会妨碍日后性生活。

▶▶▶ 阴道分娩都要侧切吗

由于采用会阴正中切开的方式会有损伤直肠的危险，因此目前多采用会阴左侧切开术，简称"侧切"。侧切前会给孕妈妈使用局部麻醉，切口从会阴后联合中点向左侧45°切开，这样的切口不易延长累及直肠及直肠括约肌，但术后可能较疼痛。

并不是所有的自然分娩都需要侧切，但有以下几种情况则需要会阴切开：初产妇会阴组织紧或胎头过大；需要行阴道助产手术时，如产钳术或胎头吸引术等；胎位不正；早产胎儿对宫缩的耐受差，为避免早产儿颅内出血需要会阴切开；为缩短第二产程，如妊娠期高血压、心或肺部疾患者；胎儿宫内窘迫，或胎头停滞于阴道口，为使胎儿尽快娩出等情况。

会阴切开能缩短分娩时间，减少盆底组织松弛、产后阴道膨出及子宫脱垂，且不会影响以后的性生活。

▶▶▶ 无痛分娩

无痛分娩在医学上称为分娩镇痛，目前国际医学界应用最广泛的方式是由麻醉医师从脊椎外层的硬膜注射麻醉药，使产妇在骨盆腔肌肉放松、产痛减少八九成的情况下，头脑清醒，活动正常，较为轻松地完成分娩过程。

做无痛分娩必须经妇产科和麻醉科医生检查，有阴道分娩禁忌证、麻醉禁忌证的产妇不能做。分娩过程同自然分娩。一般来说，第一产程潜伏期痛苦不明显，整个产程中以活跃期最痛，也是无痛分娩实施期。过早实施可能造成产程延长，第二产程继续高剂量麻醉有可能干扰产程进展，所以，一般方法是在第一产程活跃期实施镇痛麻醉。也就是说，当出现规律宫缩并且宫口开大3厘米时开始麻醉，一般数分钟内见效，持续麻醉到宫口开全，进入第二产程调整剂量或停止。当然，临床处理要遵循个体化原则，根据不同产妇对疼痛的敏感程度调整用药方案和用药剂量，达到满意镇痛不是十分困难的事情。

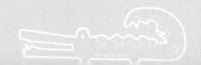

我国一些医院的剖宫产率高达60%以上，越来越多的产妇因为害怕分娩痛苦而选择剖宫产，这种非医疗原因的剖宫产，对产妇和新生儿的危害都很大。而无痛分娩就可使产妇轻松幸福地享受生孩子的快乐。临床实践证实，无痛分娩对胎儿无任何不良影响。无痛分娩是一种麻醉技术的应用，产妇要承担一定的麻醉风险，但其麻醉剂量只有剖宫产手术麻醉剂量的1/10或更少，风险比剖宫产还要小。

▶▶▶ 水中分娩

近年来，水中分娩已经被越来越多的人所重视和接受。产妇喜欢并选择"水中分娩"是有原因的，因为泡在温水里人的身心一般会比较镇静放松，由于阵痛，体内产生的引起血压升高、产程延长的应激激素分泌就会减少。水的浮力让人肌肉松弛，可以把更多的热量用于子宫收缩，这些都可加速产程，缩短生宝宝的时间。

在水中活动也比在产床上自如，采取一些不同的姿势帮助骨盆松弛，盆底肌肉放松，促进宫颈扩张，让胎儿更容易通过产道。对于新生儿来说，水中的状态与在母体内泡在羊水里的感觉很类似，可以形成感觉的过渡。另外，水中分娩的时间较短，能减少对母亲的伤害和婴儿缺氧的危险。

水中分娩的好处让越来越多产妇想在水里生宝宝，但是并不是所有的产妇都能选择这种分娩方式。按照我国产妇的一般情况，胎儿体重最好在3000～3500克，而且待产产妇身体各方面情况正常，属于顺产的才有资格。如果事先检查发现胎儿不健康或胎位不正就不能在水中分娩。

另外，在生产过程中，如果出现胎儿心跳不正常等现象，产妇需要马上离开产盆，上产床去处理。

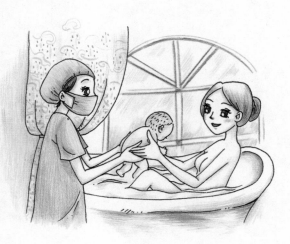

▶▶▶ 导乐陪伴分娩

导乐陪伴分娩是一种自然分娩的方式，源于美国，就是让一名导乐员（既有医学知识又有处理产程经验的助产士），对孕妈妈从开始临产到产后2小时进行全程陪护，进行舒适的抚摸，热情的引导和解释，以及不断的鼓励。

导乐的主要作用就是在整个分娩过程中持续地给予孕妈妈生理、心理上的支持与鼓励，帮助孕妈妈克服紧张、恐惧心理；指导孕妈妈运用正确的呼吸法，使整个产程在无焦虑、无恐惧，充满热情、关怀和鼓励的氛围中进行。

孕妈妈在分娩过程中由于紧张和焦虑，会增加体内一种名为儿茶酚胺的物质的分泌，可导致子宫收缩乏力，使产程延长。由于导乐员在整个分娩过程中自始至终陪伴在孕妈妈身旁，并根据自己的分娩经历及掌握的医学常识，在不同的产程阶段提供有效的方法和建议，使产程缩短，产后出血量减少，手术产率降低，新生儿的发病率也降低，有利于母婴健康。

▶▶▶ 剖宫产

所谓剖宫产，就是不通过产道将胎儿取出。方法有好几种，大部分采取所谓腹式剖宫产，即切开产妇的下腹部和子宫的方法。

哪些情况需行剖宫产

施行剖宫产的情况有两种：一种是产前已经明确不能阴道分娩，或者阴道分娩对胎儿和母体有危险；另一种是在阴道分娩过程中发生异常，必须紧急取出胎儿。具体说来，当出现以下情况时必须行剖宫产。

母体方面：

1.骨盆狭窄或骨盆腔肿瘤。因阻碍产道，使产道狭窄，足月胎儿不能通过。

2.产前出血。如前置胎盘、胎盘早期剥离，为避免产时大出血，可能需要立即终止分娩。

3.大龄初产妇。大于35岁的产妇并发症多、产时宫缩乏力，可考虑剖宫产。

4.产程迟滞，即产程进展较慢或停滞。

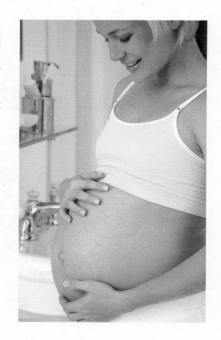

5.母亲生殖道受到感染，如尖锐湿疣。

6.分娩过程发生问题，如先兆子宫破裂、产妇衰竭等。

7.瘢痕子宫。产妇既往有剖宫产史、子宫肌瘤剔除或子宫破裂病史。

8.不良的产科病史。如前次为产钳助产、死产等。

胎儿方面：

1.胎儿窘迫。胎心音每分钟持续小于120次或大于160次，胎心监护提示胎儿缺氧，羊水被胎粪污染。

2.巨大儿。胎儿预估体重超过4000克。

3.胎儿宫内发育受限，预计不能耐受阴道分娩者。

4.胎位不正，如横位、臀位等。

5.多胞胎怀孕。

6.胎儿畸形，或胎儿长肿瘤，如连体儿。

7.脐带脱垂。

▶▶▶ 剖宫产的优缺点

剖宫产是经腹部切开子宫取出胎儿的手术。手术如果应用得当，能起到挽救母子的作用，否则不仅不能收到预期效果，且可造成远期的不良影响，故施术前必须慎重考虑，加以重视。为加强大家对剖宫产的了解，下面将其优缺点列举如下。

剖宫产的优点

1.由于某种原因，绝对不可能从阴道分娩时，施行剖宫产可以挽救母婴的生命。

2.剖宫产的手术指征明确，麻醉和手术一般都很顺利。

3.如果施行选择性剖宫产，于宫缩尚未开始就已施行手术，可以免去母亲遭受阵痛之苦。

4.腹腔内如有其他疾病时，也可一并处理，如合并卵巢肿瘤或浆膜下子宫肌瘤，均可同时切除。

5.做结扎手术也很方便。

6.对已有不宜保留子宫的情况，如严重感染、不全子宫破裂、多发性子宫肌瘤等，亦可同时切除子宫。

7.由于近年剖宫产术安全性的提高，许多妊娠并发症和妊娠合并症的中止妊娠，临床医生选择了剖宫产术，减少了并发症和合并症对母儿的影响。

剖宫产的缺点

1.剖腹手术对母体的精神上和肉体上都是一种创伤。

2.手术时麻醉意外虽然极少发生，但有可能发生。

3.手术时可能发生大出血及副损伤，损伤腹内其他器官，术后也可能发生泌尿、心血管、呼吸等系统的合并症。

4.术后子宫及全身的恢复都比自然分娩慢。

5.新生儿因未经产道挤压，不易适应外界环境的骤变，易发生新生儿窒息、吸入性肺炎及剖宫产儿综合征，包括呼吸困难、发绀、呕吐、肺透明膜病等。

6.手术中即使平安无事，但术后有可能发生子宫切口愈合不良、晚期产后出血、腹壁窦道形成、切口长期不愈合、肠粘连或子宫内膜异位等病症。

7.再次妊娠和分娩时，有可能从原子宫切口处裂开，而发生子宫破裂，如果原切口愈合不良，分娩时亦需再次剖腹，故造成远期不良影响。

/专家提示/ **尽量自然分娩**

剖宫产既有优点，又有缺点，并非绝对安全。除了因挽救母婴必须做剖宫产外，应尽量不做，争取自然分娩。

▶▶▶ 剖宫产的认识误区

大龄产妇都应剖宫产。一般来说，大龄初产妇剖宫产的比例较高，但随着生活条件的改善，个人身体保养更好了，大龄初产者如果没有其他疾病，产道条件正常，也有很多可以自然生产。

剖宫产不痛。剖宫产会进行麻醉，所以手术中不会感到疼痛，但麻醉药过后，伤口的疼痛仍会持续很多天。

剖宫产不会影响身材。打开骨盆和韧带松弛并不是自然分娩那一段时间产生的，而是在孕妈妈妊娠中晚期就逐渐开始了。对身材的影响是完全一样的。

剖宫产可以选择时间。一般来说，剖宫产的时间应根据产妇情况由医生确定，最好是预产期前后几天，尽量让胎儿更成熟些。产妇和家属不要自行决定，更不应该为了某个吉利的时辰而人为干预。

▶▶▶ 剖宫产前注意事项

手术前注意保持身体健康，最好不要患上呼吸道感染、感冒等发热的疾病。实施剖宫产前一天晚饭后就不要再吃东西了。手术前6～8小时也不要再喝水，以免麻醉后呕吐，引起误吸。

手术前，产妇的下腹会被清洗消毒，并被脱毛，插入导尿管，然后进行麻醉(目前国内经常采用的麻醉方式为硬膜外麻醉：麻醉师通常都会在第三、四胸椎之间，轻轻插入一根硬膜外管。药物经过管子缓慢释放，产妇依然保持清醒状态，但痛觉消失。这种麻醉方式的好处非常明显，而且术后可以保留麻醉管，并配以术后阵痛泵，使药物缓慢释放，可以在术后保留24小时，有效地缓解了术后的疼痛)。医生会在下腹壁下垂的褶皱处切开一个水平向的切口。第二个切口会在子宫壁上，羊膜被打开后，孩子就可以被取出来了。有时医生为了帮助孩子娩出，会用手掌压迫你的下腹部。

一般以术后排气作为可以进食的标志，快的6小时，慢的要1~2天。因为手术麻醉的作用会使肠道平滑肌的蠕动减弱，排气意味着肠道的消化功能已经恢复了。产后因为不能立刻下地活动，新妈妈可以在床上多翻翻身，这样有利于尽快排气。恢复进食后，最好食用一些蛋羹、米粥等容易消化的东西，等到肠胃功能完全恢复后，再恢复正常饮食。

▶▶▶ 剖宫产时产妇的配合

不只自然分娩需要产妇的配合，剖宫产也同样需要产妇的配合，使医生能准确地掌握病情，顺利地施行手术。

剖宫产的步骤如下：先进行麻醉，一般用针麻、局麻或硬膜外麻醉，有时也用全身麻醉。然后，切开腹壁和子宫，取出胎儿和附属物。最后，缝合子宫及腹壁各层。

手术需30~60分钟，术后7天拆除腹壁缝线，产褥恢复需要10周时间。

手术之前，医生要向产妇及其家属阐明与手术有关的问题。比如，手术的理由、手术的全过程、手术中的意外，使产妇有充分的思想准备，手术过程中能够密切配合。

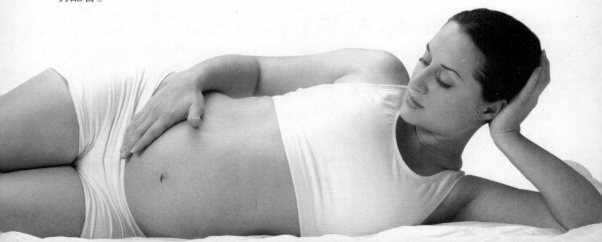

在整个手术过程中，产妇最大的配合就是不大喊大叫。术中产妇大喊大叫对本人和手术均为不利。大喊大叫会引起产妇吞咽大量气体，手术后会腹部气胀；大叫会使腹压增加，以至于肠管翻出于切口之外，影响手术操作。同时，大声喊叫无异于噪声，甚至有过之，会使人心情烦躁，可能影响医生的正常操作。所以，产妇在手术过程中，一定要镇定，适当控制情绪。

产妇配合的一个重要方面就是如实报告自己的感觉，为医生提供准确的信息，以便医生能够有针对性地进行处理。尤其是在反映麻醉结果时要注意，麻醉并非越多越好，过多的麻醉药可能会引起不良后果。只要产妇依赖医生，在手术过程中听从吩咐，真实反映情况，一般手术都会比较顺利安全。

▶▶ 关于分娩的误传真相

至今，仍然有很多关于分娩的荒诞说法，被许多人信以为真。而这些说法从"过来人"的口中传递给临产产妇，常常会导致产妇没有必要的紧张或担忧，给分娩增加额外的压力。因此，事先了解真相，有利于扫清与分娩有关的误传和认识误区。

误传1："胎儿要是臀位，就要剖宫产。"

真相：不一定。要根据胎儿的大小、先露的方式和产妇的骨盆大小进行综合判断。

误传2："深度近视的产妇，如果自然分娩容易导致视网膜脱落。"

真相：分娩的第二产程时，的确需要产妇配合医生用力屏气，但只要方法得当，是不会导致视网膜脱落的。产妇在进入分娩室的时候，要向医生讲清楚自己的视力情况，向医生请教正确的用力方法。

误传3："打催产针可以生得快一点儿，减少宫缩时的痛苦。"

真相：催产针，也就是指产科医生常用的催产素，它的作用主要是加强子宫收缩，以促使婴儿娩出。是否使用催产针，并非由产妇或家属的随意要求，它必须经产科医生进行细致的评估，并对产妇和胎儿进行一系列的检查和检测才可以决定。如B超测定胎盘的成熟度、胎儿的大小、羊水的状况等的检查，对产妇宫颈条件的检查，以及对胎儿的入盆情况的检查等。催产素使用得正确，可以起到催生的作用，若使用不得当，对产妇和胎儿都不利，严重时还会危及生命。所以，催产素的使用必须谨慎，作为产妇和家属，不要为此而干扰医生的决策。

另外，即使使用了催产素，也并不意味着宫缩及分娩就会立即开始，往往使用了催产素数小时后，临产才开始，而有的时候催产素根本没有起作用也是有可能的。如果没有其他危险状况，使用了催产素仍不能自然分娩的，就只能通过剖宫产来解决了。

因而，使用催产素并不像有的人想象的那样，好像是缩短了产程，减轻了疼痛，使正常的分娩变得更轻松和顺利。除非是过期妊娠或者其他必要的情况下，才应该遵从医生安排使用催产针。

误传4："临产前一定要吃巧克力，用来补充体力。"

真相：在待产时，医护人员会鼓励产妇吃一些东西，是因为整个分娩的过程时间较长，产妇既要忍受疼痛，又要在需要时配合用力以娩出婴儿，体力消耗非常大。如果没有足够的体力，分娩时的努力会有损产妇的健康。有很多人首选巧克力，是因为巧克力能在短时间内被人体吸收，转化为大量热量。但此时的进食，仍然要以自己的口味和习惯而定，有些产妇不喜欢吃甜食，吃巧克力会反酸，会加重待产时的痛苦，没有必要。像稀粥、蛋糕这些易消化、少脂肪的流质或松软的食物都可以吃。鸡蛋、肉类食物在胃里停留时间较长，容易在分娩中导致胃部不适，甚至呕吐，所以不宜进食。需要注意的是，不管吃什么都不能进食过多，同时要注意补充水分。

误传5："产前灌肠容易造成产后便秘。"

真相：产前灌肠，有可能引起产后排便的延迟，但这并不足以构成拒绝灌肠的理由。灌肠的作用主要是避免在分娩时，产妇排出粪便污染阴部，而增加造成感染的概率。但灌肠是有禁忌证的，如胎膜早破、阴道流血、胎头未衔接、胎位异常、有剖宫产史、宫缩强（估计1小时内即将分娩）以及患严重心脏病等，这样的产妇均不宜灌肠。在分娩时，未经灌肠的产妇如果排出粪便，接生护士会迅速地清理干净，这一点产妇无须担心。另外，造成产后便秘的原因很多，比如在分娩中体力消耗大，腹肌和盆底肌肉疲劳松弛，难以用力；产后卧床多、活动少等。

误传6："自然分娩会对膀胱造成损害，产后会憋不住尿。"

真相：产后的尿失禁，在医学上被称为压力性尿失禁。最常见的情形是，只要腹部一用力，例如咳嗽、大笑、腰腿的大动作等，就会漏尿。有些产妇自然分娩后可能会出现这种状况，但这也不能完全归咎于自然分娩。这是因为：在怀孕期间，随着胎儿的逐渐增长，子宫不断膨胀、增重，就很容易造成膀胱颈及尿道的肌肉韧带松弛，从而改变膀胱与尿道的正常位置。加之生产后骨盆肌肉、韧带也会相对松弛，膀胱和

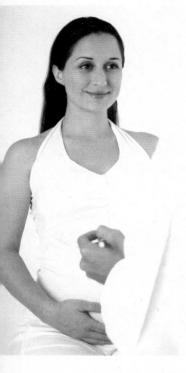

尿道的位置相对下降，这些就都为尿失禁提供了可能。这只是产后的一种短期的自然现象，不应看做是自然分娩的坏处，从而对自然分娩产生恐惧。只要产后很好地调养，适时适度科学地进行盆底肌肉的自我锻炼，避免过早负重，由于孕产原因引起的压力性尿失禁可以痊愈。

如果误认为剖宫产就不会有这样的担忧，那么也应该了解，剖宫产其实是一项有很大风险的手术，有引发很多并发症的危险，其中包括手术切口对膀胱的伤害。

误传7："一旦发生破水，胎儿会处于缺氧又缺养状态，必须赶快把孩子生下来。"

真相：羊水的主要成分是胎儿的尿液，其中含有非常少量的矿物质、稀有元素和生长激素，主要功能是防止胎儿受到外界的撞击，起到减震的作用，还能保持恒温，使宝宝免受外界温差影响。可见，羊水并非是在为胎儿提供氧气或养分。所以破水后羊水流出，不意味着给胎儿提供氧气和养分的通道就中断。这种"缺氧又缺养"的说法，只会给产妇增加更大的心理负担。

如果已临近预产期的产妇出现了破水的现象，大概需要花上一天的时间，有时甚至会更长，分娩的宫缩才会开始。所以，大可不必慌乱地奔往医院，绝大多数人会在24小时之内分娩。

如果在孕35～37周发生了破水，医生会想办法让宝宝提前生下来，虽然算是早产，但胎儿的肺部已经发育成熟，分娩后可以顺利存活。因为羊膜破裂后，细菌很容易从阴道进入子宫，造成胎儿感染，应在破水后24小时内及时分娩。但如果胎儿还太小，医生一般就会根据产妇怀孕的周数进行处理。一般不到28周，医生会做详细的检查后再决定到底是要安胎还是终止妊娠。如果胎儿是发育到32～35周，通过检查，胎儿的发育一切正常，通常会采用安胎的方式：一方面使用一些药物，使胎儿的肺部发育得更成熟，再使用一些抗生素，预防感染。

总之，破水并没有那么可怕，但必须重视，保持镇静，及时去医院就可以了。

▶▶▶ 待产室里准爸爸要做的事

搀扶孕妈妈运动

在阵痛不强烈羊水未破的时候，准爸爸可以搀扶孕妈妈下床走动，不仅可以缓和孕妈妈的紧张情绪，还有助于子宫口的打开。

为孕妈妈提供食物

这个阶段需要耗费很长的时间，而且孕妈妈的阵痛还没有达到高峰，准爸爸最好准备一些食物给孕妈妈补充热量，让她有足够的体力迎接漫长的分娩。

给孕妈妈按摩减轻阵痛

阵痛初期

臀部后方的疼痛。孕妈妈用手抵住墙壁站立，准爸爸用掌缘或将手掌握成拳头状，从孕妈妈的裤线按摩至耻骨末端。按摩时孕妈妈最好采用腹式呼吸呼气。

耻骨上方疼痛。孕妈妈屈膝坐下，双手轻轻握住脚腕。准爸爸蹲在孕妈妈身后，握住其大腿内侧（靠近膝盖部位）并向后牵引。牵引过程中，准爸爸不得分开孕妈妈的腿，身体不得一起向后移动，而应挺起胸膛，向前用力推孕妈妈的背。

阵痛中期

松弛按摩。对孕妈妈的身体进行按摩使其身体逐渐放松。轻揉或长时间的抚摸都可以。如果得不到改善，可进行揉捏按摩。

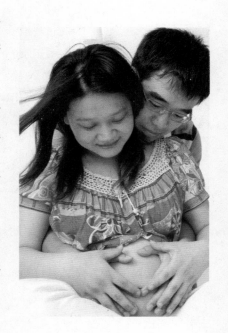

阵痛后期

骨盆疼痛：孕妈妈侧卧，准爸爸在其腰部附近用力抚摸孕妈妈臀部后方，按摩时间越长越好。

手臂按摩：孕妈妈以舒适的姿势躺下，准爸爸握住孕妈妈的手臂用力拉伸。轮流按摩双臂。准爸爸用手指按压孕妈妈的胳膊肘回弯处。

脚部按摩：准爸爸用力按压孕妈妈踝骨上方5厘米处，采取与按摩手臂相同的方法按摩此处肌肉。

脚掌按摩：对孕妈妈的整个脚掌进行按摩。

▶▶▶ 产房内准爸爸应做的事

用棉棒蘸水擦拭孕妈妈的双唇

分娩时，孕妈妈会耗费非常大的体力，需要及时补充水分，为了不打断生产过程，准爸爸可以用棉花棒蘸上开水，擦拭孕妈妈的双唇。

安抚孕妈妈的情绪

很多孕妈妈会在分娩时脾气变得很暴躁、精神失控、情绪消极，不利于分娩。准爸爸要以宽容的心态，在孕妈妈耳边耐心地鼓励她。随时告诉她生产状况，稳定她的情绪，帮助分娩顺利进行。

提醒孕妈妈调整呼吸

分娩呼吸法有利于孕妈妈更顺利分娩，准爸爸应事前学习分娩呼吸法，在生产时配合助产师教导孕妈妈正确呼吸，以帮助孕妈妈更轻松、快速地娩出宝宝。

引导孕妈妈用力分娩

准爸爸可以握紧孕妈妈的手，让她更容易用力，同时给予孕妈妈精神上的鼓励和支持，舒缓孕妈妈紧张、痛苦的情绪。

▶▶▶ 怎样应对待产中的突发情况

在医院待产时，如果出现突发情况，孕妈妈一定不要慌张，理智地配合医生，这样才能保证母子平安。待产中可能出现的突发情况有以下几种。

胎儿窘迫。若胎儿心跳频率下降，可能是胎儿脐带受到压迫，胎头下降受到骨盆压迫。此时医生会先给孕妈妈吸氧、打点滴。如果胎心音仍未恢复正常，就必须立即行剖宫产。

胎头骨盆不对称。如果胎头太大或孕妈妈骨盆腔过于狭窄，子宫颈口无法开全，或胎头不再下降，医生也会采用剖宫产。

胎盘早期剥离。在待产中，如果孕妈妈的阵痛转变为持续性的腹痛，且阴道出血有所增加，就表明可能是胎盘早期剥离，如确诊为胎盘早期剥离，医生应紧急为孕妈妈实施剖宫产。

麻醉意外。对于采用无痛分娩或剖宫产分娩的孕妈妈来说，在使用一定剂量麻醉剂时，有可能会出现过敏或麻醉意外。如果发生这种情况，需及时处理，以免发生危险。

脐带脱垂。脐带脱垂大多发生在早期破水、胎头尚在高位及胎位不正时。脱垂的脐带会受到胎头压迫，中断胎儿的血液及养分供应，并危及胎儿的生命。如果出现这种状况，就应立即实施剖宫产。

▶▶▶ 过了预产期还不分娩，怎么办

有的孕妈妈到了预产期还不分娩，会感到十分着急。其实预产期是个大概的预定时间，真正能准确地在预产期出生的婴儿只有5%，提前两周或推迟两周都是正常的。有超过1/4的孩子都会比预产期出生得晚。

孕妈妈如果过了预产期，而分娩征兆还未出现，那么孕妈妈需要做的首要事情就是继续进行每周一次的产检，并把孕早期的检查，如B超、妊娠试验等告诉医生，让医生再次核对一下孕周。即使孕周准确，孕妈妈也不要太过紧张，预产期后两周内分娩对胎儿和孕妈妈的影响并不大。

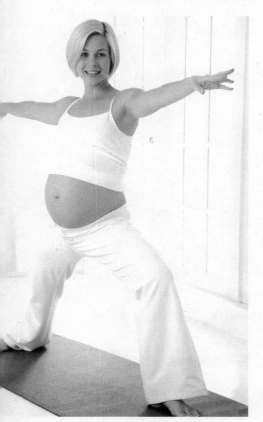

如果超过预产期一周还没有动静，要注意检查胎盘是否钙化问题。对于那些留恋妈妈肚子的足月胎儿，我们可以通过加强运动和饮食催产的办法，让宝宝快点现身。如果还不见效，就要在医生的指导下进行药物或破水催生，以防止胎盘钙化，危及胎儿。

饮食催生法

此时吃些催生助产的食物再合适不过了。空心菜、紫苋菜等食物性寒，有清热、活血、滑胎、利窍的作用，孕期食用，对孕妈妈有发生流产的危险，但在临产前食用，能滑胎易产，可起到催生助产的作用。临产前，孕妈妈可食用空心菜粥、紫苋菜粥等，既能补充体力，又缩短了生产时间。

运动催生法

散步是最简单安全的催生法，可以帮助胎儿下降入盆，松弛骨盆韧带，为分娩做准备。

爬楼梯可以锻炼大腿和臀部的肌肉群，可以帮助胎儿入盆，使第一产程尽快到来。

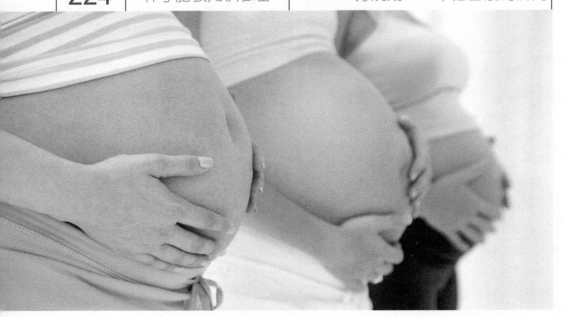

马步：手扶桌沿，双脚平稳站立，慢慢弯曲膝盖，骨盆下移，两腿膝盖自然分开直到完全屈曲。接着，慢慢站起，脚用力往上蹬，直到双腿及骨盆直立为止，重复数次。直立运动能促使胎儿入盆，增加骨盆底肌肉的韧性和弹性。

┌─ /专家提示/ **催生前最好禁食数小时**

在开始药物催生之前，产妇最好能禁食数小时，让胃中食物排空，因为在催生的过程中，有些产妇会有呕吐的现象；另一方面，在催生的过程中也常会因急性胎儿窘迫而必须施行剖宫产手术，而排空的胃有利于减少麻醉的呕吐反应。

▶▶▶ 过期产有哪些危害

怀孕期超过42周而分娩者，称为过期产。过期产的怀孕时间过长，会导致胎儿的异常改变。有些人对怀孕时间抱无所谓态度，甚至错误地认为怀孕时间越长胎儿越健壮，是毫无根据的，怀孕时间过长对胎儿发育不利。

胎儿在母体内是靠胎盘供给营养得以生长发育的。过期怀孕会导致胎盘发生退行性变化，即老化，血管梗死、胎盘血流量减少，直接影响胎儿营养的供给，不仅无法保持胎儿正常生长，还会使其消耗自身的营养而日渐消瘦，皮肤出现皱褶，分娩出像"小老头"的婴儿。

此外，由于子宫内缺氧，可使羊水发生污染，使胎儿发生宫内窒息、吸收性肺炎而死亡，或因脑细胞受损，造成智力低下等不良后果。另外，妊娠期延长，胎儿头颅骨大而坚硬，易造成难产和产伤，对母体健康也会有一定损害。

Part 6

月子期——
做美丽新妈妈

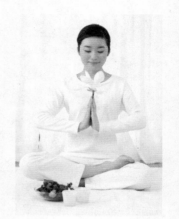

很多人都会把生产比喻成与死神的较量。现在医学发达了、生产的危险性大大降低，但对孕妈妈而言，产后仍像是一次"脱胎换骨"。经历了怀孕、分娩整个过程的新妈妈，无论是身体还是心理，都亟须全面的修养和恢复。而产后的这段时间，正好是妈妈补充营养，恢复身体，并重塑健康的绝好时机。

省 时 阅 读

　　分娩后新妈妈身体都发生了哪些变化？产后如何保养才能使身体最快最好地恢复到孕前？在产后饮食营养、健康护理、日常起居上需注意些什么？这一章将对产后新妈妈最为关注的问题进行讲解。

　　在产后饮食营养上，重点解答怎样科学安排月子里的饮食，最适宜产妇进食的食物有哪些，又有哪些饮食禁忌等问题，为新妈妈身体尽快复原提供营养上的保证。

　　在产后健康护理上，重点对如何护理会阴部防感染、如何护理剖宫产妈妈，以及新妈妈为恢复昔日身材最需做哪些运动提供指导。

　　在日常起居上，重点对新妈妈易出现的心理问题进行疏导，新爸爸及家人要给予新妈妈最大的安慰与支持。

产后身体的变化

▶▶ 体型开始走样

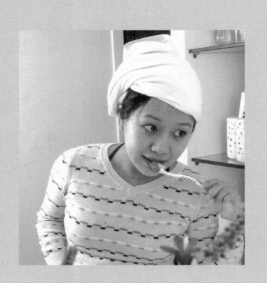

绝大多数女性的身体在生过孩子后会发生明显变化，臀部宽大，腹部隆起，腰部粗圆。你可能需要一段时间、花费一些工夫，比如进行运动锻炼和饮食调节，才可能让你的身材恢复到怀孕前的水平，不过，一般女性产后的身材，多少都会和孕前有些变化。可是，这是孕育带来的幸福结果，不必对此耿耿于怀。

▶▶ 皮肤有了变化

坐月子的新妈妈皮肤排泄功能旺盛，体内大量多余的液体通过皮肤排出，因此汗特别多，有时真是"挥汗如雨"，甚至有些人在生产后几个月会长出痘痘。再加上妊娠、分娩时，许多女性的皮肤上都出现不同程度的色素沉淀——黄褐斑（妊娠斑长在你的嘴唇、鼻子、面颊或前额皮肤上的暗色斑块），下腹部出现讨厌的妊娠纹一时都不能消除掉，所以，在生产后的几个月里，你的皮肤真的是比较糟糕。不过，没关系，随着时间的推移，你的皮肤上的黄褐斑、妊娠纹等会逐渐变得轻些。

当然，如果你有条件，适当地吃一些祛斑、美白的食品，或用一些天然、无不良反应的美容产品等，也是可以缓解妊娠带给皮肤的种种不适情况的。不过，需提醒的是，无论你想怎样找回你的美丽，都不要在产褥期、哺乳期进行，避免给自己和宝宝带来危害。

▶▶ 头发变得细密柔软

女性在怀孕时，由于体内雌激素的增加，头发会显得比以往更为细密柔软。可是，在产后，由于体内雌激素骤然恢复正常，刺激头发脱落，造成产后容易掉头发的现象。不过，在产后一年内，头发会逐渐恢复到正常状态。

▶▶▶ 体内有恶露排出

在生产后，子宫蜕膜最靠子宫腔的一层开始脱落，以便修补胎盘剥离面的创面。再加上胎盘剥离时血管破裂，引起的出血，构成了我们称为恶露的阴道分泌物，分娩后的最初4~5天，恶露量较月经多，呈红色，产后1~2周以后，量较少褪为褐色，到2~3周后颜色更淡，为黄色或白色，到产后4~6周，多数已干净。

/专家提示/ **恶露过多如何处理**

若产后恶露过多，有大血块、有恶臭、恶露时期过长或并有发热、腹痛时，需立刻找医师诊治。

产后刚开始的几天，可能恶露较多，此时，用普通的卫生巾，可能不太保险，专家建议，可以使用婴儿用的纸尿片，会比卫生巾方便，但是，注意要勤换纸尿片，以免滋生细菌。

▶▶▶ 乳房开始分泌乳汁

产后第1天，乳汁开始分泌，有的产妇会晚一些。乳房分泌乳汁之前，较硬、较胀而且较重，乳房皮下的静脉因充血扩张而清晰可见，随之就有灰白色或淡黄色的乳汁分泌，这是初乳。初乳营养极其丰富，且含有抗体，故母亲宜尽量哺喂母乳，以增强新生儿的抵抗力并可增加母子亲情与促进子宫恢复。新妈妈乳汁分泌的多少，与乳腺的发育、产妇的健康和营养状况、精神和情绪等有关。

另外，新妈妈的乳房可能有下垂现象，有些妈妈以为乳房下垂是由于哺乳而造成的。其实，乳房的变化是怀孕造成的，并不是哺乳的缘故，只要用合适乳罩支撑，并注意锻炼胸大肌是可以逐渐改善的。并且从一开始就经常给宝宝喂奶（按医院的规定婴儿出生半小时即喂奶），可以预防涨乳和乳腺导管阻塞。

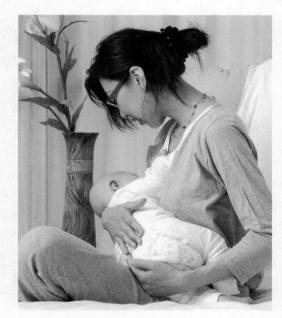

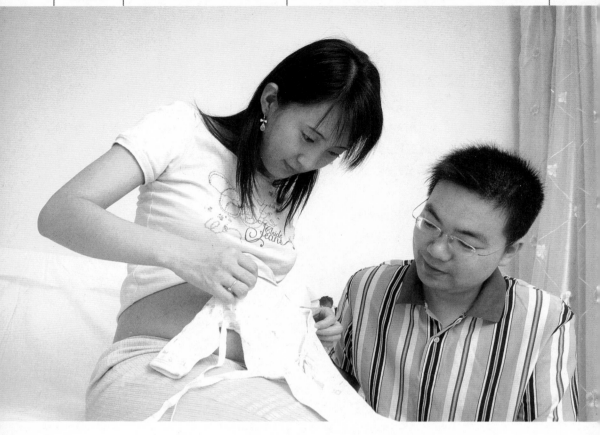

▶▶▶ 泌尿系统的变化

在生产后的第一天里，新妈妈会感觉自己并不需要小便。尤其是一些产程时间较长，或采用了会阴侧切、产钳或胎头吸引器分娩，或者实施硬膜外镇痛的妈妈，这种症状很常见。这时，即使没有尿意，也要注意有意识地去排尿，这对身体有好处。

如果新妈妈在产后数小时仍不能自主排尿，请告知你的医生或护士。医生会用各种办法诱导新妈妈排尿，如果不成功的话，会给新妈妈膀胱插入导管，帮助新妈妈排出尿液（如果你采用剖宫产生产，那么在手术进行中，一直到手术后12小时，你都要插着导尿管）。不能忽略此症状，如果你的膀胱留存了过多的尿液，会造成你排尿障碍问题。

孕期的输尿管显著扩张，在产后4～6周会逐渐恢复。

总之，生育是一件幸福的事，如果说孕育后，女性的身体一点儿变化都没有，是不可能的，所以，了解上述这些变化，只要合理地进行锻炼和进行科学的养生保健，相信，新妈妈会恢复得比较快，还原自己孕前的状态，做一个美丽幸福的新手妈妈！

产后饮食怎么安排

▶▶▶ 坐月子营养饮食

产妇的营养摄入承载着两大任务：一是产妇本身身体恢复的需要；二是产生母乳，喂养宝宝，要满足宝宝营养的需要。所以，注意产褥期的饮食营养，是这阶段养生保健的重要任务之一。但是要注意，产褥期饮食调剂要合理，不要不足，也不可过量。

"坐月子"是女性的特殊生活阶段，对饮食要求是富于营养且容易消化，逐步适应逐步增加，不可突击性增加。

在制作过程中还要注意食物制作多样化。为了保证新妈妈的母乳喂养，应多补充带有汤水类的食物，如乌鸡汤、鲫鱼汤、莲藕排骨汤、猪蹄汤、葱花蛋汤、鲜鱼豆腐汤。餐间及晚上加点心、水果或半流质食物。

最后，产后食用红糖不要多吃。红糖，很多人都认为是最适合新妈妈食用的，因为它含铁量高，有助于帮助产后补血。而且红糖还含有多种微量元素和矿物质，能够利尿，防治产后尿失禁，促进恶露排出。但是专家提醒：一般喝红糖水最好不要超过10天，时间过长会增加血性恶露，并且在夏天会使产妇出汗更多而造成体内少盐。

▶▶▶ 坐月子合理营养计划

产后饮食的3条标准

1.补充生产时所消耗的体力。

2.充分制造乳汁，满足宝宝生长发育的基本需求。

3.饮食需合理，营养要均衡，避免发胖。

饭菜的多样化搭配

饭菜应多样化，粗细粮搭配，荤素菜夹杂，以富含蛋白质、维生素及矿物质（钙、镁）等的食物为主。进食的品种越丰富，营养越平衡，尤其是不要忌口，以保证营养的合理摄入。

增加餐次

产褥期，新妈妈每日餐次应较一般人多，以5~6次为宜，但每次的量不宜过多，吃7分饱为宜。这样做，可以有利于食物消化吸收，保证充足的营养，相反，如果一次摄食过多，会增加胃肠负担，从而减弱胃肠功能。

干稀搭配

每餐食物应做到干稀搭配，干食，要保证营养的供给；而稀者，则要提供足够的水分，且也要保证营养的摄入。比例为1:1为好，即干食、稀食一样一半。干食可供选择的有很多，这里不再进行过多的介绍，而稀食，则要注意，不是指单纯饮水，这样会冲淡胃液，降低食欲。产褥期稀食的供应，最好是各种汤类（如鱼汤、排骨汤等）、果汁、牛奶、粥类等。只要能做到干稀搭配，这才符合产褥期乳母的饮食结构。

荤素搭配

一般的习惯是，月子里提倡多吃鸡、鱼、蛋，而忽视其他食物的摄入，但从营养角度来看，不同食物所含的营养成分种类及数量不同，而人体需要的营养则是多方面的，所以，保证饮食全面，则对人体很有益，所以我们应摒弃过去坐月子只吃肉类的饮食误区，而是应该荤素搭配。食物种类全，既有利于营养摄入、促进食欲，又可防止疾病发生。

清淡适宜

一般认为，月子里饮食清（尽量不放调味料）淡（不放或少放食盐）为妙，但从科学角度讲，月子里的饮食应清淡适宜，即在调味料上如葱、姜、大蒜、花椒、辣椒、酒等应少于一般人的量食，食盐也以少放为宜，但并不是不放或过少。因为少添加些这样的食物，对新妈妈则是有利的，比如：食物中加用少量葱、姜、蒜、花椒粉及酒等性偏温的调味料，则有利血行，可促进淤血排出体外，对新妈妈有益。

除此之外，月子饮食还要注意调护脾胃、促进消化、食杂而量不多等，这样才能保证新妈妈此期的营养合理的摄入。

蔬菜、水果能够顺肠

不少老年人认为，蔬菜、水果水气大，新妈妈不能吃，其实蔬菜水果如果摄入不够，易导致大便秘结，医学上称为产褥期便秘症。蔬菜和水果富含人体"三宝"，即维生素、矿物元素和膳食纤维，可促进胃肠道功能的恢复，增进食欲，促进糖分、蛋白质的吸收利用，特别是可以预防便秘，帮助达到营养均衡的目的。

从可进食正常餐开始，每日半个水果，数日后逐渐增加至1~2个水果。蔬菜开始每餐50克左右，逐渐增加至每餐200克左右。

保证足够的盐分

让新妈妈吃无盐饭菜会使新妈妈食欲不佳，并感到身体无力，不利于康复。其实，饭菜里放一些盐对产妇是有益处的。新妈妈在分娩头几天里身体要出很多汗，乳腺分泌也很旺盛，体内容易缺水、缺盐，从而影响乳汁分泌。

新妈妈的食物中应该适量放一些盐，避免月子里出汗过多造成身体脱水，影响身体恢复和乳汁分泌。

▶▶▶ 最适宜新妈妈的食物

汤羹粥类

各种汤，如鸡汤、排骨汤、猪蹄汤等轮换着吃，营养丰富，易消化吸收，增强食欲及促进乳汁的分泌，帮助新妈妈恢复身体。尤其是猪蹄炖黄豆汤是传统的下奶食品。粥是用各种食物材料熬煮而成，尤其是不同的粥，其所含的营养成分也不相同，可以提供给新妈妈多方面的营养，粥易消化吸收，所以有很好的补养效果。家庭中应该在月子多为新妈妈提供些粥类食物。

鸡蛋

一般的家庭都会在月子期给新妈妈吃鸡蛋，有的甚至一天吃十个八个。鸡蛋对于新妈妈来说，绝对是个好东西，可以补充蛋白质、氨基酸、矿物质等，且消化吸收率高，所以应适量地吃些，但不要过多，一般每天吃2~3个就足够了，吃得太多，人体也无法吸收。

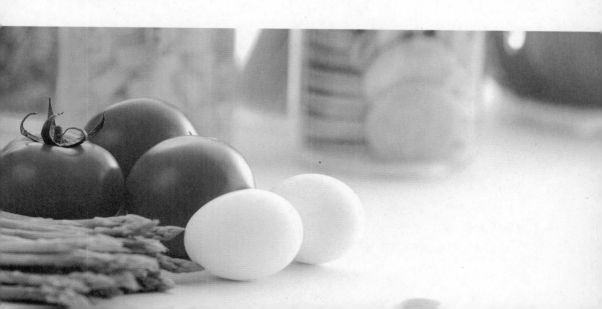

补铁补血食品

　　红糖、大枣、红小豆等红色食品，富含铁、钙等，对血红蛋白的提高有利，帮助新妈妈补血、去寒。可适当食用这些食品。

蔬菜、水果类

　　蔬菜水果含有丰富的维生素C和各种矿物质，有助于消化吸收，并能促进排泄，增进食欲。各类水果都可以吃，但由于有些水果较凉，尤其是在冬季，可先将水果放在热水里泡烫一下再食，会更好些。

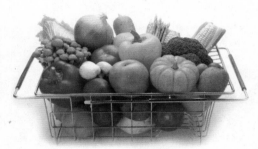

鱼类

　　鱼类营养丰富，味道鲜美，且可供烹饪的方法很多，所以产妇应多吃些这类食物，并且以鲫鱼为首选，可清蒸、红烧或炖汤，汤肉一起吃。

　　/专家提示/　**产后补红糖多少为宜**

　　　红糖是新妈妈必不可少的食物，适量地吃些红糖对新妈妈有益。但不要摄入过多，食用红糖的时间以半个月为宜，不要长时间食用。

▶▶▶ **产后饮食禁忌**

不宜多吃炖母鸡

　　产后吃炖母鸡不但不能增乳，反而会出现回奶现象。这是因为新妈妈分娩后由于血液中雌激素和孕激素的浓度大大降低，泌乳素才会发挥促进乳汁分泌的作用，促使乳汁分泌。但是新妈妈产后食用炖老母鸡，由于母鸡的卵巢和蛋衣中含有一定量的雌激素，因而血液中雌激素浓度增加，泌乳素的效能就因之减弱，进而导致乳汁不足，甚至完全回奶。

　　相反，公鸡体内所含的雄激素具有对抗雌激素的作用。公鸡睾丸中含有少量的雄激素。因此，新妈妈产后若吃清炖的大公鸡，会促进乳汁分泌。

不宜服用人参

　　人参中含有能使中枢神经系统产生兴奋作用的物质，食用后往往会使新妈妈出现失眠、烦躁、心神不宁等一系列症状，影响产后的恢复。人参是一种大补元气的药物，服用过多可加速血液循环，但对于刚刚生产后的女性是不利的。分娩过程中，新妈妈的内外生殖器的血管多有损伤，如果服用人参，不仅妨碍受损血管的自行愈合，而且还会加重出血状况。

通常在产后2~3周产伤基本愈合，恶露也明显减少时才可服用人参。一般来说，产后2个月如有气虚症状，可每天服食人参3~5克，连服1个月。

不宜食用寒凉生冷食物

产后进食生冷或寒凉食物，会不利气血的充实，导致脾胃消化吸收功能障碍，不利于恶露的排出和淤血的去除。所以，应忌食寒凉生冷食物，如雪糕、冰淇淋、冰冻饮料等。

不宜吸烟，不宜饮酒，不宜用含咖啡的食物

不宜吸烟，不宜饮酒，不食用咖啡及含有酒精、色素、防腐剂的饮料。新妈妈吸烟后，血液中一氧化碳含量增加，会通过乳汁传给宝宝，对宝宝的发育成长极为不利。而且酒、咖啡的热量也相当高，一不小心就成了肥胖之源。

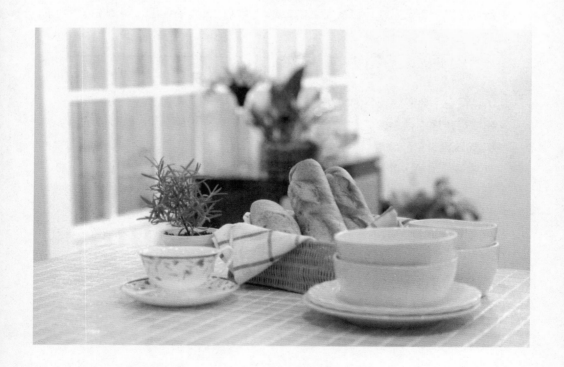

产后健康护理指导

▶▶ 保持会阴清洁

产后擦洗会阴每天至少2次，大便后加洗1次。

用棉球蘸无菌清水或生理盐水，有条件时用1/2000新洁尔灭溶液或聚维酮碘溶液擦拭外阴，先擦阴阜及两侧阴唇，最后擦肛门，不可由肛门开始向前擦。擦洗后换上消毒的卫生巾。

内衣裤应勤换洗，并在日光下曝晒达到杀菌目的。

躺卧时，应卧向伤口的对侧，如会阴伤口在左侧，应向右侧卧，以防恶露流入伤口，增加感染机会。

▶▶ 会阴侧切的护理，预防感染

会阴侧切是手术，一般来说，伤口4~5天就能愈合了。但由于有瘢痕组织或有可吸收缝线的存在，局部会有胀硬、刺痛、麻木等不适，所以说手术后1~2星期的恢复期是最难熬的。

1.清洗伤口：每天坚持用温水清洗伤口至少两次，大、小便后也要清洗干净，避免排泄物污染伤口。

2.保持伤口干燥：如厕、洗完澡后，用纸巾轻拍会阴部，保持伤口的干燥与清洁。

3.切忌用力：要避免便秘的发生，不要用力解大便，以避免缝补的伤口再裂开。

4.肿痛可用理疗：裂伤较严重且伤口肿痛者，可以在水中加入碘附坐浴，或产后24小时用烤灯照、硫酸镁湿热敷加快复原速度（碘附可以杀菌，温水和烤灯则以高温促进血液循环，加快水肿消退）。

此外，如果在初期伤口有持续疼痛并出现伤口血肿、热、痛、硬结的现象，或者挤压时有脓性分泌物，就要及时找医生检查，看是否有细菌感染等问题发生。

实践表明，正常情况下，产妇会阴切开后，其阴道和会阴部位都能在1周内愈合，再经过一段时间，可以完全恢复正常的位置，阴道仍然保持了良好的弹性，对日后性生活毫无影响。

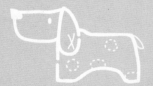

▶▶▶ 剖宫产后的护理方法

如何能够在剖宫产后尽快进入做妈妈的状态，并保持身体的健康和心情的愉悦，下面是一套高效率的恢复方法。

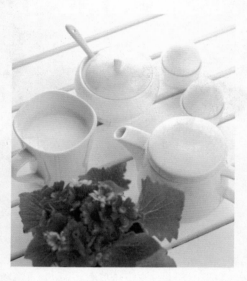

产后6小时以内

躺着的姿势：术后回到病房的妈妈需要头偏向一侧、去枕平卧。去枕平卧的原因是大多数剖宫产选用硬脊膜外腔麻醉方式，术后去枕平卧可以预防头痛；同时，平卧位头偏向一侧，还可以预防呕吐物的误吸。

腹部放置沙袋：有时护士会在新妈妈的腹部放置一个沙袋，这样做是为了减少腹部伤口的渗血。

及时哺乳：宝宝饿了，护士会把他抱给妈妈，妈妈一定要将这最珍贵的初乳喂给宝宝。这是值得回味的经历，留给宝宝也留给自己。宝宝的吸吮还可以促进子宫收缩，减少子宫出血，使伤口尽快复原。

禁食：在术后6小时内应当禁食。这是因为手术容易使肠道受刺激并使肠道功能受到抑制，肠蠕动减慢，肠腔内有积气，因此，术后会有腹胀感。为了减轻肠内胀气，暂时不要进食。

产后第1天

躺着的姿势：新妈妈产后平卧6小时以后就可以枕枕头了，这时最好采用侧卧位，可以将被子或毯子垫在背后，使身体和床成20°～30°角，这样可以减轻身体移动时对伤口的震动和牵拉痛，会觉得舒服一些。

止痛的办法：麻药劲过了以后，大多数新妈妈会感觉腹部伤口疼痛，这时可以请医生开些处方药，或者可以使用阵痛泵缓解痛苦。

尽快进食：剖宫产6小时后可以饮用一些排气类的汤，如萝卜汤等，以增强肠蠕动，促进排气，减少腹胀，同时也可以补充体内的水分。但是，一些容易发酵产气多的食物，如糖类、黄豆、豆浆、淀粉类食物，应该少吃或不吃，以防腹胀更加严重。

尽早活动：此时特别需要注意保暖以及各种管道的畅通情况；勤换卫生巾，保持

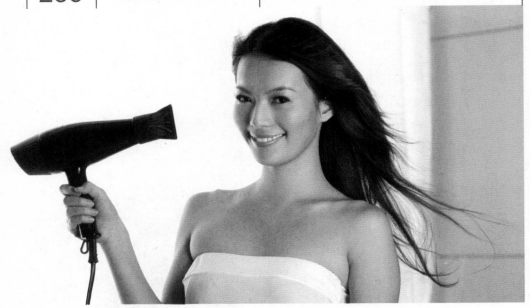

清洁；腹部的沙袋需放置8小时。12小时后，新妈妈在家人或护士的帮助下可以改变体位，翻翻身、动动腿。术后知觉恢复后，就应该进行肢体活动，24小时后应该练习翻身、坐起，并下床慢慢活动，条件允许还应该下床走一走，运动能够促进血液循环，使伤口愈合更加迅速，并能增强胃肠蠕动，尽早排气，还可预防肠粘连及血栓形成而引起其他部位的栓塞。

产后第1周

大量饮水：产后的3～5天内，新妈妈的身体还是很虚弱。伤口仍然疼痛，年轻的妈妈会有便秘和肿胀的感觉，这是麻醉所引起的，因此大量饮水是非常必要的。最好饮用不低于室内温度的温水，这些都能促进肠道的蠕动。

及时排便：剖宫产后，由于疼痛致使腹部不敢用力，大小便不能及时排泄，容易造成尿潴留和大便秘结。因此更应该按正常的作息，养成习惯，及时大小便。

请家人来帮忙：剖宫产的妈妈一般是5～7天出院。在出院之前，年轻的妈妈需要找好能够帮助自己共同分担家务劳动、做饭和带孩子的帮手。最好是新爸爸能够休假，或者孩子的爷爷、奶奶、外公和外婆能够提供帮助。因为，剖宫产分娩的妈妈比自然分娩的妈妈需要更多的"做了妈妈的感觉"，她们常常抱着孩子不放手，所以其他的工作应该有人为她分担。

饮食：当新妈妈排气后，饮食可由流质改为半流质，食物宜富有营养且容易消化。可以选择蛋汤、烂粥、面条等，然后依新妈妈体质，饮食再逐渐恢复到正常。这个阶段千万不要急于喝一些油腻的下奶汤，例如鸡汤、肉汤等。

▶▶▶ 合理运动，恢复身材

锻炼要注意适量

爱美是女性的天性，由于产后身材走形，因此，加强锻炼，做些恢复性运动，既有益于健康、对体形的恢复也大有好处的事情就显得尤为必要。

正常分娩后24小时内卧床休息，24小时后可起床活动，产后尽早站立可减少膀胱和肠道疾病，加快体力恢复，也可减少住院时间。不过需要注意的是，产褥期6周内应避免过度运动和重体力劳动，以防子宫脱垂。

产后可做的运动

胸部运动

1.仰卧，全身放平，手脚均伸直。

2.慢慢吸气扩大胸部，收下腹肌，背部紧贴床面，保持一会儿，然后放松。

3.重复5～10次。

功效：可使腹肌弹性增加。

乳部运动

1.两臂左右平伸，然后上举至两掌相遇。

2.保持手臂平直不弯曲，然后放回原处。

3.重复10～15次。

功效：此运动能使肺活量增加，并促使乳房恢复较好之弹性，预防松垂。

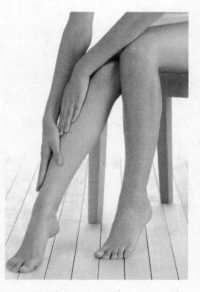

颈部运动

1.仰卧，全身放平，手脚伸直。

2.将头部抬起，尽量向前屈，使下颌贴近胸部，再慢慢回原位。

3.重复5～10次。

功效：可使颈部和背部肌肉得到舒展。

腿部运动

1.仰卧，双手放平。

2.将右腿尽量抬高至垂直角度，脚尖伸直，膝部不可弯曲，然后慢慢放下，换左腿。

3.最后双腿并拢一起抬高，再慢慢放下。

4.重复5～10次。

功效：可促进子宫及腹部肌肉收缩，并使腿部恢复较好的曲线。

臀部运动

1.仰卧，将一腿举起，促使足部贴近臀部，然后伸直全腿放下。

2.左右腿互替同样动作。

3.重复10~15次，每日2遍。

功效：可促进臀部和大腿肌肉恢复较好的弹性与曲线。

收缩阴部运动

1.仰卧，双手放平，腿弯曲成直角。

2.身体挺起用肩部支持，两膝并拢，两脚分开，同时收缩臀部肌肉。

3.重复数次，每日2遍。

功效：此运动可使阴道肌肉收缩，预防子宫、膀胱下垂及阴道松弛。

子宫收缩运动

1.俯卧于地板，双膝分开约30厘米宽。

2.将身体弓起，使胸部及肩部尽量接近地板，腰部挺直。

3.保持1分钟。

功效：此运动可协助子宫恢复至正常位置。

腹部运动

1.仰卧，双手交结放在脑后，用腰腹力量使身体坐起。

2.连续数次，每日1遍。

功效：可促进子宫及腹部肌肉收缩。剖宫产者6周内不可做此运动。

可从中选择几种，安排成自己需要的运动方式进行锻炼，也可以进行自由选择，交替进行，当你进行完1周后，可再循环1周。也可以将此作为产后恢复性运动，长期进行下去。

／专家提示／ **切记运动勿过度**

不要运动过度，如果新妈妈对上述运动不能胜任，建议先别勉强自己，等身体恢复后，再尝试。新妈妈在进行上面任何一种运动时，如果感到不舒服，请停止此项运动，注意休息，必要时可以请教医生。

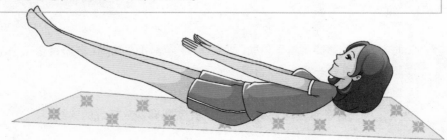

产后日常生活

▶▶▶ 产后心理恢复

有关临床统计，产后3个月内发生精神障碍和精神病的患者比正常人群发病率高很多。产后3～7天内是发生精神病的高峰期，产后2周内发病率约占产褥期精神病的50%以上，产后4周内发病者约占产褥期精神病的80%，因此新妈妈在产后1个月内需要外在环境多给予精神和体力上的照顾，协助恢复。

新妈妈产后应有一个安静、舒适、生活方便的环境休养。丈夫和家人要多给予饮食、情感上的支持，精神上的抚慰，尤其是丈夫在此期要多付出些，给妻子创造一个心情愉快、适应妻子机体恢复的环境，顺利地度过产褥期，也是全家人的幸福。

新妈妈在产褥期，还要负担养育宝宝的任务，所以要注意自己精神和心理上的调整，不要过分地苛责自己。室内乱些、脏点没关系，只是暂时的，不要过于要求与责怪你的丈夫和家人，因为大家都需要一个习惯的过程，主要是加强营养和休息，争取早日恢复健康。

如果因为生活琐事给自己和家庭带来不愉悦的气氛，对宝宝的幼小心灵发育是不利的，对孩子性格形成，在潜意识中埋下负性的一面。常言道母亲是孩子的第一个老师。当然一个美满和谐的家庭与做丈夫的努力也是息息相关的。

1.郁闷。由于雌激素突然下降、身体疲劳和一些心理障碍得不到及时的排遣等原因，新妈妈常常会为一点小事不称心而感到委屈，甚至伤心落泪。这些症状大多数妈妈在产后1周内发生，并能自行恢复，但有些则可能发展为产后抑郁。因此家人给予新妈妈足够的理解、关心、体贴和照顾是非常重要的。

2.乐观。不管是对育儿还是对于自我调整，新妈妈首先要抱有一个乐观的态度。

3.幽默。幽默感是调剂紧张情绪，使新妈妈更快适应新角色、新环境的有力工具。幽默感能减低新妈妈的愤怒和不安，使情绪变得轻松。

4.社交。做了妈妈后不要整天都围着宝宝转，参加一定范围的社交活动，能保持自己的头脑灵活和增加信息量，这也是新妈妈育儿智慧的一个来源。

5.自控。人的情绪是受人的意识和意志控制的，新妈妈们应学习怎样驾驭自己的情绪。任意放纵消极情绪滋长，经常发怒，将导致情绪失调，引起疾病。

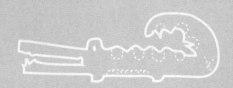

▶▶▶ 产后适合性生活的时间

产后正常的性生活应至少在分娩2个月以后进行，过早性生活会使新妈妈罹患盆腔疾病，有损健康，有产后生殖道感染或会阴伤口愈合不好的还应推迟性生活。

产后第一次性生活时，丈夫动作不要过急、粗暴，采取合适的体位与姿势慢慢完成。为了母亲的身体健康及婴儿的生长发育，性生活不要过频。一般情况下，每周性生活1~2次较适宜。

▶▶▶ 产后性生活不要过早

一般来说，产后4~6周内应禁止性生活。因为这段时间内阴道壁内黏膜较为脆弱，易受损伤，性交时易发生阴道裂伤和出血不止。同时，子宫尚未完全复原，性交时易将细菌带入而引起子宫内膜炎及其附属器官的炎症。另外，分娩时给外阴、阴道等造成的损伤，也会因过早性交而延迟愈合，甚至引起感染。因此，在产后4~6周内应避免性交，丈夫应了解这一点，暂时克制自己。即使是子宫和阴道壁经过4~6周已复原完好，产后的性生活中也应像新婚初夜那样谨慎小心。最好在开始时使用避孕药膏或乳脂等润滑剂来润滑阴道，以顺利进行性生活。

新妈妈在产褥期过后进入哺乳期，一般可以恢复正常的性生活，但因哺乳期母亲要给婴儿喂奶，大量营养物质通过乳汁喂给婴儿，热量消耗很大，理应好好休息，故性生活不宜过频。

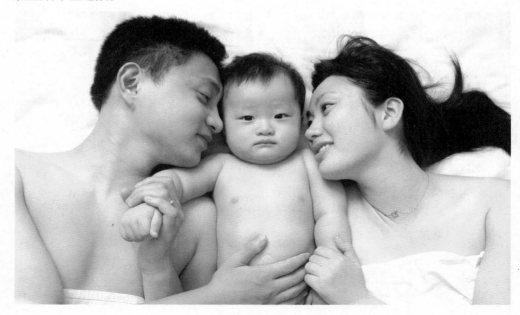

Part 7

饮食篇——
安胎养胎食谱

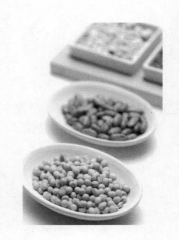

在整个孕期，孕妈妈的饮食营养至关重要。吃得多不如吃得好，吃得贵不如"巧选食材+巧妙搭配+巧妙烹调"。均衡合理的饮食是孕妈妈应坚持的营养原则，美食、营养、滋补、食疗永远是孕妈妈精选食谱时的不二法门。

省时阅读

　　在10个妊娠月里，怎样为孕妈妈烹制美味佳肴呢？不用急，这一章里分别给不同孕月里的孕妈妈精选了一些食谱，以供参考。

　　这些食谱不仅侧重于营养滋补，保证母体健康与胎儿正常生理发育尤其是大脑发育，还突出不同的孕月里对常见不适及疾病的食疗，如孕早期，着重于防孕吐、防早期流产、防便秘及调理孕早期疲倦以及烦躁等不良情绪；孕中期则着重于对小腿抽筋、水肿、妊娠糖尿病、妊娠高血压综合征等的饮食调理；孕晚期侧重于能防妊娠过期具有催生利产的食谱。

　　这些食谱，原料易得，制作过程详细，推荐理由中既有对食材的营养分析，也有对食谱功效的解析，更有注意事项的提醒。

孕1月食谱荟萃

排骨红枣汤

原料： 排骨250克，红枣50克，姜、料酒、醋、白糖、盐各适量。

做法：

1.排骨洗净，切小段，焯水后放入锅中，加适量水，放入姜片、料酒、醋、白糖，小火炖40分钟。

2.放入红枣，再炖20分钟，加盐即可。

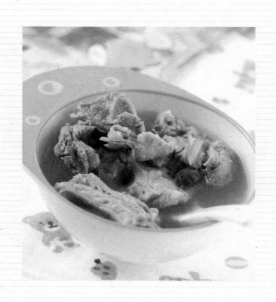

推荐理由

　　排骨汤是补钙的理想食物，骨头经过长时间炖煮，大量的钙质游离出来，溶于汤汁中。喝汤吃肉，再搭配补气血的红枣，有益强化骨骼和牙齿。

凉拌鸡丝莴笋

原料： 鸡脯肉100克，莴笋200克，辣椒油少许，盐适量。

做法：

1.将鸡脯肉放锅中煮，小火煮20分钟后取出，顺着纤维方向撕成丝。

2.莴笋去皮、洗净，切成丝，焯水后装盘，放盐拌匀。

3.把鸡丝放在莴笋丝上，淋辣椒油即可。

推荐理由

　　鸡肉的蛋白质容易被消化吸收，具有温补身体的作用。莴笋不仅口感清爽，还有稳定情绪、帮助消化等作用。

香菇鱼片

原料： 净鲤鱼肉150克，水发香菇50克，冬笋、红甜椒各20克，酱油、料酒、淀粉、盐、水淀粉各适量。

做法：

1.将香菇、冬笋、红甜椒洗净后切片；鲤鱼肉切厚片，入料酒抓匀，蘸淀粉过油。

2.锅烧热，倒入油，放入各材料，大火快炒，放酱油、盐炒熟，勾芡收汁即可。

推荐理由

　　鲤鱼肉含有丰富的蛋白质、不饱和脂肪酸、维生素A、维生素B_1、维生素B_{12}和钙、磷、钾、铁、碘、硒等营养物质，还具有补中益气、养肝补血的作用。搭配香菇和蔬菜，营养更加均衡，有助于提高免疫力。

翡翠丸子

原料： 小白菜200克，金针菇50克，红甜椒20克，面粉50克，白糖、盐、鸡精、水淀粉各适量。

做法：

1.红甜椒切丝；小白菜洗净，焯水后切碎，放入大碗中，加面粉、白糖、盐和水，搅成稠糊状。

2.炒锅倒油烧热，将糊挤成乒乓球大的丸子，下油中炸熟。

3.煮锅中放丸子、金针菇，加适量水烧开，放盐、鸡精调味，勾芡，放红甜椒丝即可出锅。

推荐理由

小白菜是蔬菜中矿物质和维生素最丰富的菜之一，与金针菇搭配，可以提高人体的免疫功能，增强抗病能力，减缓精神紧张。

茭白炒鸡蛋

原料： 鸡蛋2个（约120克），茭白300克，葱花、盐各少许，高汤适量。

做法：

1.茭白去皮洗净，切成丝备用；将鸡蛋洗净，打入碗内，加少量盐调匀备用。

2.锅内加入植物油烧热，倒入鸡蛋液，炒出蛋花。

3.另起锅放油烧热，放入葱花爆香后放入茭白丝翻炒几下，加入盐及高汤，继续翻炒，待汤汁收干、茭白熟时倒入炒好的鸡蛋，翻炒均匀即可。

推荐理由

这道菜含有丰富的蛋白质、维生素和矿物质等营养物质，还含有对宝宝大脑发育具有重要促进作用的DHA和卵磷脂，这对促进胎儿的生长发育和为妈妈补充营养都具有重要意义。

鸡汤豆腐小白菜

原料： 鸡肉100克，豆腐100克，小白菜50克，鸡汤适量，姜丝、盐、鸡精各少许。

做法：

1.豆腐洗净，切成3厘米见方、1厘米厚的块，用沸水焯烫后捞起备用。

2.将鸡肉洗净切块，用沸水焯烫，捞出来沥干水备用；小白菜洗净切段备用。

3.锅置火上，加入鸡汤，放入鸡肉，加适量盐、清水同煮。

4.待鸡肉熟后，放入豆腐、小白菜、姜丝，煮开后加入鸡精调味即可。

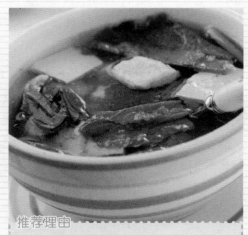

推荐理由

这道菜既可以帮助妈妈补充所需的叶酸，还可以增强消化功能、增进食欲，并且对胎儿神经、血管、大脑的发育都有很大的好处。

孕2月食谱荟萃

青椒炒猪肝

原料： 猪肝300克，青甜椒100克，红甜椒100克，葱、蒜末、淀粉、酱油、鸡精、盐各少许。

做法：

1.猪肝洗净切片，用少许鸡精、酱油、淀粉腌10分钟；青甜椒、红甜椒洗净切片；葱洗净切斜段。

2.锅内注入清水，烧沸，放入猪肝焯烫至变色，捞出沥干备用。

3.另起锅，放油烧热，倒入青甜椒、红甜椒炒片刻，加入猪肝同炒，加盐、鸡精调味，最后加入葱段炒至变软，即可。

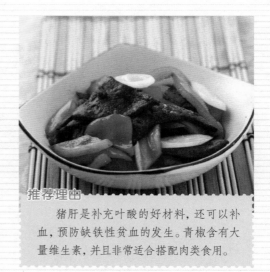

推荐理由

猪肝是补充叶酸的好材料，还可以补血，预防缺铁性贫血的发生。青椒含有大量维生素，并且非常适合搭配肉类食用。

海带猪腰汤

原料： 猪腰2个（约400克），海带20克，盐少许。

做法：

1.将海带泡发洗净，切块备用；猪腰洗净，切片备用。

2.将锅置于火上，加入适量清水烧开，放入猪腰焯烫约3分钟，捞出沥干。

3.把猪腰、海带一起放入煲内煲熟，加适量盐调味即可。

推荐理由

海带中含有大量的甘露醇，具有利尿消肿的功效，所含的优质蛋白质和不饱和脂肪酸对心脏病、糖尿病、高血压有一定的防治作用。猪腰与其煲汤食用，有清热祛毒、活血降压的功效。

安胎鲤鱼粥

原料： 鲤鱼肉200克，粳米100克，葱末10克，料酒、淀粉、盐、鸡精各适量。

做法：

1.将鲤鱼肉洗净，切厚片，加料酒、淀粉抓匀。

2.将粳米淘洗干净，下入锅中，放适量水煮30分钟。

3.放鱼片，再开锅，放盐、鸡精、葱末搅匀即可。

推荐理由

鲤鱼含有丰富的蛋白质、矿物质和维生素，具有补中益气、利水通乳、安胎等功效，有防治孕早期流产的作用。

菜心肉丝面

原料： 猪里脊、油菜心各50克，龙须面100克，葱花少许，酱油、淀粉、香油、盐、鸡精各适量。

做法：

1.猪里脊洗净，切丝，用淀粉抓匀；油菜心择洗干净。

2.锅中倒油烧热，下葱花煸香，倒入酱油，放适量水烧沸，下龙须面煮熟，放肉丝滑散，放油菜心，加盐、鸡精，再开锅，淋香油即可。

推荐理由

龙须面富含碳水化合物，且特别容易消化吸收，尤其在胃口不佳时，更应以半流质食物为主，搭配的肉或菜可以根据自己的喜好调整。

燕麦南瓜粥

原料： 燕麦30克，粳米50克，小南瓜1个（约100克），葱花、盐各适量。

做法：

1.南瓜洗净，削皮，切成小块；粳米洗净，用清水浸泡1小时。

2.将粳米放入锅中，加水，大火煮沸后转小火煮20分钟；然后放入南瓜块，再煮10分钟；最后加入燕麦，继续用小火煮10分钟。

3.出锅前加盐调味，再撒上葱花。

推荐理由

燕麦的锌含量在所有谷物中最高，而且含有丰富的维生素B_1、氨基酸、维生素E等。燕麦内含有一种燕麦精，具有谷类的特有香味，能刺激食欲，适合孕早期有孕吐发生的孕妈妈。

田园小炒

原料： 西芹100克，鲜蘑菇、鲜草菇各50克，胡萝卜20克，小番茄50克，料酒、盐各少许。

做法：

1.将西芹择去叶洗净，切成3厘米长的段，投入水中焯烫一下，捞出来沥干水；将鲜蘑菇、鲜草菇、小番茄分别洗净，切成小片；将胡萝卜洗净，切成细丝。

2.锅内加入植物油烧热，依次放入芹菜段、胡萝卜丝、蘑菇片、草菇片，翻炒均匀。

3.烹入料酒，加入盐，大火爆炒2分钟左右，加入小番茄片，翻炒均匀即可。

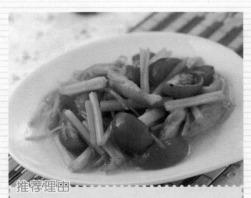

推荐理由

孕妈妈孕吐，非常容易造成体内电解质紊乱，这道菜中可以补充天然的水分、钾、镁、维生素C等营养素，有利于人体的电解质平衡，也可以随时补充热量。

孕3月食谱荟萃

肉末胡萝卜炒毛豆仁

原料： 猪绞肉、毛豆仁各100克，胡萝卜200克，酱油、淀粉、黑胡椒粉、盐、香油各适量。

做法：

1. 毛豆仁洗净，放入沸水中焯烫，捞出、泡冷水，沥干待凉。

2. 胡萝卜去皮、切1厘米小丁，放入沸水中焯烫，捞出。

3. 猪绞肉放入碗中加酱油、淀粉、黑胡椒粉抓拌均匀备用。

4. 锅内加入植物油烧热，放入猪绞肉用大火炒匀，加入1小匙水将肉炒散，再加入胡萝卜丁、毛豆仁一起翻炒数下，加入盐、香油调匀即可。

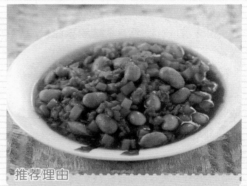

推荐理由

　　此菜可以为孕妈妈补充叶酸、维生素和铁，帮助孕妈妈提高机体免疫力，预防缺铁性贫血，还可以促进胎儿神经系统的发育，预防畸形儿的出生。

松仁海带

原料： 松子仁50克，水发海带100克，鸡汤、盐各少许。

做法：

1. 松子仁用清水洗净；水发海带洗净，切成细丝。

2. 锅置火上，放入鸡汤、松子仁、海带丝用文火煨熟，加盐调味即成。

推荐理由

　　此品清淡，别有风味。松子仁健脾滋阴，海带散结软坚，通便。孕早期食用可壮体，还可防治便秘，有利安胎。另外，海带含碘丰富，有利胚胎的生长发育。

干烧黄花鱼

原料： 黄花鱼1条，青蒜50克，姜片10克，酱油、料酒、醋、大料、盐各适量。

做法：

1. 将青蒜洗净，切段；黄花鱼收拾干净，两面各剖几刀。

2. 锅中倒油烧热，下黄花鱼，两面煎黄后烹料酒、醋，加酱油和水大火烧开，放青蒜、姜片、大料、盐，中火炖15分钟即可。

推荐理由

　　鱼类含有的营养较丰富全面，且易于吸收。孕妈妈多吃鱼还能促进胎儿智力的发育。但要注意，调味不可过咸，以免增加身体的负担。

榨菜蒸牛肉片

原料： 牛肉（肥瘦各一半）200克，榨菜50克，酱油、盐、淀粉、红糖、白糖各适量，胡椒粉少许。

做法：

1.牛肉洗净，切成3厘米见方、0.5厘米厚的片备用；将榨菜用清水投洗几遍，切成碎末备用。

2.将牛肉片放入碗中，加入酱油、红糖、淀粉、胡椒粉及凉开水，搅拌均匀，腌渍10分钟左右。

3.将榨菜末用白糖拌匀，拌入牛肉片中。

4.蒸锅加水烧沸，将盛牛肉片的碗放入笼屉中，蒸15分钟左右即可。

推荐理由

这道菜口味咸鲜，营养丰富，能够为孕妈妈补充丰富的蛋白质、维生素、铁、钙、磷、钾、锌、镁等营养物质，还可以调理气血，补虚养身，使孕妈妈少受疾病的困扰。

紫菜虾皮豆腐汤

原料： 紫菜、虾皮各10克，豆腐150克，盐、鸡精各适量。

做法：

1.将豆腐洗净，切条。

2.锅中倒入油烧热，放虾皮炒香，倒入适量水烧沸。

3.放豆腐、紫菜煮2分钟，加入盐、鸡精调味即可。

推荐理由

紫菜是补碘的好材料，虾皮、豆腐的蛋白质和钙的含量很高。三者搭配做成的汤不仅口味鲜美，营养也十分丰富。

山药瘦肉煲乳鸽

原料： 瘦猪肉150克，乳鸽1只，山药100克，莲子25克，盐适量，葱段、姜片各10克。

做法：

1.将山药、莲子冲洗净；瘦肉洗净，切成小块。

2.乳鸽剥净，除去内脏洗净，放入姜片、葱段、清水，放入锅中，水沸后煮3分钟，捞出乳鸽，然后取出冲净。

3.瓦煲注入清水煲滚，加入乳鸽、肉块、山药、莲子煲30分钟后，改小火再煲2小时，下盐调味即可。

推荐理由

此菜肉烂，清淡，可口。除了供应丰富的蛋白质外，还含有丰富的铁质及B族维生素，有助生成红细胞。孕早期食用可预防妊娠中、晚期贫血症的发生。

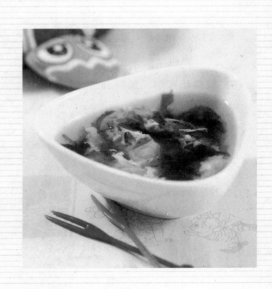

孕4月食谱荟萃

核桃花生粥

原料：粳米100克，核桃、花生各30克，白糖适量。

做法：

1.将粳米淘洗干净，下入锅中，放适量水烧开，撇浮沫，中火煮20分钟。

2.放入核桃、花生再煮15分钟，至粥成。

3.吃时放适量白糖即可。

> **推荐理由**
>
> 核桃、花生都是健脑益智的最佳食物，富含不饱和脂肪酸、维生素E等营养物质，有利于促进胚胎大脑的发育。

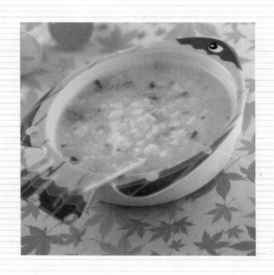

山药熘腰花

原料：净猪腰100克，山药150克，枸杞子10克，香油、料酒、盐、鸡精、水淀粉各适量。

做法：

1.将山药去皮，洗净，切片；猪腰去臊腺、剞花刀、焯水备用。

2.将山药、枸杞子放锅中，加适量水煮10分钟，放腰花煮沸，加料酒、盐、鸡精，勾芡，淋香油即成。

> **推荐理由**
>
> 腰子是动物的肾脏，具有补肾强腰的作用，枸杞子是滋补肝肾的佳品，山药可以收敛固气。这道菜可以补养气血和内脏，弥补孕早期的营养损失。

芦笋鸡柳

原料：鸡脯肉200克，芦笋100克，胡萝卜50克，葱末、姜末各少许，料酒、酱油、水淀粉、盐、香油各适量。

做法：

1.将鸡脯肉洗净切条，用1小匙料酒和酱油腌渍；芦笋洗净，切小段；胡萝卜洗净，切条。

2.锅内加入植物油烧热，放入葱末、姜末爆香，依次倒入鸡脯肉、胡萝卜和芦笋，加料酒和盐炒至断生。

3.用水淀粉勾芡，淋入香油即可。

> **推荐理由**
>
> 芦笋含有丰富的蛋白质、维生素、钙等营养物质，鸡肉补中益气。此菜可以为孕妈妈补充丰富的叶酸，促进胎儿的生长发育，缓解怀孕带来的乏力、头晕等症状。

三鲜豆腐

原料：豆腐、蘑菇各200克，胡萝卜、油菜各100克，海米10克，葱丝、姜末各少许，酱油、鸡精、盐、水淀粉、高汤各适量。

做法：

1.将海米用温水泡发，洗净；豆腐切片，投入沸水中焯烫，捞出沥干；蘑菇洗净，放入沸水锅焯烫，捞出来切片；胡萝卜洗净切片；油菜洗净，沥干水备用。

2.锅内加入植物油烧热，放入海米、葱丝、姜末、胡萝卜煸炒出香味，加入酱油、盐、蘑菇，翻炒，加入高汤，放入豆腐，烧开，加油菜、鸡精，烧开后用淀粉勾芡即可。

推荐理由

这道三鲜豆腐可以为孕妈妈补充蛋白质及钙、锌等营养素，有利于胎儿的生长发育。

花生米炒芹菜

原料：瘦猪肉50克，芹菜150克，熟花生米50克，红甜椒100克，蒜末少许，水淀粉、酱油、盐各适量。

做法：

1.将猪肉洗净，剁成肉末，加入酱油拌匀，腌5分钟；芹菜洗净，切成小段；红甜椒洗净，切成小块。

2.锅中放油烧热，下入肉末炒散，加入蒜末、芹菜、红甜椒，中火炒至七八成熟，倒入花生米，用水淀粉勾芡，加入盐，翻炒均匀即可。

推荐理由

此菜富含维生素B_1、铁、锌等营养素，可以促进胎儿骨骼的生长，并能帮孕妈妈预防缺铁性贫血。芹菜含有挥发性的芳香油，香味诱人，可以帮助孕妈妈增进食欲。

腰果炒鸡丁

原料：鸡腿肉150克，腰果100克，鸡蛋1个（约60克），胡萝卜小半根，葱末、姜末、蒜末各1小匙，料酒2小匙，蚝油、淀粉各1小匙，盐半小匙。

做法：

1.将鸡腿肉洗净，切成1.5厘米见方的小丁备用；将鸡蛋磕破，取蛋清加入鸡丁中，加入1小匙料酒、蚝油、淀粉和少许盐，腌渍10分钟。

2.将腰果洗净，投入沸水中焯烫5分钟，捞出沥干水备用；胡萝卜洗净，切成小丁备用。

3.锅内加入植物油烧热，倒入腰果用小火慢慢炸熟，捞出控油；继续加热油锅，倒入鸡丁，小火炸熟，捞出控油。

4.锅中留少许底油烧热，倒入葱、姜、蒜爆香，加入胡萝卜、鸡丁、腰果，烹入料酒，加入盐，大火炒匀即可。

推荐理由

腰果具有润肠通便、降压、利尿的功效，其中所含的油脂，还能起到润肤美容的作用；鸡肉中含有大量的磷脂、蛋白质和维生素A。两者搭配食用对帮助孕妈妈和胎儿提高免疫力具有重要意义。

孕5月食谱荟萃

腐竹炒油菜

原料： 油菜400克，腐竹50克，枸杞子少许，葱花、姜末、盐各适量。

做法：

1. 将泡好的腐竹切成柳叶形。

2. 油菜择洗干净，控干水分备用；枸杞子洗净，浸泡备用。

3. 炒锅内放入少许的油，待油温五成热时放入葱花、姜末爆炒出香味。

4. 放腐竹翻炒之后放入小油菜，放入适量盐翻炒均匀，撒上枸杞即可出锅。

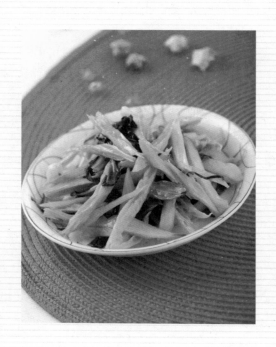

推荐理由

这道菜具有清肠通便、降低血糖的作用，可以作为妊娠糖尿病孕妈妈的辅助食疗菜。

金钩银芽

原料： 绿豆芽200克，海米50克，盐、鸡精各1小匙。

做法：

1. 将绿豆芽洗净；海米洗净后用水浸泡半小时，沥水。

2. 锅中倒入油烧热，将海米炒出香味，放绿豆芽，大火快炒，加盐、鸡精调味即可。

推荐理由

海米的蛋白质和钙、锌、碘等矿物质丰富，而豆芽菜富含维生素C，能促进钙质的吸收。这道菜清淡爽口，有利于补充微量元素。

牛奶燕麦粥

原料： 燕麦片50克，牛奶250毫升，白糖适量。

做法：

1. 将牛奶倒入奶锅中，中火烧开，倒入燕麦片，不停地搅拌，煮2分钟。

2. 放入白糖搅匀即可食用。

推荐理由

燕麦是一种高蛋白质、低脂肪的谷类保健食物，B族维生素的含量非常丰富，有降血糖、保护心血管、预防便秘等功效，加上牛奶，可以使口感更润泽，营养更全面。

金针黄豆排骨汤

原料：排骨100克，金针菜50克，黄豆150克，红枣50克，生姜、盐各适量。

做法：

1.黄豆用清水泡软，清洗干净；金针菜的头部用剪刀剪去，洗净打结。

2.生姜洗净切片；红枣洗净去核；排骨用清水洗净，放入滚水中烫去血水备用。

3.汤锅中倒入适量清水烧沸，放入所有原材料。

4.以中小火煲3小时，起锅加盐调味即可。

推荐理由

　　这道菜含有丰富的蛋白质，对胎儿的中枢神经系统和大脑的发育有很好的促进作用。可以帮助孕妈妈预防感冒，增强身体的抵抗力。

丝瓜鲜菇鸡丝面

原料：鸡脯肉、挂面各100克，丝瓜、白菇各50克，葱花少许，酱油、盐、香油各适量。

做法：

1.将鸡脯肉洗净，用水煮熟，顺着纤维方向撕成丝备用。

2.将丝瓜去皮洗净，切片；白菇洗净，切块；挂面煮熟放碗中。

3.锅中倒油烧热，煸香葱花，放白菇、丝瓜略炒，加酱油和适量水烧沸，放盐后倒入面碗，淋香油即可。

推荐理由

　　面类的糖含量较高，但并非不能吃，搭配一些低糖、降糖的蔬菜，控制好菜面的比例和数量，同样可以起到平衡血糖的作用。

花生大枣猪蹄汤

原料：猪蹄2只（约500克），花生米100克，大枣10颗，盐少许。

做法：

1.将花生米、大枣用清水浸泡1小时后，捞出备用。

2.将猪蹄去毛和甲，洗净，剁开备用。

3.将锅置于火上，放入适量清水，加入花生米、大枣、猪蹄，用大火烧沸后改用小火炖至熟烂，调入盐即可。

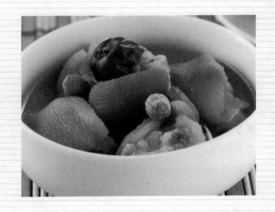

推荐理由

　　猪蹄中含有丰富的胶原蛋白，能够促进毛发和皮肤的生长；花生中含有丰富的不饱和脂肪酸和维生素E、维生素K等，具有润肺、和胃、调气等功效；大枣中含有丰富的维生素C和铁。三者搭配食用，能够促进胎儿骨骼和皮肤的生长，同时也是美容养颜的佳品。

孕6月食谱荟萃

韭菜炒虾皮

原料： 韭菜300克，虾皮20克，酱油、盐各少许。

做法：

1.将韭菜择去黄叶和老根洗净，切成4～5厘米长的段；虾皮洗净备用。

2.锅内加入植物油烧热，先放入虾皮煸炒几下，随即倒入韭菜快速翻炒。

3.当韭菜色转深绿时加入酱油、盐，炒匀即可。

> **推荐理由**
>
> 　　虾皮可以为孕妈妈提供丰富的蛋白质和钙质；韭菜中含有丰富的粗纤维，可以促进肠胃蠕动，保持大便通畅，其中所含有的挥发油具有增进食欲、促进消化的功效。

黄瓜银耳汤

原料： 嫩黄瓜100克，泡发的银耳100克，红枣3颗，盐、白糖各适量。

做法：

1.将黄瓜洗净，去子，切成薄片；银耳撕成小朵，洗净；红枣用温水泡透备用。

2.锅内加入植物油烧热，加适量清水，用中火烧开，放入银耳、红枣，煮5分钟左右。

3.放入黄瓜片，加入盐、白糖，煮开即可。

> **推荐理由**
>
> 　　这道菜含有丰富的营养，并有润肺、养胃、滋补、安胎的作用，同时还有美容的效果。

桃仁鸡丁

原料： 鸡肉100克，核桃仁25克，黄瓜100克，葱、姜末、彩椒丝少许，水淀粉、酱油、盐、鸡精各少许。

做法：

1.鸡肉洗净切丁备用，黄瓜洗净切丁备用。

2.锅内加入植物油烧热，放入鸡丁滑熟，捞出控油；将核桃仁去衣，放入锅中炸熟，捞出备用。

3.锅中留少许底油烧热，放入葱姜爆香，倒入鸡丁、黄瓜丁、酱油、盐炒匀，最后放入核桃仁、鸡精。

4.炒匀后勾芡，撒上彩椒丝即可。

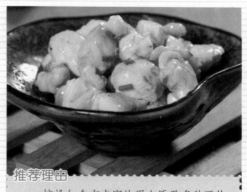

> **推荐理由**
>
> 　　核桃仁含有丰富的蛋白质及多种不饱和脂肪酸，具有健脑、润肤的功效；鸡肉中含有大量的磷脂、蛋白质和维生素A。

鱼头炖豆腐

原料： 鲢鱼头400克，豆腐100克，香菇100克，葱、姜、盐各适量。

做法：

1.鱼头洗净，从中间劈开，用纸巾将鱼头表面的水分吸干；豆腐切大块备用；香菇用温水浸泡5分钟后，去蒂洗净。

2.锅内加入植物油烧至七成热，放入鱼头，用中火将两面煎黄（每面约3分钟）。

3.将鱼头摆在锅的一边，放入葱姜，倒入开水，以没过鱼头为宜，放入香菇，盖上盖子，大火炖煮50分钟，最后放入豆腐，加入盐，继续煮3分钟即可。

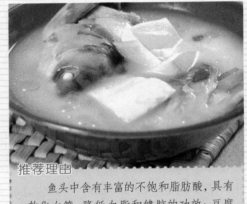

推荐理由

鱼头中含有丰富的不饱和脂肪酸，具有软化血管、降低血脂和健脑的功效；豆腐可以为孕妈妈补充身体所需的蛋白质和钙质；香菇中的维生素D原可促进钙的吸收。

花生排骨粥

原料： 净排骨150克，粳米100克，花生仁25克，姜片10克，料酒、盐、鸡精各适量。

做法：

1.将排骨剁小段后放煮锅中，加适量水烧沸，撇去浮沫，放料酒、姜片，小火煮1小时。

2.将粳米和花生仁淘洗干净，倒入锅中，放入排骨汤煮30分钟。

3.放入排骨、盐、鸡精搅匀，再开锅即可。

推荐理由

花生含有不饱和脂肪酸、维生素E、锌、铁等丰富的营养，与排骨一起煮粥，更能促进肉类蛋白质的消化吸收，且有利于一些脂溶性维生素的吸收。

牛肉炒菠菜

原料： 牛里脊肉50克，菠菜200克，淀粉5克，料酒5毫升，葱末、姜末、酱油、盐各少许。

做法：

1.将牛里脊肉切成薄片，把淀粉、酱油、料酒、姜末调好汁并把牛肉泡入；菠菜择洗干净，用开水焯一下，捞出，沥干水分，切成段。

2.锅置火上，放油浇热，放姜、葱末煸炒，再把泡好的牛肉片放入，用大火快炒后取出。

3.将余油烧热后，放入菠菜、牛肉片，用大火快炒几下，放盐，拌匀即成。

推荐理由

此菜肉嫩，清淡适口。牛肉具有补脾胃、益气血、强筋骨等作用，菠菜含铁丰富，此菜适于妊娠缺铁性贫血患者食用。

孕7月食谱荟萃

山药腰片汤

原料： 猪腰子200克，冬瓜200克，山药、黄芪、香菇各15克，葱、姜、鸡汤、盐各适量。

做法：

1.冬瓜去皮切块洗净备用；香菇去蒂洗净备用；葱洗净切段备用；黄芪、山药均洗净备用。

2.将猪腰子剔去筋膜和臊腺，洗净切成薄片，放入沸水中焯烫后捞出备用。

3.将锅置于火上，加入鸡汤，先放入葱姜，再放入黄芪和冬瓜，以中火煮40分钟。

4.将猪腰、香菇和山药放入锅内，大火煮开后改用小火稍煮片刻，调入盐即可。

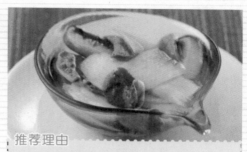

推荐理由

山药具有健脾补肺、益胃补肾、养心安神的作用；冬瓜具有利水消肿、清热解毒的功效；黄芪和香菇具有利尿、活血等功效。猪腰与其搭配食用，具有强肾和降血压的作用，患有妊娠高血压和水肿的孕妈妈可多食。

海参豆腐汤

原料： 海参100克，豆腐150克，冬笋、黄瓜各20克，香油、生抽、盐各适量。

做法：

1.将海参去内脏，洗净，切段；豆腐洗净，切片；黄瓜洗净，切菱形片；冬笋洗净，切丝备用。

2.煮锅中放豆腐、海参、冬笋，加适量水烧开，小火煮5分钟，加生抽、盐调味，放黄瓜片，淋香油即可。

推荐理由

海参的蛋白质含量很高，而几乎不含胆固醇，不会增加心血管的负担，非常适合需要补充营养而又有妊高征的孕妈妈食用。

芹菜炒鱿鱼

原料： 鱿鱼1条，芹菜200克，酱油、盐、香油各适量。

做法：

1.将鱿鱼剖开，切成粗条，投入沸水中焯烫一下捞出，沥干水备用；芹菜洗净切成3厘米左右的段。

2.锅内加入植物油烧热，倒入芹菜段，加入盐，快速翻炒至芹菜香味散出。

3.倒入鱿鱼，烹入酱油，炒匀，淋入香油即可。

推荐理由

芹菜是降血压的良药，而鱿鱼中富含的钙质对于改善妊高征也能起一定的积极作用。

橙香鱼排

原料：净鲷鱼肉300克，橙子1个，红甜椒30克，冬笋20克，淀粉约50克，鸡精、盐各适量。

做法：

1.将鲷鱼肉切大块；红甜椒、冬笋洗净，切丁；橙子取肉备用。

2.锅中放油烧热，鲷鱼肉蘸淀粉炸至金黄色，装盘。

3.锅中放水烧开，放橙子肉、红甜椒、冬笋，加盐、鸡精调味，勾芡，浇在鲷鱼块上即可。

推荐理由

　　橙子作为烹调原料入菜，可以促进肉类蛋白质的分解和吸收，有助于消化，又补充了丰富的维生素，而且口感别具一格。

糯米红豆炖莲藕

原料：莲藕90克，红豆40克，莲子、圆糯米各20克，白糖适量。

做法：

1.莲藕洗净后切片备用；红豆、莲子、圆糯米洗净备用。

2.将锅置于火上，倒入清水，放入红豆、莲子、圆糯米、藕片，先用大火煮沸后改用小火慢熬2小时。

3.起锅前加入适量白糖调味即可。

推荐理由

　　藕富含铁、钙等微量元素，植物蛋白质、维生素及淀粉含量也很丰富，能补益气血，增强免疫力；红豆有清热解毒、健脾益胃、利尿消肿的功效；莲子对预防早产、流产、腰酸有很好的疗效。

羊肉栗子汤

原料：羊肉200克，栗子50克，盐适量，葱花、生姜、枸杞子、鸡精各少许。

做法：

1.将羊肉洗净，切块；栗子去外壳，切成粒状；枸杞子洗净。

2.用沙锅烧水，待水沸时，放入羊肉滚去表面血渍倒出，用清水洗净。

3.沙锅重新装水置大火上，放入羊肉、栗子、生姜、枸杞子，小火煲3小时，最后调入盐、鸡精，撒上葱花即可食用。

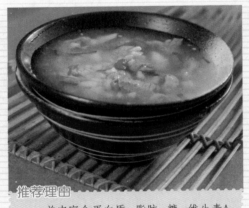

推荐理由

　　羊肉富含蛋白质、脂肪、糖、维生素A和B族维生素，能补阴，开胃健脾。这道菜对孕期因缺钙引起的小腿抽筋有一定的治疗作用。

孕8月食谱荟萃

红豆粳米粥

原料： 红豆50克，粳米100克，白糖适量。

做法：

1.将红豆洗净后放入锅中，加适量水，小火煮20分钟，放粳米再煮30分钟。

2.最后撒入白糖拌匀即可。

推荐理由

红豆是利水消肿的佳品，还有清热、祛暑、解毒的作用。孕期食用，可以预防和缓解孕妈妈经常出现的下肢水肿现象。

酸奶草莓露

原料： 草莓100克，酸奶150毫升，白糖适量。

做法：

1.将草莓去蒂、洗净，放入搅拌机，加入酸奶，一起搅打成糊状，倒入碗中。

2.放入白糖搅匀即可。

推荐理由

草莓含有丰富的维生素C、钾、胡萝卜素、果胶和膳食纤维，可以补血养颜、美化肌肤。与酸奶搭配，更添润泽，护肤效果更好。

胡萝卜香橙沙拉

原料： 胡萝卜300克，橙子2个（约150克），洋葱末、香菜末、胡椒粉、白糖各适量。

做法：

1.胡萝卜洗净切丝备用；橙子洗净后一个榨汁备用；另一个取橙肉和表皮之间一层皮肉切成细丝。

2.将锅置于火上，倒入橙汁煮沸，加入胡椒粉和白糖，再放入一半胡萝卜丝，煮沸后，捞出胡萝卜丝控干。

3.把生熟胡萝卜丝与橙皮肉拌匀，再加入洋葱末和香菜搅拌一下即可。

推荐理由

胡萝卜与橙子搭配食用，对胎儿的生长发育有很好的促进作用，还可以预防便秘。

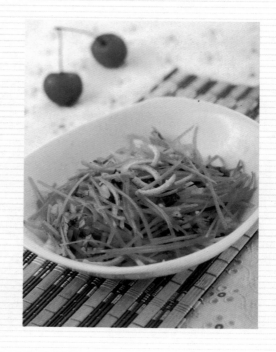

蒜香芦笋炒虾仁

原料：虾仁300克，芦笋100克，鸡蛋1个，蒜末、料酒、淀粉、盐、胡椒粉各少许。

做法：

1.鸡蛋打碎，取蛋清；虾仁洗净，拌入蛋清、半小匙盐和1小匙淀粉略腌。

2.芦笋削去粗皮洗净，在沸水锅中焯烫片刻捞出，用清水冲凉，切成小段。

3.锅内加入植物油烧热，倒入虾仁过油捞出。

4.锅内留少许底油烧热，倒入蒜末爆香，放入芦笋翻炒片刻，接着放入虾仁和剩下的调料即可。

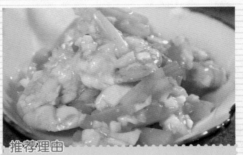

推荐理由

虾肉中含有丰富的镁，能很好地保护心血管系统，减少血液中胆固醇含量。两者搭配食用，对妊娠高血压综合征有很好的预防作用。

黄花熘猪腰

原料：猪腰子300克，干黄花菜100克，葱、姜、蒜、水淀粉、盐各适量。

做法：

1.将猪腰子剔去筋膜和臊腺，洗净，切成小块，剞上花刀；黄花菜用水泡发，撕成小条备用；葱洗净切段，姜切丝，蒜切片备用。

2.锅内加入植物油烧热，放入葱、姜、蒜爆香，再倒入腰花，煸炒至变色。

3.加入黄花菜、盐，煸炒片刻，用水淀粉勾芡即可。

推荐理由

黄花菜性平、味甘，具有清热利尿、养血平肝、利水通乳等功效，其中还含有丰富的卵磷脂；猪腰子中含有丰富的蛋白质、维生素和矿物质。两者搭配食用，能够为孕妈妈补充丰富的营养，促进宝宝神经系统和大脑的发育。

排骨炖冬瓜

原料：猪排骨250克，冬瓜150克，葱白、姜、料酒、盐、鸡精各适量。

做法：

1.排骨洗净，剁成块，投入沸水中焯烫一下，捞出来沥干水；冬瓜洗净，切成比较大的块。

2.将排骨块放入沙锅，加适量清水，加入生姜、葱白、料酒，先用大火烧开，再用小火煲至排骨八成熟，倒入冬瓜块，煮熟。

3.拣去生姜、葱白，加入盐、鸡精即可。

推荐理由

这道菜可以为孕妈妈补充所需的营养物质，促进宝宝的生长发育，还可预防孕妈妈的妊娠水肿。

孕9月食谱荟萃

栗子炖羊肉

原料： 羊里脊100克，栗子（鲜）30克，枸杞子、姜、料酒、盐、鸡精各适量。

做法：

1.将羊肉洗净，切块；栗子去皮洗净。

2.将锅置于火上，加入适量清水，放入羊肉块、姜片，用大火煮沸后，改用小火煮至半熟。

3.加入栗子、枸杞子，继续用小火煮20分钟，加入料酒、盐、鸡精即可。

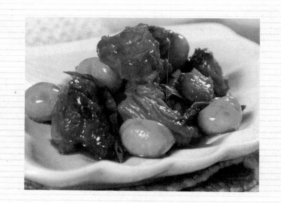

推荐理由

栗子具有养胃健脾、补肾强筋、活血止血等功效；羊肉具有滋养心肺、清热解毒、滋润皮肤的功效。两者搭配不仅可以帮助孕妈妈补肾健脾，提高抗病能力，还可以缓和情绪、缓解疲劳，消除孕期水肿和胃部不适。

红枣黑豆炖鲤鱼

原料： 鲤鱼1条（约750克），黑豆30克，红枣50克，葱、姜、盐、料酒各适量。

做法：

1.将鲤鱼洗净切段；红枣洗净去核；黑豆淘洗干净，用清水浸泡1小时。

2.锅中放入适量清水和鲤鱼段，用大火煮沸。

3.加入黑豆、红枣、葱段、姜片、盐和料酒，用小火煮至豆熟即可。

推荐理由

黑豆中富含B族维生素，具有清热解毒、消肿利水的作用。此汤可以安胎和消水肿，还可以缓解腹痛。

韭菜炒腰花

原料： 猪腰150克，韭菜100克，水发木耳10克，料酒、盐、鸡精各适量。

做法：

1.将韭菜择洗净，切段；木耳切丝；猪腰去臊腺，洗净，切花刀后焯水备用。

2.锅中倒油烧热，放韭菜、木耳翻炒，放腰花、料酒、盐、鸡精炒熟即可。

推荐理由

猪腰有补肾强腰的作用，可以预防和缓解孕晚期身体负担过重而引起的腰酸背痛等不适，而且，猪腰富含的蛋白质和B族维生素也是不可缺少的营养。

糯米草莓绿豆粥

原料： 草莓200克，糯米200克，绿豆50克，白糖适量。

做法：

1.将绿豆淘洗干净，用清水浸泡4小时左右备用；草莓洗净，择去蒂，切成小块备用。

2.将糯米淘洗干净，与泡好的绿豆一起放到锅里，加入适量清水，用大火煮开，再用小火煮至米粒开花、绿豆酥烂。

3.加入草莓、白糖，搅拌均匀，稍煮一会儿即可。

推荐理由

此粥色泽鲜艳、甜香适口，还有清热解毒、消暑利水的功效。糯米具有收涩作用，对尿频、盗汗有较好的食疗效果。

干炸虾肉球

原料： 肥猪肉15克，虾仁300克，鸡蛋2个（约120克），口蘑25克，面粉50克，葱、姜末、料酒、盐、鸡精各适量。

做法：

1.将肥猪肉、口蘑、虾仁洗净，剁成末备用；鸡蛋打入碗中，搅成蛋液。

2.将肥猪肉、口蘑、虾仁、蛋液、葱、姜放入一个比较大的盆中，加入面粉、料酒、盐、鸡精，顺同一方向搅成馅。

3.锅内加入植物油，烧至五成热，将调好的虾肉馅制成大小均匀的小丸子，下入油锅中用小火炸至金红色，捞出来控干油即可。

推荐理由

虾肉中所含的钙不但是胎儿骨骼和牙齿的重要构成成分，还能降低孕妈妈神经细胞的兴奋性，预防抽筋、水肿，促进孕妈妈体内多种酶的活动，维持体内酸碱平衡。

莲子猪肚粥

原料： 净猪肚50克，粳米、小米各60克，莲子20克，盐、鸡精各少许。

做法：

1.将猪肚切丝，和洗净的莲子放入锅中，放适量水煮20分钟。

2.放入洗好的粳米、小米续煮30分钟至粥黏稠，放入盐、鸡精搅匀即可。

推荐理由

猪肚有补脾健胃的功效，莲子安心养神。这道粥可以改善孕晚期食欲不振、睡眠障碍等不适症状，也有助于安胎。

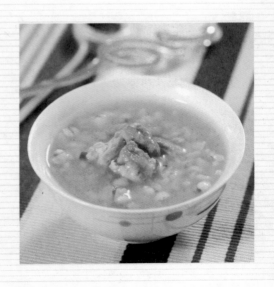

孕10月食谱荟萃

鸡肉蛋花粥

原料： 鸡肉50克，鸡蛋1个（约60克），粳米100克，淀粉、盐、鸡精各适量。

做法：

1.将鸡蛋打入碗中，搅匀；鸡肉洗净，切丝后用淀粉抓匀。

2.粳米淘净下入锅中，放适量水煮30分钟，放鸡丝滑散，淋入蛋液成蛋花，放盐、鸡精搅匀即可。

推荐理由

鸡肉非常容易消化，此粥口感软烂，清淡不油腻，适合孕晚期胃口不佳或腹胀腹痛时随时补充体力。

蔬菜蛋花疙瘩汤

原料： 面粉50克，鸡蛋1个（约60克），菠菜、小番茄各30克，香油、盐、鸡精各适量。

做法：

1.将鸡蛋打入碗中搅匀；小番茄洗净，对半切开；菠菜洗净，焯水备用。

2.将面粉放碗中，慢慢滴入温水，边滴边搅拌出小面疙瘩。

3.锅中放水烧开，放入面疙瘩滑散，放入鸡蛋、菠菜与小番茄，最后加盐、鸡精调味，等开锅滴入香油即可。

推荐理由

临近分娩多吃一些容易消化的半流质食物，蔬菜更要充足，不要再吃太油腻的食物。此汤可避免出现消化不良、腹胀、便秘等问题。

虾鳝面

原料： 虾仁、鳝鱼肉各50克，龙须面100克，菠菜50克，葱花少许，料酒、盐、酱油、香油各适量。

做法：

1.将虾去沙线，洗净；鳝鱼洗净，切段；菠菜洗净，焯水备用；龙须面煮熟，过水后盛入汤碗。

2.锅中倒油烧热，煸香葱花，放虾仁、鳝鱼和适量水烧开，放菠菜和调料后浇在面上即可。

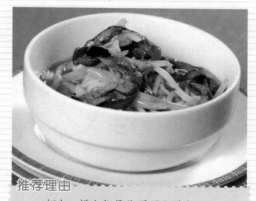

推荐理由

虾仁、鳝鱼都是优质蛋白质食品，尤其是鳝鱼，对于调节血糖很有帮助。这道面食适合在产前补充体力，兼有补血的效果。

豆腐丝拌芹菜

原料： 豆腐丝、芹菜各100克，香油、盐、鸡精各适量。

做法：

1.将芹菜择洗净，切成丝，豆腐丝切成段，分别焯水后码盘。

2.放入调味料拌匀即可。

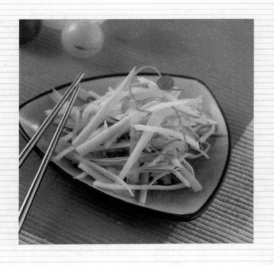

> **推荐理由**
>
> 芹菜的膳食纤维很粗硬，除了可以降血压、调节稳定情绪外，也有很好的通便作用。尤其是凉拌生吃，口感爽脆，通便效果更好。

鲢鱼丸子

原料： 鲢鱼肉250克，火腿末5克，火腿片10克，水发香菇1朵，料酒、盐、葱、姜、鸡精、鸡油各适量。

做法：

1.鲢鱼肉洗净斩成肉泥，加水和少量盐，放入碗中，搅拌，直到有黏性时，再加水少许拌匀，然后加入葱、姜、火腿末、料酒、鸡油，拌匀成蓉，用手挤成小丸子，入汤锅中煮沸，熟时捞出。

2.将锅中原汤加入盐、少量鸡精、鸡油、烧沸，盛入大汤碗中，放入鱼丸，将火腿片放入鱼丸上面成三角形，香菇用锅中汤焯熟，放在火腿片中间即可。

> **推荐理由**
>
> 鲢鱼具有降低胆固醇、利尿消脂、治疗神经衰弱的功效，产前食用，可以改善精神状态，清热爽神。

奶油玉米笋

原料： 玉米笋400克，鲜牛奶80克，面粉、水淀粉、白糖、盐、鸡精、奶油各适量。

做法：

1.将玉米笋洗净，在每个玉米笋上横竖交叉划成花状，投入沸水中略微焯烫，捞出来沥干水分备用。

2.锅内加入少量植物油烧热，放入面粉，用小火炒散（炒开即可，不能等到面粉变色）。

3.加入鲜牛奶、白糖、盐、鸡精及玉米笋，用小火焖至入味，用水淀粉勾芡，淋入奶油即可。

> **推荐理由**
>
> 这道菜含有丰富的膳食纤维和大量镁，能增强肠壁蠕动，促进机体废物的排泄，同时还具有利尿、降脂、降压、降糖的作用，很适合孕晚期的孕妈妈食用。

附录1 美学胎教实战练习

欣赏一幅漂亮的图画本身就是一种胎教。

请你照着上面的样子，把下面的图画填充完整，并涂上漂亮的颜色。

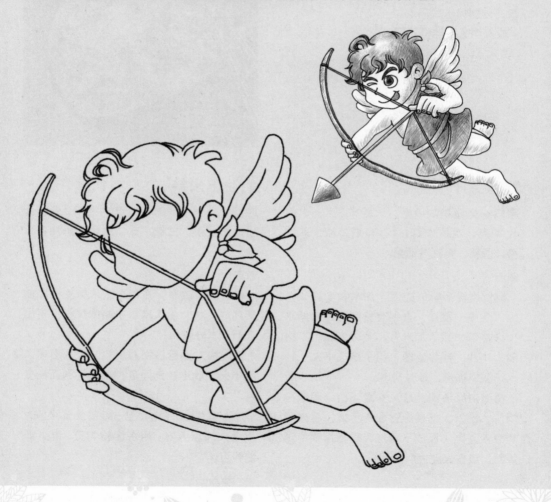

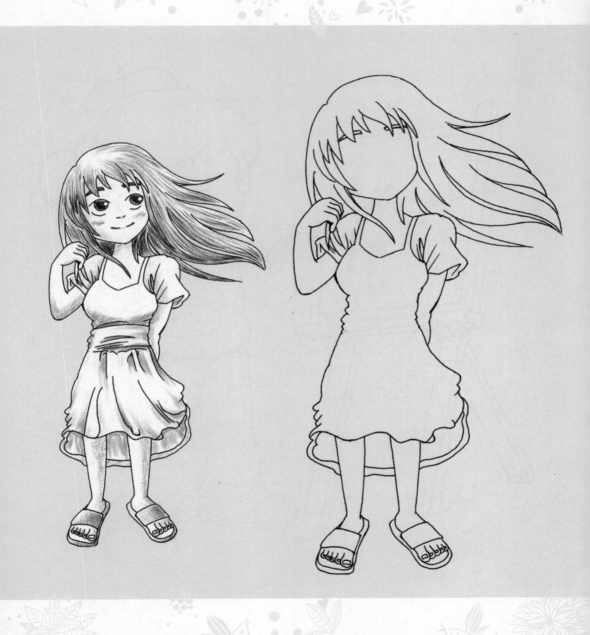

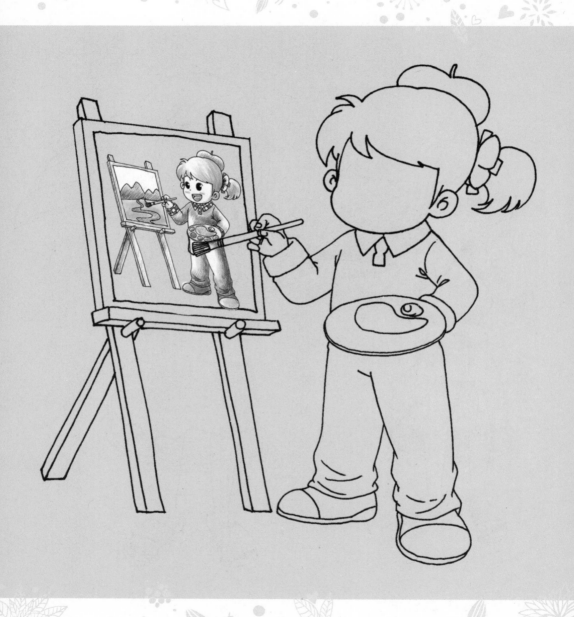

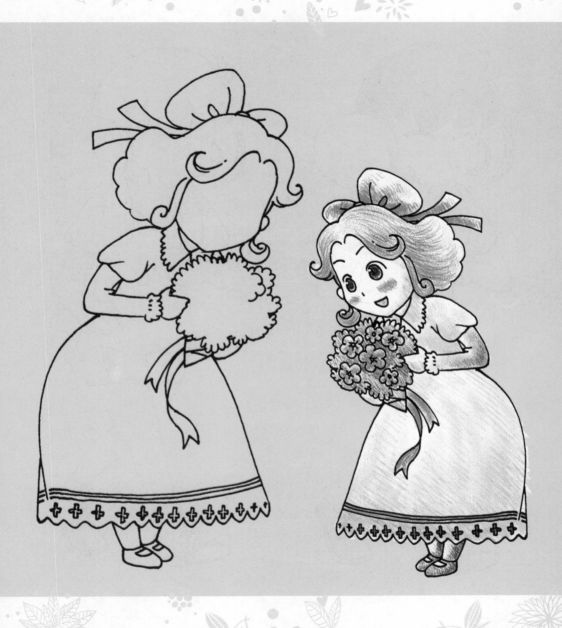

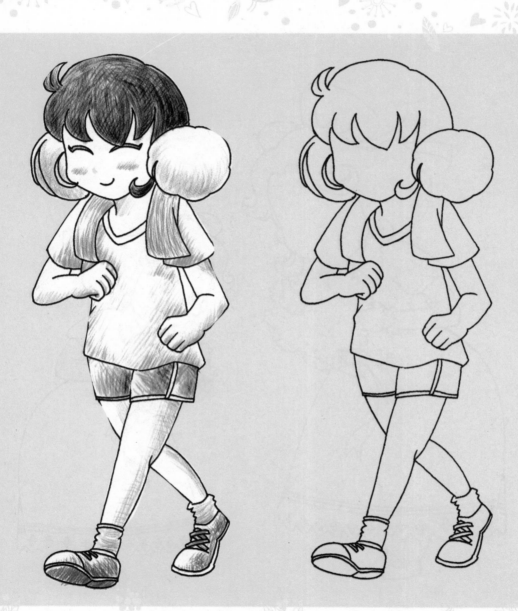

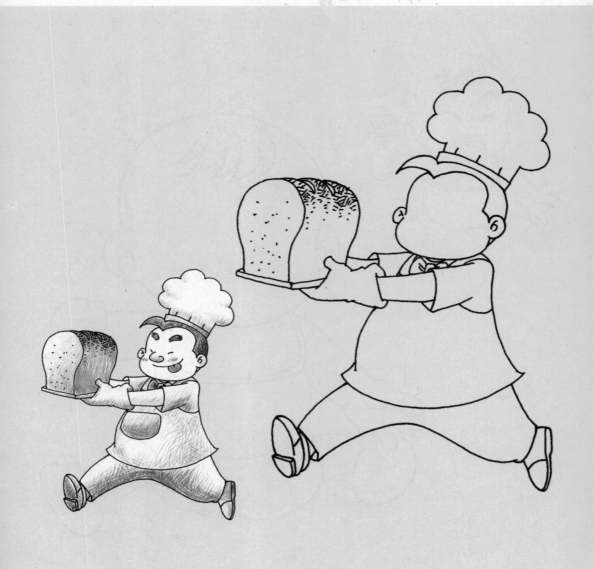

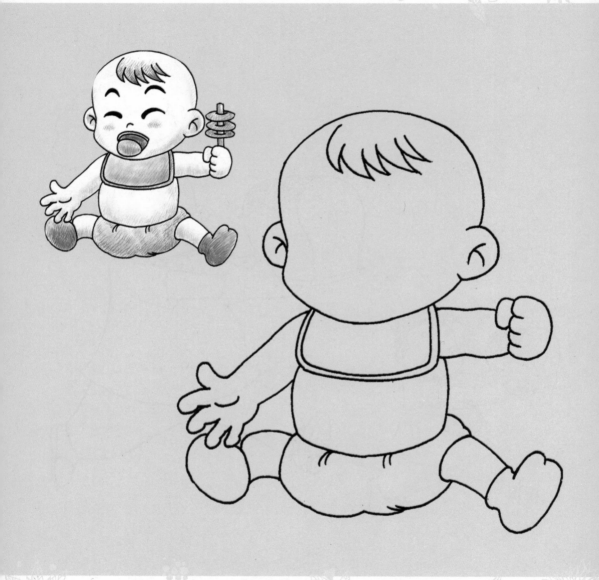

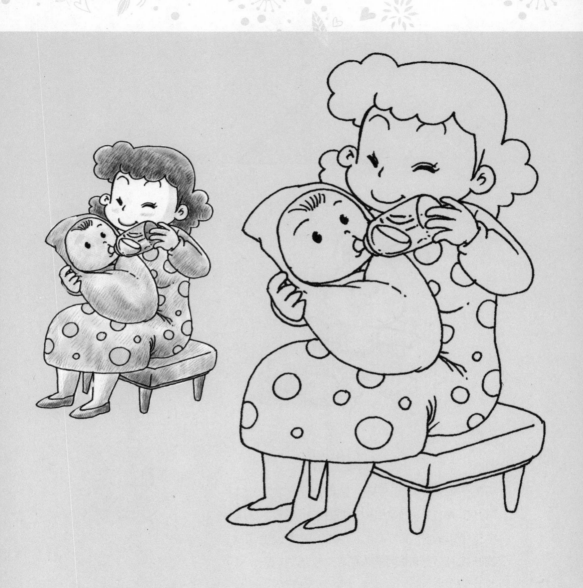

附录2 折纸与儿歌同步进行

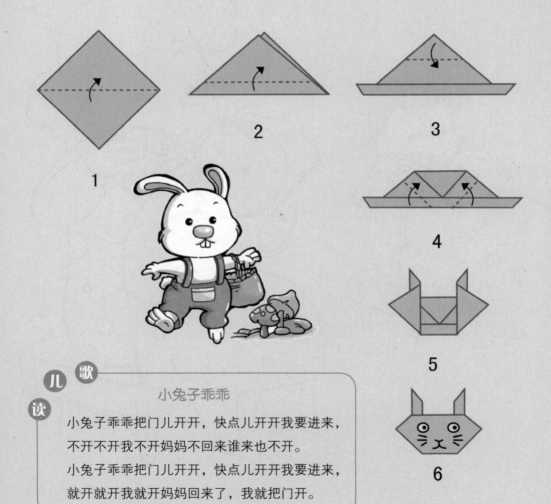

1

2

3

4

5

6

小兔子乖乖

儿歌读

小兔子乖乖把门儿开开，快点儿开开我要进来，
不开不开我不开妈妈不回来谁来也不开。
小兔子乖乖把门儿开开，快点儿开开我要进来，
就开就开我就开妈妈回来了，我就把门开。

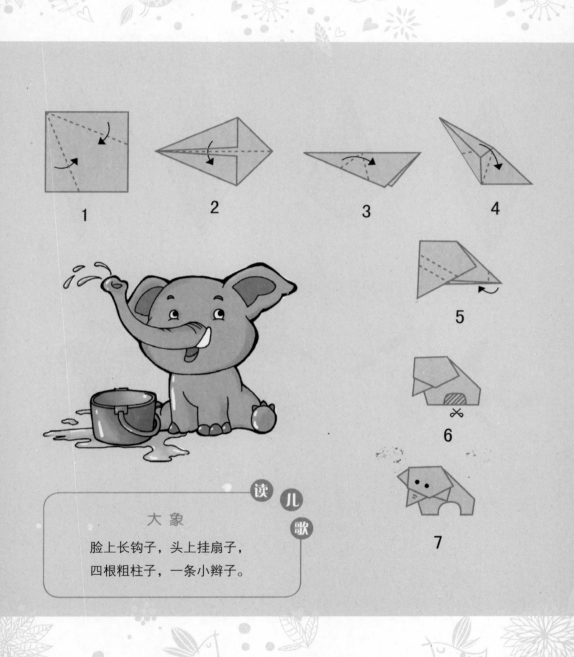

1

2

3

4

5

6

7

读 儿 歌

大 象

脸上长钩子，头上挂扇子，

四根粗柱子，一条小辫子。

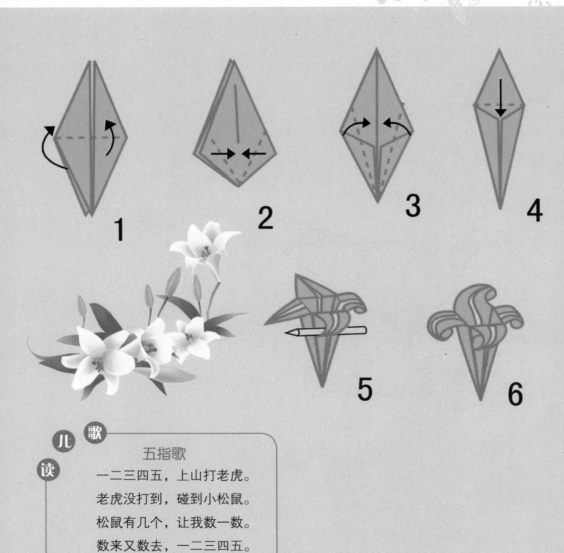

儿歌

歌

读

五指歌

一二三四五，上山打老虎。

老虎没打到，碰到小松鼠。

松鼠有几个，让我数一数。

数来又数去，一二三四五。

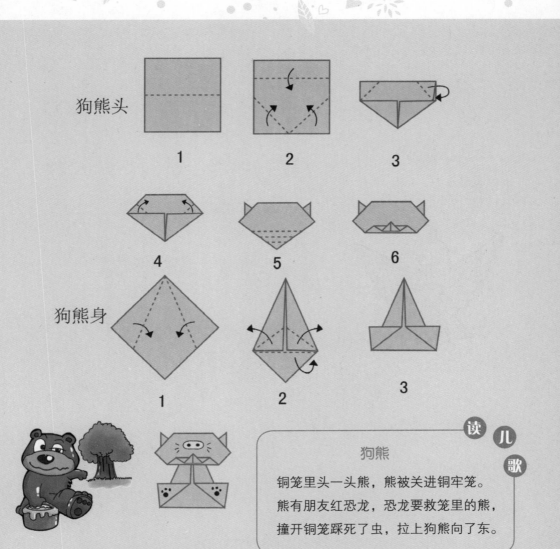

狗熊头

1 2 3

4 5 6

狗熊身

1 2 3

读 儿 歌

狗熊

铜笼里头一头熊，熊被关进铜牢笼。
熊有朋友红恐龙，恐龙要救笼里的熊，
撞开铜笼踩死了虫，拉上狗熊向了东。

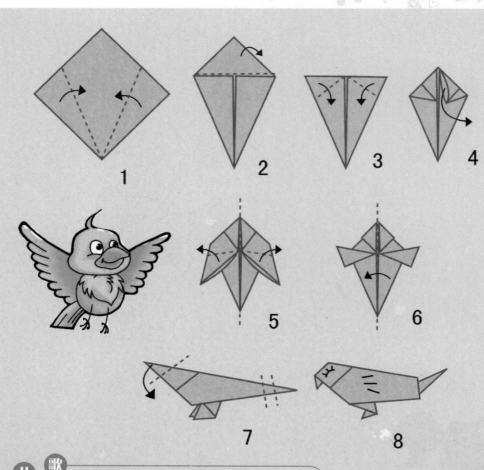

1

2

3

4

5

6

7

8

真稀奇

稀奇稀奇真稀奇，麻雀踩了老母鸡，

蚂蚁身长三尺七，八十岁老公公坐在摇篮里。

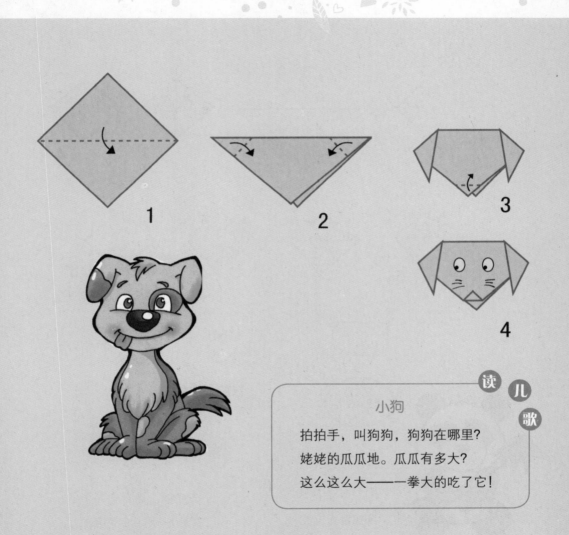

1

2

3

4

小狗

拍拍手，叫狗狗，狗狗在哪里？

姥姥的瓜瓜地。瓜瓜有多大？

这么这么大——一拳大的吃了它！

读 儿 歌

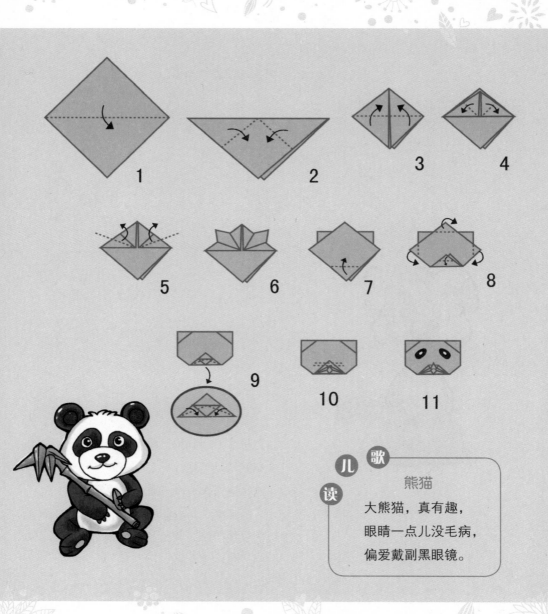

熊猫

大熊猫，真有趣，
眼睛一点儿没毛病，
偏爱戴副黑眼镜。

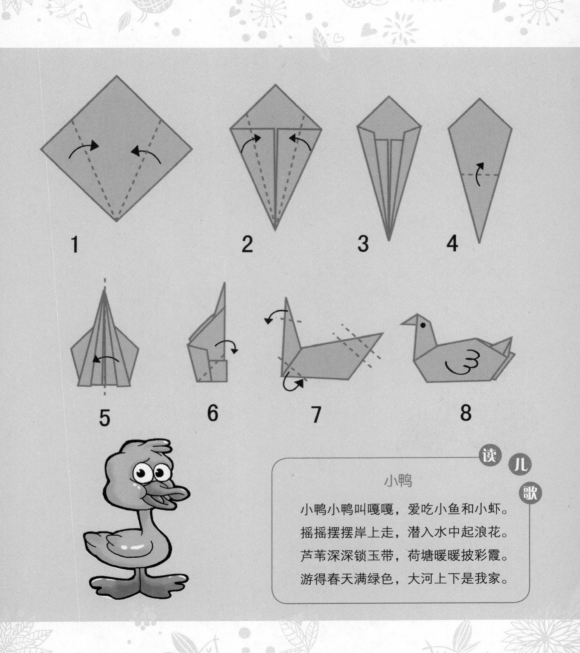

1

2

3

4

5

6

7

8

读 儿 歌

小鸭

小鸭小鸭叫嘎嘎，爱吃小鱼和小虾。
摇摇摆摆岸上走，潜入水中起浪花。
芦苇深深锁玉带，荷塘暖暖披彩霞。
游得春天满绿色，大河上下是我家。

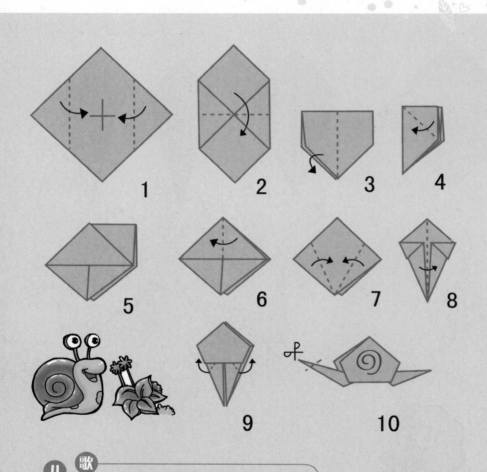

1

2

3

4

5

6

7

8

9

10

小蜗牛

小蜗牛，慢慢爬，外壳就是它的家，
眼睛长在触角上，一碰它就缩回家。

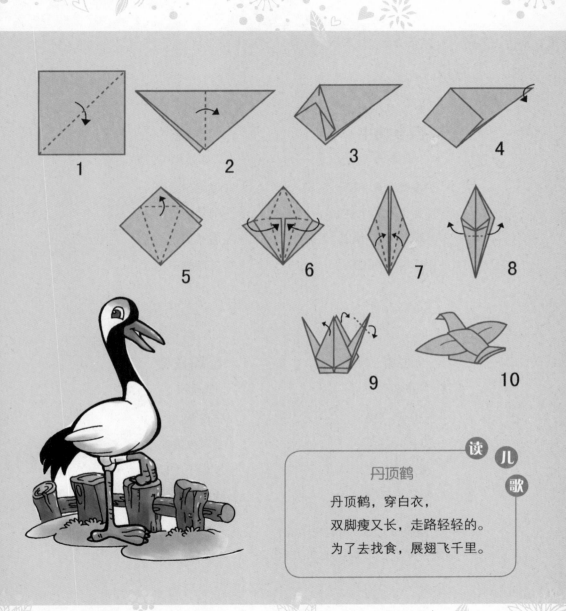

1
2
3
4
5
6
7
8
9
10

读 儿 歌

丹顶鹤

丹顶鹤，穿白衣，
双脚瘦又长，走路轻轻的。
为了去找食，展翅飞千里。

附录3 胎教素材之古诗词集

回乡偶书
贺知章

少小离家老大回，
乡音无改鬓毛衰。
儿童相见不相识，
笑问客从何处来。

春晓
孟浩然

春眠不觉晓，
处处闻啼鸟。
夜来风雨声，
花落知多少。

江雪
柳宗元

千山鸟飞绝，
万径人踪灭。
孤舟蓑笠翁，
独钓寒江雪。

登鹳雀楼
王之涣

白日依山尽，
黄河入海流。
欲穷千里目，
更上一层楼。

渭城曲

王维

渭城朝雨浥轻尘，
客舍青青柳色新。
劝君更尽一杯酒，
西出阳关无故人。

咏柳

贺知章

碧玉妆成一树高，
万条垂下绿丝绦。
不知细叶谁裁出，
二月春风似剪刀。

游子吟

孟郊

慈母手中线，
游子身上衣。
临行密密缝，
意恐迟迟归。
谁言寸草心，
报得三春晖。

秋登兰山寄张五

孟浩然

北山白云里，隐者自怡悦。
相望始登高，心随雁飞灭。
愁因薄暮起，兴是清秋发。
时见归村人，沙行渡头歇。
天边树若荠，江畔洲如月。
何当载酒来，共醉重阳节。

附录4 胎教素材之散文诗歌

再别康桥

徐志摩

轻轻的我走了，正如我轻轻的来；

我轻轻地招手，作别西天的云彩。

那河畔的金柳，是夕阳中的新娘，

波光里的艳影，在我的心头荡漾。

软泥上的青荇，油油的在水底招摇；

在康河的柔波里，我甘心做一条水草！

那榆阴下的一潭，不是清泉，是天上虹；

揉碎在浮藻间，沉淀着彩虹似的梦。

寻梦？撑一支长篙，向青草更青处漫溯，

满载一船星辉，在星辉斑斓里放歌。

但我不能放歌，悄悄是别离的笙箫；

夏虫也为我沉默，沉默是今晚的康桥！

悄悄的我走了，正如我悄悄的来；

我挥一挥衣袖，不带走一片云彩。

纸船——寄母亲

冰心

我从不肯妄弃了一张纸，

总是留着——留着，

叠成一只一只很小的船儿，

从舟上抛下在海里。

有的被天风吹卷到舟中的窗里，

有的被海浪打湿，沾在船头上。

我仍是不灰心的每天的叠着，

总希望有一只能流到我要它到的地方去。

母亲，倘若你梦中看见一只很小的白船儿，

不要惊讶它无端入梦。

这是你至爱的女儿含着泪叠的，

万水千山，求它载着她的爱和悲哀归去。

荷塘月色

节选

曲曲折折的荷塘上面，弥望的是田田的叶子。叶子出水很高，像亭亭的舞女的裙。层层的叶子中间，零星地点缀着些白花，有袅娜地开着的，有羞涩地打着朵儿的；正如一粒粒的明珠，又如碧天里的星星，又如刚出浴的美人。微风过处，送来缕缕清香，仿佛远处高楼上渺茫的歌声似的。这时候叶子与花也有一丝的颤动，像闪电般，霎时传过荷塘的那边去了。叶子本是肩并肩密密地挨着，这便宛然有了一道凝碧的波痕。叶子底下是脉脉的流水，遮住了，不能见一些颜色；而叶子却更见风致了。

月光如流水一般，静静地泻在这一片叶子和花上。薄薄的青雾浮起在荷塘里。叶子和花仿佛在牛乳中洗过一样；又像笼着轻纱的梦。虽然是满月，天上却有一层淡淡的云，所以不能朗照；但我以为这恰是到了好处——酣眠固不可少，小睡也别有风味的。月光是隔了树照过来的，高处丛生的灌木，落下参差的斑驳的黑影，峭楞楞如鬼一般；弯弯的杨柳的稀疏的倩影，却又像是画在荷叶上。塘中的月色并不均匀；但光与影有着和谐的旋律，如梵婀玲上奏着的名曲。

荷塘的四面，远远近近，高高低低都是树，而杨柳最多。这些树将一片荷塘重重围住；只在小路一旁，漏着几段空隙，像是特为月光留下的。树色一例是阴阴的，乍看像一团烟雾；但杨柳的风姿，便在烟雾里也辨得出。树梢上隐隐约约的是一带远山，只有些大意罢了。树缝里也漏着一两点路灯光，没精打采的，是渴睡人的眼。这时候最热闹的，要数树上的蝉声与水里的蛙声；但热闹是他们的，我什么也没有。

春天是一本书

春天是一本彩色的书——
黄的迎春花，
红的桃花，
绿的柳叶，
白的梨花……

春天是一本会笑的书——
小池塘笑了，
酒窝圆又大；
小朋友笑了，
咧开小嘴巴……

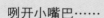

春天是一本会唱的书——
春雷轰隆隆，
春雨滴滴答，
燕子唧唧唧，

夏天像个绿娃娃

夏天像个绿娃娃，
悄悄地、悄悄地。
夏天像个绿娃娃，
到处爬呀爬。
看，他爬呀爬呀，
给大树添上绿叶。
瞧，他爬呀爬呀，
给葡萄架披上绿纱。
努，他爬呀爬呀，
给墙壁穿上绿衣褂。
哈哈，
它呀，
还给大地带来那么多的阳光
那么美的鲜花。

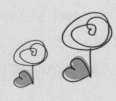

我的小太阳

我的小太阳，我为你写下这一篇。

这一篇里的祝福，

祝福你健康成长。

这一篇里的希望，

希望你才智超群。

我的情感，

流经你的心田之前，

已淋湿了我的全身。

我的闲暇时间，

全用在你身上。

对你的祝福，对你的希望，

日夜在我的心头回荡。

你的每一个动作，都使我的心飞扬。

宝宝，你听我说。

宝宝，你听我悄悄地对你说：

我同你爸爸爱的只有你一个，

你就如同一把金色的梭，

编织着我们美丽的生活。

宝宝，你听我悄悄地对你说：

我同你爸爸爱的只有你一个，

你就如同投入水中的石子，

激起爱的涟漪、幸福的水波。

宝宝，你听我悄悄地对你说：

你就如同甜甜的春雨，

丝丝滋润着爱的花朵。

宝宝，你听我悄悄地对你说：

我同你爸爸爱的只有你一个，

你就如同什么？

你就是我们两个的欢乐。

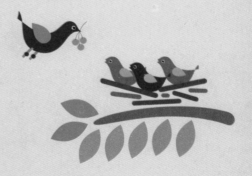

自然绿

初春的江南最明显景象还有"绿"，而这个绿给人们希望的启迪和生活的勇气，江南初春之后大地就开始要准备换装了，初春的万物也就是一场春雨一场景，当你漫步在田间的小路上时，你可以去听，听这个奇妙的自然世界中万物生长的声音，这时小草们开始奋力向上爬，然后推开它身上的泥土，沉睡已久的大树也开始活动了，不过它显然是很不满意身上的"服装"了，因此它不停地扭扭腰，伸伸胳膊，当然美丽的春姑娘会为它制作一套合适的自然绿"服装"。

给老师画像

老师教我画画，
画金灿灿的太阳，
红通通的辣椒，
翘起角的水果糖，
美丽的彩虹。
我偷偷地给老师画像，
金灿灿的太阳是老师的眼睛，
红通通的辣椒是老师的鼻子，
翘起角的水果糖是老师的嘴巴，
美丽的彩虹是老师的耳朵，
哇！小朋友都说——真像、真像！

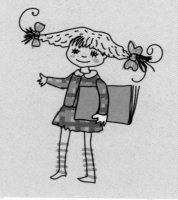

春雨

天街小雨润如酥，草色遥看近却无。

最是一年春好处，绝胜烟柳满皇都。

韩愈的《初春小雨》让我们可以看到初春时节的小雨是那么的迷人和春景是那样的美好。"春雨贵如油"，江南的春雨也可以说是最迷人的，每当春雨初起时空气中就弥漫着春天的气息了，此时的大街小巷空气也是焕然一新，残冬的那股腐朽气息悄悄地被她给洗去了，而当你步入乡村田野时，远看广博的土地，暮霭沉沉，小村庄在这样的情景中是若隐若现、十分缥缈和神秘。

微风

春风柔和、韵美，在贺知章的《咏柳》诗句中能恰当的形容出来。

碧玉妆成一树高，万条垂下绿丝绦。

不知细叶谁裁出，二月春风似剪刀。

在诗人的眼中，春风是那样的神奇，那样的巧夺天工，而现实中每到初春，总是能让人感到柔和，当她轻轻地拂过大地，最终落在你的面旁时，又是那样舒适宜人。初春的风似乎也很善解人意，她不像四季其他的风那样：夏季时风给人的感觉就是不安和烦躁，秋季时风却让人伤感不已，而到了冬季时北风又是那么冷酷，只有春风会让人感到无限的美丽柔和。

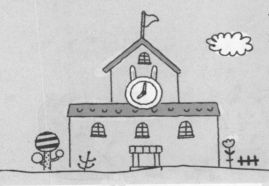
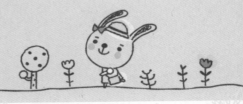

附录5 胎教素材之经典故事

聪明的小白兔

狮子是森林之王，每天出来捕食，见到野兽就追，每天都会咬死咬伤不少的野兽，野兽们又气又怕，但又没办法。

一天，小动物们商量出一个办法——每天早上，用抽签的方式选出一个倒霉蛋，送给狮子大王，不让它再乱咬乱吃。它们把这个想法给狮王一说，狮王高兴地答应了。

过了几天，灾难降到了小白兔家，小白兔的妈妈被抽中了。母子俩伤心极了，抱在一起痛哭。

兔妈妈要被送走了，小白兔跑上前对妈妈说："妈妈，你就在家里待着，让我去吧，我有办法制伏它。"说完，小白兔朝狮王家跑去。

小白兔跑到狮王家里，气喘吁吁地说："狮子大王，不……不好啦！我们森林里……又来了一头狮子，它还把你今天的美食抢……抢走啦！"

狮王一听急了："快说，那头狮子在哪？"小白兔指了指不远处的一个池塘说："就在那里。"

狮王张牙舞爪地奔向池塘，低头一看，里面果然有一头威武的狮子。狮王怒吼一声，决定要与塘中的狮子决一死战。于是它纵身跳了下去，结果却被淹死了。

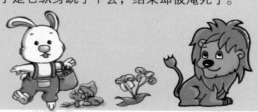

小蝌蚪找妈妈

池塘里有一群小蝌蚪，大大的脑袋，黑灰色的身子，甩着长长的尾巴，快活地游来游去。

小蝌蚪游啊游，过了几天，长出两条后腿。他们看见鲤鱼妈妈在教小鲤鱼捕食，就迎上去，问："鲤鱼阿姨，我们的妈妈在哪里？"鲤鱼妈妈说："你们的妈妈四条腿，宽嘴巴。你们到那边去找吧！"

小蝌蚪游啊游，过了几天，长出两条前腿。他们看见一只乌龟摆动着四条腿在水里游，连忙追上去，叫着："妈妈，妈妈！"乌龟笑着说："我不是你们的妈妈。你们的妈妈头顶上有两只大眼睛，披着绿衣裳。你们到那边去找吧！"

小蝌蚪游啊游，过了几天，尾巴变短了。他们游到荷花旁边，看见荷叶上蹲着一只大青蛙，披着碧绿的衣裳，露着雪白的肚皮，鼓着一对大眼睛。

小蝌蚪游过去，叫着："妈妈，妈妈！"青蛙妈妈低头一看，笑着说："好孩子，你们已经长成青蛙了，快跳上来吧！"他们后腿一蹬，向前一跳，蹦到了荷叶上。

不知什么时候，小青蛙的尾巴已经不见了。他们跟着妈妈，天天去捉害虫。

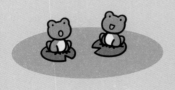

企鹅爸爸爱孩子

在南极洲，一片白茫茫的冰天雪地里，有一群矮矮胖胖的企鹅爸爸。不管风吹雨打，它们一动也不动地站着。一天一天过去了，它们还是那样站着，不吃一条鱼，不喝一口水。狂风呼呼地吹，它们挺着。肚子咕咕地叫，它们忍着。它们站在那里干什么呀？告诉你，它们都在孵蛋呢！

在肥肥厚厚的肚子底下，企鹅爸爸用双脚捧住一只蛋，它们要用自己温暖的身体孵出可爱的小宝宝来。你要问：企鹅妈妈们到哪里去了？原来企鹅妈妈们生下蛋后就到海里去找鱼吃了。吃饱了，便回来接企鹅爸爸的班。看，企鹅妈妈们摇摇晃晃地回来了，嘴里流出像奶汁一样的东西，这是用来喂养刚出生的小宝宝的食物。企鹅爸爸们已经有许多日子没吃东西了，瘦了不少，这才跌跌撞撞地跑回大海，去找东西吃。它们实在太饿了。

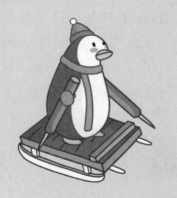
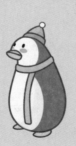

小熊过桥

有一只小熊对妈妈说："妈妈，我好些日子没看见姥姥了，我想去看看姥姥。"

妈妈说："好啊，你去的时候，把咱们那束鲜花给姥姥带去，把那一包点心也给姥姥带去！"小熊抱起点心盒子，拿起那束鲜花，说："妈妈，我走了！"

妈妈说："好，早去早回来，替我问姥姥好！"小熊说："哎，妈妈再见！"说着就走了。小熊走着走着，来到一条小河边上。河上有一座桥。这桥是用竹子搭的，小熊走到上面就不敢动了，因为走起来左一摇右一晃的，河水还在下边哗哗地响哩！

小熊正害怕，天上飞过来一只乌鸦。这乌鸦不但不帮助小熊，还吓唬他。乌鸦高声喊道："呱——呱——呱——坏啦，坏啦！你们瞧啊，小熊要掉下河啦，小熊要掉下河啦！"

小熊本来就害怕，被乌鸦这一吓唬，就更不敢动了。他低头一看河水，河水也在笑话他："哗哗哗哗，小熊小熊，你怎么这么不勇敢哪，小竹桥都不敢过！这么胆小，太没出息啦，太没出息啦！"小熊一想：乌鸦吓唬我，河水笑话我，这，这可怎么办呢？小熊着急得哭着叫："妈妈，妈妈，快来呀！"可是，妈妈离这儿远哪，听不见呀。

熊妈妈听不见，可是水里的小鱼儿听见了，它们"扑噜，扑噜"从水里钻出头来，对小熊说："小熊，小熊，你别害怕，把眼睛往前瞧，别往水下看，你挺起胸，直起腰，迈开步，一二，一二，就过去啦！"

小熊听完小鱼儿的话，抬起头，眼睛向前看，挺起胸，直起腰，迈开大步，一二，一二！嘿，真过去了。

过去以后，眼泪还没干，小熊就高兴地笑了。小熊回过头来，冲着小鱼儿直点头："小鱼儿，小鱼儿，谢谢你们了，再见吧！"小鱼儿一看小熊平平安安地过去了，都挺高兴，"鼓儿，鼓儿"，全都钻到水里去了。

春天来了

春天来了，小树发芽了，小草变绿了，小花也开了，有桃花、梨花、丁香花、玉兰花，真是漂亮极了。

晚上，天空挂着月亮，小星星在月亮婆婆身边睡着了。这时，公园里传来了好听的说话声。

桃花说："春天真好，我最喜欢春天了，太阳暖暖的，花儿也开了，多好啊！你们说是不是我先开的？是我把春天迎来的。"

梨花说："你说得不对，是我先开的，你看我全身白白的，多像雪白的玉。"

玉兰花说："你们说得都不对，是我最先和春姑娘说话的，我最香了，春姑娘最喜欢我了。"

花儿们的说话声把月亮婆婆吵醒了，月亮婆婆问花儿们："你们说什么呢？真热闹，让我也听听。"

梨花向月亮婆婆招招手，高兴地说："月亮婆婆，春天真好，您告诉我们，是谁最先把春姑娘迎来的？"

月亮婆婆想了想，微笑着说："春姑娘是小草最先迎来的，在你们没开花的时候，小草已经钻出地面了。"听了月亮婆婆的话，桃花、梨花、玉兰花都低下了头。

月亮婆婆又说："好了，孩子们，咱们睡觉吧！一会儿春姑娘该来叫你们了。"

公园里又静静的了，月亮婆婆，还有桃花、丁香花、玉兰花都闭上眼睛了，她们的梦里春姑娘还在跳舞呢。

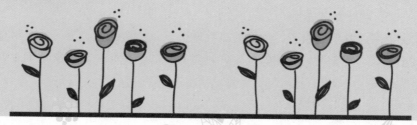

公鸡报晓

古时候，天上有九个太阳和九个月亮。平时，它们轮流出来，昼夜分明，气候适宜。可是有一年，太阳和月亮突然发了怒，它们一齐出来，天气热得像火炉，清泉断了流，河川干了底，土地晒裂了缝。百姓们在干旱和饥渴中挣扎，不知怎么活下去。

有个叫挪亚的小伙子，又勇敢又聪明，他号召人们登山射日，自己解救自己。大伙都跟着挪亚，砍下岩桑树身制成弩，砍下树枝做成箭。挪亚背起弩、挎上箭，向高耸的东山走去。

挪亚经过艰苦攀登，终于站在东山顶上。拉弩拾箭，对准太阳和月亮射去。一连八箭，八个太阳被射下来了；又是八箭，射下八个月亮。挪亚心想：太阳是男的，月亮是女的，应该留下一对做种。于是收起弩箭回村去了。

炎热消除了，天气凉爽了。可是留下的太阳和月亮被射怕了，躲在天边不敢出来。世间一片昏暗，没有了白天、黑夜，一年之中没有了春、夏、秋、冬。树叶不绿了，庄稼不长了。挪亚看到人们的苦难，心里很难过。他决心把太阳和月亮叫出来。

挪亚问大家，谁能把太阳和月亮叫出来？大家异口同声地说："大公鸡！公鸡的嗓子清柔又明亮，叫声悦耳又动听。"还真是这样，它"喔喔喔……"地叫了一阵儿，太阳摇晃着身子爬上了东山顶，射出万道金光。但胆小的月亮仍然只有等到晚上才敢露面。天上有了太阳和月亮，白天黑夜分清了，四季分明了。树木长出了绿叶，庄稼结出了硕果。

公鸡替人们叫出了太阳和月亮，给世间带来了光明和幸福。从此，每当公鸡啼鸣时，太阳便露出笑脸，从东山后冉冉升起，把光明洒向大地，将温暖送给人间。

小猪交朋友

　　有一只小猪最不讲卫生了，他从不洗脸刷牙，满身都是泥巴，臭烘烘的。有一天，小猪出去找朋友玩。他来到草地上，看到小鸡正在玩，就大声说："小鸡，小鸡，我和你做个朋友，一起玩吧？"小鸡噘着嘴说："你太脏了，我才不要和你交朋友呢！我要去找干净的小鸭玩。"说完，小鸡就跑了。小猪想：不交就不交，有什么了不起的！他走到小兔家，大声喊着："小兔，小兔，我和你做个朋友吧？"小兔打开门一看，连忙捂住自己的鼻子，说："你那么脏，全身臭烘烘的，我才不和你交朋友呢！我要去找爱洗澡的小白鹅玩。"说完，小兔就一蹦一跳地走了。小猪想：我也去找小白鹅吧。他找到了小白鹅说："小白鹅，小白鹅，你能和我交朋友吗？"小白鹅说："不行，不行，我妈妈要带我去河里洗澡了，我要做个讲卫生的好孩子。"

　　小猪找不到朋友，难过极了。他碰见了麻雀阿姨，麻雀阿姨问："小猪，你为什么不开心啊？"小猪就把他找不到朋友的事告诉了麻雀阿姨。麻雀阿姨说："小猪呀，他们都不跟你交朋友是有原因的，你看看你，太脏了，不讲卫生，大家都不想跟你在一起玩呢。"小猪听了，连忙来到小河边，把全身洗得干干净净。不一会，麻雀阿姨把小鸡、小兔、小白鹅都找来了。他们看见干干净净的小猪，都愿意和小猪交朋友了。他们在一起做游戏，玩得可开心了。

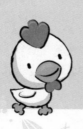
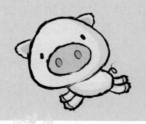

小蜘蛛

有一只小蜘蛛，刚学会织网，一阵大风吹来，把它费了好大力气才织好的网吹破了。小蜘蛛看着破网在树枝上摇来摇去，伤心地哭了。

妈妈安慰它："好孩子，要坚强！"小蜘蛛擦擦眼泪，又织起来。可是一场大雨又把它新织的网打得稀烂。小蜘蛛想起妈妈的话，毫不犹豫，又接着织。它的精神感动了太阳公公，太阳公公露出了笑脸。小蜘蛛很快织出了一个又大又新的网，捉了好多好多的苍蝇和蚊子，朋友们都夸它是个捕捉害虫的小英雄。

宝宝，我们应该向小蜘蛛学习什么呢？学习它不怕困难，有毅力，受到挫折不沮丧，万事成功在坚强。

小虫和大船

船主要造一艘大船，让工人按图纸选木料，有一块木板正合适，只是木板上有个虫蛀的小窟窿。船主看了看说："这么个小窟窿，没关系！"就让工人把那块木板钉到了船上。船造好了，在海上航行了几年后，蛀虫越来越多，大船的木板上出现了许多小窟窿。有一次，船装满贵重物品刚离港，海上就刮起了风暴，虫蛀的木板被浪头打穿，海水灌进了船舱，船主让工人们赶快排水，可是来不及了。大船被越灌越多的海水渐渐地吞没了。

这个故事讲的是：不要忽略小事，小事有时也会铸成大错。

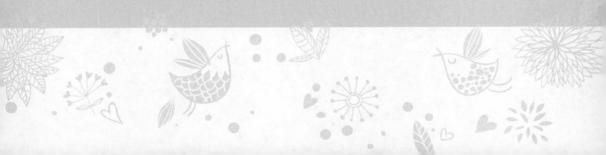

小小喇叭花

很久以前，地球上的花儿都喜欢睡懒觉。因为它们觉得自己很漂亮，所以不愿意早起劳动。每天早上，当太阳公公把阳光洒向大地的时候，这些小懒花们还在呼呼大睡。

"唉！"看见这些懒家伙们，太阳公公无奈地叹了一口气。

美丽的花神刚好驾着马车路过，便问："太阳公公，你为什么叹气啊？"

"你看这些小家伙们，多懒啊！"太阳公公回答道。

花神思索了一会儿，从怀中掏出一个小喇叭，趁花儿们还在熟睡的时候，悄悄地种在它们中间。

太阳公公知道了花神的意思，高兴地笑了。

第二天早晨，花儿们又像往常一样熟睡，正做着美梦呢。

"滴滴答，滴滴答……"一阵清脆的声音从花丛中传出来，把懒家伙们都吵醒了。花神种下的小喇叭，已经开出了一朵朵可爱的喇叭花，它们正扯开嗓子大声歌唱叫醒花儿们呢。

自从有了坚守岗位的喇叭花，花儿们再也不睡懒觉了。它们早早地起床，绽放出美丽的花朵。

猴子捞月亮

在一片大森林里，有好多可爱的猴子。一天晚上，这些猴子们在一起玩耍，从一棵树上荡到另一棵树上，可开心啦。它们荡呀荡，来到井边一棵大树上，井里映出天上皎洁的月亮。一只小猴子看到了，就大喊起来："啊！月亮掉在井里了！"大猴子、老猴子见了都十分着急，它们决心要把月亮捞出来。于是老猴子倒挂在大树上，拉住大猴子的脚，大猴子拉住另一只猴子的脚……猴子们就这样一只连一只一直挂到井里，挂在最下面的小猴子伸手去捞月亮，可只要伸手一碰，月亮就不见了！过了一会，井水平静了，月亮又出来了。小猴子很高兴，继续捞月亮，可月亮又不见了。这样捞了半天都没捞着，猴子们累极了。这时，最上面的老猴子抬头一看，月亮仍然高高地挂在天上，正冲着它们笑呢！

小猫钓鱼

这一天，天气晴朗，空气清新，猫妈妈准备出去钓鱼。小猫看到了，也要跟着妈妈去，妈妈说，好吧！于是它们就扛着渔竿出发了。

到了水塘边，它们架好渔竿，就开始等鱼上钩……

等了没一会儿，小猫坐不住了，开始东瞅瞅西望望。忽然它看到飞过来一只蜻蜓，于是它就放下渔竿，过去追蜻蜓。可是蜻蜓一飞飞到草窝里看不到了，小猫只好回到水塘边。

又坐了一会儿，鱼还没有上钩，小猫又着急了。这时飞过来一只蝴蝶，小猫又放下渔竿，跑去捉蝴蝶。可是蝴蝶一下飞到花丛中，找不到了，小猫又回到水塘边，看到妈妈钓起了一条大鱼，羡慕极了。小猫对妈妈说，为什么我就不能钓上一条鱼呢？

猫妈妈说，你一会儿捉蜻蜓，一会儿追蝴蝶，三心二意，怎么能钓到鱼呢？

小猫听了知道自己错了，就坐下专心致志地钓鱼。

不一会儿，小猫也钓上了一条大鱼。它和妈妈兴高采烈地带着自己钓的鱼回家啦！

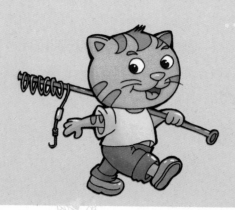

龟兔赛跑

兔子长了四条腿，一蹦一跳，跑得可快啦。乌龟也长了四条腿，爬呀，爬呀，爬得真慢。有一天，兔子碰见乌龟，笑眯眯地说："乌龟，乌龟，咱们来赛跑，好吗？"乌龟被兔子不屑的表情和语气惹怒了，于是答应和兔子赛跑。

于是，乌龟和兔子开始赛跑了。兔子撒开腿就跑，跑得真快，一会儿就跑得很远了。它回头一看，乌龟才爬了一小段路呢，心想：乌龟敢跟兔子赛跑，真是天大的笑话！我呀，在这儿睡上一大觉，让它爬到这儿，不，让它爬到前面去吧，我三蹦二跳地就追上它了。于是，兔子真的睡着了。

再说乌龟，爬得也真慢，可是它一个劲儿地爬，爬呀，爬呀，等它爬到兔子身边，已经累坏了。兔子还在睡觉，乌龟也想休息一会儿，可它知道兔子跑得比它快，只有坚持爬下去才有可能赢。于是，它不停地往前爬、爬、爬……离大树越来越近了，只差几十步了，十几步了，几步了……终于到了。兔子呢？它还在睡觉呢！兔子醒来后往后一看，咦，乌龟怎么不见了？再往前一看，哎呀，不得了了！乌龟已经爬到大树底下了。兔子一看可急了，急忙赶上去可已经晚了，乌龟已经赢了。

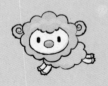
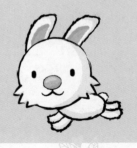

图书在版编目（CIP）数据

怀孕胎教知识必备/艾贝母婴研究中心编著. --北京：中国人口出版社，2014.5

（家庭发展孕产保健丛书）

ISBN 978-7-5101-2385-6

Ⅰ.①怀…　Ⅱ.①艾…　Ⅲ.①妊娠期－妇幼保健－基本知识②胎教－基本知识 Ⅳ.①R715.3 ②G61

中国版本图书馆CIP数据核字（2014）第052708号

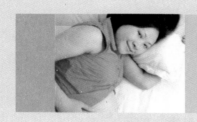

怀孕胎教
知识必备

艾贝母婴研究中心　编著

出版发行	中国人口出版社
印　　刷	廊坊市兰新雅彩印有限公司
开　　本	720毫米×960毫米　1/16
印　　张	19.5
字　　数	285千字
版　　次	2014年7月第1版
印　　次	2014年7月第1次印刷
书　　号	ISBN 978-7-5101-2385-6
定　　价	29.80元

社　　长	陶庆军
网　　址	www.rkcbs.net
电子信箱	rkcbs@126.com
总编室电话	(010)83519392
发行部电话	(010)83534662
传　　真	(010)83515922
地　　址	北京市西城区广安门南街80号中加大厦
邮　　编	100054